E. Boxberg

Gesetzes- und Staatsbürgerkunde für Physiotherapeuten, Masseure, Logopäden und Ergotherapeuten

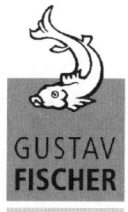

GUSTAV
FISCHER

Gustav Fischer Verlag
Lübeck ▪ Stuttgart ▪ Jena ▪ Ulm

Zuschriften an:
Gustav Fischer Verlag
Lektorat Physiotherapie
Fleischhauerstr. 37
23552 Lübeck

Die Deutsche Bibliothek - CIP-Einheitsaufnahme

Boxberg, Ernst:
Gesetzes- und Staatsbürgerkunde für Physiotherapeuten,
Masseure, Logopäden und Ergotherapeuten / E. Boxberg.
– Lübeck ; Stuttgart ; Jena ; Ulm : G. Fischer, 1998
   (Gelbe Reihe)
   ISBN 3-347-46090-0

Textgrundlage für das vorliegende Werk:
M. Mürbe/A. Stadler, Gesetzes- und Staatsbürgerkunde. Prüfungswissen für
Pflegeberufe. 5., überarb. Auflage. Gustav Fischer Verlag Lübeck Stuttgart
Jena Ulm, 1997

Für Copyright in Bezug auf das verwendete Bildmaterial
siehe Abbildungsnachweis

© Gustav Fischer Verlag Lübeck, Stuttgart, Jena, Ulm 1998

Lektorat: Marie-Luise Bezzenberger
Herstellung: Wolfram Friedrich
Satz und Gestaltung: Medienkontor Lübeck (medienkontor.com)
Druck und Bindung: Franz Spiegel Buch GmbH, Ulm
Umschlaggestaltung: prepress ulm, Ulm
Titelphotographie: DOEHRINGs, Lübeck

Printed in Germany

98 99 00 01 02   5 4 3 2 1

Vorwort

In Ergänzung des Gesetzes über die Berufe in der Physiotherapie (Masseur- und Physiotherapeutengesetz – MPhG) vom 26.05.1994 ergingen die Verordnung über die Ausbildung und Prüfung von Masseuren und med. Bademeistern und zur Änderung verschiedener Ausbildungs- und Prüfungsverordnungen betreffend andere Heilberufe (HeilBÄndV) vom 06.12.1994 und die Ausbildungs- und Prüfungsverordnung für Physiotherapeuten (PhysTh-APrV) vom 06.12.1994. Beide Ausbildungs- und Prüfungsverordnungen sehen einen 40-stündigen inhaltlich gleichen Unterricht in Berufs-, Gesetzes- und Staatskunde vor, den die Ausbildungs- und Prüfungsverordnungen bereits in 10 Punkte untergliedern. Dieser inhaltlichen Vorgabe wurde Beachtung geschenkt. Das Bayerische Staatsministerium für Unterricht, Kultus, Wissenschaft und Kunst hat die Lehrpläne für Physiotherapeuten/Physiotherapeutinnen weiterhin untergliedert und für die Berufskunde sechs Unterrichtsstunden, für eine Darstellung des Aufbaus und der Aufgaben des Gesundheitswesens vier Stunden, für die Staatskunde 10 Stunden und die Gesetzeskunde 20 Stunden vorgegeben, so daß die von den Ausbildungs- und Prüfungsverordnungen vorgeschriebene Zahl von 40 Stunden erreicht wird. Den in dieser Untergliederung festgestellten Unterthemen wurde bei der Ausarbeitung Rechnung getragen. Dabei wurde neben der thematischen Gliederung auch der didaktischen Gliederung in Lernziele, Lerninhalte und Hinweise zum Unterricht gefolgt. Die Ausbildungs- und Prüfungsverordnung für Logopäden vom 07.05.1980 sieht eine Ausbildung in Berufs-, Gesetzes- und Staatsbürgerkunde von 60 Stunden vor. Die Untergliederung ist vergleichbar der Untergliederung des Berufs-, Gesetzes- und Staatsbürgerunterrichts für die Berufe in der Physiotherapie (Masseur- und Physiotherapeutengesetz – MPhG). Soweit Themen über den dort beschriebenen Aufgabenkreis hinausgingen, wurde dem Rechnung getragen.

Die Ausbildungs- und Prüfungsverordnung für Beschäftigungs- und Arbeitstherapeuten (BeArbThAPrO) vom 23.03.1977 sieht ebenfalls im Fach Berufs-, Gesetzes- und Staatsbürgerkunde 60 Unterrichtsstunden vor. Die Untergliederungen sind bis auf die spezifischen Berufsangelegenheiten der Beschäftigungs- und Arbeitstherapeuten gleich den Untergliederungen für Berufs-, Gesetzes und Staatsbürgerkunde für Logopäden.

Bei der Bearbeitung des vorliegenden Lehrbuchs konnte der Verfasser in weiten Teilen auch auf das Stammwerk *Gesetzes- und Staatsbürgerkunde. Prüfungswissen für Pflegeberufe* von Manfred Mürbe und Dr. Angelika Stadler zurückgreifen, bei diesen Autoren bedankt sich der Verfasser für diese hilfreiche Unterstützung. Desweiteren dankt der Verfasser Frau Verena Boxberg und Frau Andrea Wunderlich für ihre Hilfe bei der Erstellung und Korrektur des Manuskripts.

Aufgrund des MPhG werden in der Bundesrepublik Deutschland nur noch Masseure und med. Bademeister/Masseurinnen und med. Bademeisterinnen und Physiotherapeuten/Physiotherapeutinnen ausgebildet. Vor Inkrafttreten dieses Gesetzes wurde in den Berufen Masseur/Masseurin, Masseur und med. Bademeister/Masseurin und med. Bademeisterin und Krankengymnast/Krankengymnastin ausgebildet. Mit wenigen Ausnahmen gilt für die früheren Ausbildungsberufe das in diesem Buch für die heutigen Ausbildungsberufe Gesagte. Im übrigen möchte der Autor alle Berufsträger und Berufsträgerinnen ansprechen, wenn auch nur von dem Masseur und med. Bademeister oder Physiotherapeuten, Logopäden und Beschäftigungs- und Arbeitstherapeuten im weiteren Verlauf die Rede ist.

Dr. Ernst Boxberg
München, August 1998

Inhaltsverzeichnis

2   Aufbau und Aufgaben des Gesundheitswesens

3   Die Bundesrepublik

4   Gesetzeskunde

Abbildungsnachweis

J560/200   Team, Deutsche Presse Agentur, dpa
J560/201   Wolfgang Weihs, Deutsche Presse Agentur, dpa
J650   Archiv für Kunst und Geschichte (AKG), Berlin
K199   G. Mikes, Wien
M149   Manfred Mürbe, Memmingen
N314   E. Konold, Berlin
N339   E. Werheit, Köln
O142   M. Polzer, Lübeck
O352   H. Kneer, Lübeck

1 Berufskunde

1.1 Geschichte und rechtliche Grundlagen

Die Geschichte einiger therapeutischer Berufe ist so alt wie die Geschichte der Medizin. Die Medizin der alten Griechen hat sich seit dem 5. Jahrhundert vor Christus aus der Priestermedizin, deren Ausübung immer an einen Tempelort gebunden (Asklepios) und an Priesterhierarchien (Asklepiaden) geknüpft war, zu einer wissenschaftlichen Heilkunde entwickelt. Hippokrates liefert im *corpus hippokraticum* ein Bild von der griechischen Medizin im 5. vorchristlichen Jahrhundert, nach welcher der Mensch der Natur zu Hilfe kommen soll. Er selbst vertritt noch den Standpunkt, daß der Arzt abwartend zu beobachten habe, nicht die Krankheit, sondern den Kranken individuell behandeln soll, auf zweckmäßige Pflege zu achten habe und die Ursachen der Krankheit durch natürliche Hilfsmittel wie Wasser und Wärme heilen sollte.

1.1.1 Historische Wurzeln

In Babylon und Ägypten wurden Erkrankungen dem Lauf der Gestirne oder dem Zorn der Götter zugeschrieben. Medizin wurde folglich von Astrologen oder Priestern betrieben. Ärztliche Regeln, wie sie beispielsweise aus dem ägyptischen *Papyrus Ebers* stammen, bestanden in magischen Handlungen und Zaubersprüchen, in Räucherungen und Medikamentenanwendung. Auch die altindische Medizin trägt ein wissenschaftsfernes, ausgesprochen magisches Gepräge. Parallel hierzu sind jedoch Hinweise auf Massagetherapien und Wasseranwendungen in Schriften aus dem frühen Ägypten und Babylon bekannt geworden, die weit in das 3. Jahrtausend vor Christus zurückgehen. Auch aus China sind Überlieferungen erhalten, die auf diese Anwendungen natürlicher Heilkräfte schon 2000 Jahre vor Christi Geburt hinweisen.

Erste Ansätze einer wissenschaftlichen Medizin sind im griechischen Kulturkreis bereits im 5. Jahrhundert vor Christus erkennbar. Mit der altgriechischen Naturphilosophie wurde auch eine frühe physiotherapeutische Wissenschaft ins Leben gerufen. Die altgriechischen Naturphilosophen gründeten Ärzteschulen und bildeten im Arztberuf aus. Bekannt wurden die Schulen von Kos, Knedos und Rhodos. Aus Kos stammt auch Hippokrates, der mit Recht den Ehrentitel „Vater der Heilkunde" erhalten hat. Seine Nachfolger haben seine Lehre weitgehend dogmatisiert. Erst unter Aristoteles erblühte die alexandrinische Schule. Sie brachte beachtliche Erkenntnisse der anatomischen Forschung hervor und rüttelte damit gleichzeitig an der hippokratischen Medizingrundlage. Hieran schloß sich wiederum die Schule der Empiriker, die den sog. empirischen Dreifuß etablierten. Hiernach waren Überlieferung, Beobachtung und Analogie stets Schlüssel der medizinischen Wissenschaft. Zur gleichen Zeit lehrte Asklepiades aus Bethynien die Wirksamkeit der Wasserheilmethode, der Gymnastik, der Massage und ähnlicher naturheilkundlicher Anwendungen.

Mit dem Abbröckeln der griechischen Hochkultur kam auch die medizinische Wissenschaft mehr unter den Einfluß Roms, einer neuen Drehscheibe des Altertums. Hier entstand unter dem Einfluß der Lehre Epikurs der Atomatismus, eine existenzphilosophische Anschauung, nach der in der Natur alles, auch die Seele aus nicht mehr teilbaren Elementarteilchen zusammengesetzt ist und sich mit dem Tode wieder auflöst. Die Medizin entwickelte sich weiter über die sog. Methodiker, welche das Wesen der Krankheiten in Fehlern der festen Körperteile suchten, und über die Pneumatiker, welche den im Organismus zirkulierenden Luftgasen Krankheitsursachen zuschrieben. Aus dieser Gruppe entwickelten sich die Eklektiker, vertreten durch Galenus, der das zeitgenössische Wissen der Medizin und Naturphilosophie in seinen Schriften darstellte und hieraus ein medizinisches System erschuf, das noch bis in die Mitte des 17. Jahrhunderts für die Medizin bestimmend geblieben ist. Das Galenusische Prinzip war ein mathematisches, welches auf die Erfahrung weitgehend verzichtete.

Die medizinische Entwicklung im Mittelalter kam durch die Lehre Galenus ins Stocken, da nicht die hippokratischen empirischen Erkenntnisse Aufnahme in die Wissenschaft fanden, sondern das äußerliche System des Lehrgebäudes von Galenus. Neue Wege in der Heilkunst erdachten im beginnenden 16. Jahrhundert Besalius und Paracelsus, der in der Bäderlehre die Heilkraft des Wassers beschrieb, sich aber ansonsten der physikalischen Medizin nicht weiter zuwandte. Mit Bacon von Verulan, William Harvey, Thomas Sydenham, Albrecht von Haller, Friedrich Hoffmann, John Brown, F. X. Bichat, J. P. Morgagni und anderen kam eine Reihe von Wissenschaftlern, die die frühe wissenschaftliche Physiologie und die pathologischen Erkenntnisse erheblich voranbrachten.

Im 17.und 18. Jahrhundert entwickelten einige Wissenschaftler die physikalische Medizin weiter. Francis Glisson, ein englischer Anatom und Physiologe, erwarb sich Verdienste um die Analyse der Anatomie der Leber sowie der Lagerungsvorrichtungen bei Erkrankungen der Wirbelsäule, an die heute noch die Glisson-Schlinge erinnert.

Sigmund Hahn erforschte die Wirkung des „frischen Wassers", Friedrich Hoffmann beschrieb als erster „Prinzipien der Bewegungstherapie .." und stellte „Die umfassende Bedeutung der Gymnastik" dar. Der schwedische Dichter G.H. Ling begründete die schwedische Heilgymnastik, um die Jugend im alten Geist der Wikinger zu stählen.

Die Bedeutung dieser Wegbereiter der physikalischen Medizin wird am besten ersichtlich durch die Beschreibung der von ihnen geschaffenen und weitergegebenen wissenschaftlichen Erkenntnisse.

Die Berufe Logopädie und Ergotherapie sind junge Berufe. Die bereits im letzten Viertel des vorigen Jahrhunderts bekannten Fachärzte, genannt „Phoniatiker", sahen zunächst einen Ausbildungs- und Betätigungsbedarf für nichtärztliche Fachkräfte, denen weite Gebiete der Diagnostik und sprachtherapeutischen Arbeit oblagen. Hieraus entstand der Beruf des Logopäden, dessen erste Anfänge erst in unserem Jahrhundert zu finden sind.

1.1.2 Entwicklungen in unserem Jahrhundert

Die Massage wird oft als eine alte differenzierte Heilmethode bezeichnet, die jedoch erst in der zweiten Hälfte unseres Jahrhunderts in der Schulmedizin Anerkennung gefunden hat. In ihren unterschiedlichen Formen ist sie ein unverzichtbarer Bestandteil des ärztlichen Therapieplans geworden. Der Londoner Arzt William Morell stellte fest: „Wenn die Massage unter Leitung eines wissenschaftlichen Arztes angewandt wird, der in dieser Behandlungsmethode Erfahrung hat, so ergibt sie ausgezeichnete Resultate, aber in den Händen eines unwissenden Empirikers regeneriert sie in elende Quacksalberei." Um die Jahrhundertwende sehen Kurtenbach, Neumann und Stofft die physikalische Therapie „in der Schulmedizin fest etabliert". Es entstanden Universitätsinstitute für physikalische Therapie, sowie Ausbildungsstätten für Heilgymnastik und Massage. Hydrotherapeutische Institute wurden eröffnet, z.B. an der Berliner Charité, eine sächsische Staatsanstalt für Krankengymnastik und Massage in Dresden. Es folgten weitere Institute der physikalischen Therapie in Jena, Berlin, München und Frankfurt. „.. Andere Therapieformen nach Bobath und Vojta wurden entwickelt, Therapieformen, wie sie heute besonderes Gewicht und Beachtung in dem Berufsgesetz zur Ausbildung des Physiotherapeuten gefunden haben." (lit. Angabe)

Zu Beginn unseres Jahrhunderts wurden die ersten Krankengymnastikschulen gegründet. In dieser Zeit war die Krankengymnastik ein assistierender Beruf in der Orthopädie. Nach dem Ende des 1. Weltkrieges drang der Beruf mehr und mehr in andere medizinische Disziplinen, wie Innere Medizin, Chirurgie, Neurologie und Frauenheilkunde vor. Heute ist die Krankengymnastik bzw. Physiotherapie in allen klinischen Gebieten vertreten und hat ihren nicht mehr wegzudenkenden festen Standort.

Der Gesetzgeber hat 1994 den Masseuren und med. Bademeistern und Krankengymnasten ein neues Berufsgesetz zur Seite gestellt, welches die gerade in den letzten Jahrzehnten gewonnene Bedeutung dieser Berufe in der Medizin berücksichtigt und diesen Berufsträgern einen festen Standort sichert. In diesem neuen Berufsgesetz und seinen ergänzenden Ausbildungs- und Prüfungsverordnungen sind die Berufsinhalte von Masseuren und med. Bademeistern und Physiotherapeuten ausführlich dargelegt.

1964 wurde die erste staatlich anerkannte Schule für Logopädie in Berlin gegründet. Der stets wachsende Bedarf an Logopäden

hält bis heute – von wenigen Gebieten in der Bundesrepublik Deutschland abgesehen – an. In den Nachkriegsjahren entwickelte sich auch der Beruf des Ergotherapeuten. Ausschlaggebend hierfür waren Aktivitäten des Britischen Roten Kreuzes im ehemaligen Besatzungsgebiet. Hieraus entwickelte sich bald der erstmals im Bundesland Niedersachsen anerkannte Beruf des „Beschäftigungs- und Arbeitstherapeuten (Ergotherapeuten)", der heute aus allen medizinischen Bereichen nicht mehr wegzudenken ist.

1.1.3 Rechtliche Grundlagen

Rechtsentwicklung

Kurierfreiheit und Kurierverbot

„Kurierfreiheit" bedeutet, daß jedermann das Recht besitzt, einen anderen zu behandeln; „Kurierverbot" bedeutet, daß Heilbehandlung ausschließlich den Ärzten vorbehalten ist. In der Vergangenheit wechselten „Kurierfreiheit" und „Kurierverbot" einander mehrfach ab. In Deutschland regelte erstmals in der ersten Hälfte des 16. Jahrhunderts ein für das gesamte Reichsgebiet erlassenes Gesetz die ärztliche und nichtärztliche heilkundliche Betätigung. Die als „Carolina" bekannt gewordene „peinliche Gerichtsordnung" verbot zwar dem medizinischen Laien keineswegs eine heilkundliche Betätigung, bedrohte ihn jedoch mit Strafe, wenn durch sie ein Patient ernsthaft Schaden nahm. Immer krasser um sich greifende Scharlatanerie und Kurpfuscherei führten in der zweiten Hälfte des 16. Jahrhunderts zu erheblicher Einschränkung der „Kurierfreiheit". Erst durch den Liberalismus in der zweiten Hälfte des 19. Jahrhunderts wurde dieses System wieder gelockert. Die rechtliche Grundlage war die Gewerbeordnung von, 1869. Die Anzahl der nichtärztlichen Heilberufler stieg jäh an.

In der zweiten Hälfte des vergangenen Jahrhunderts mußten noch viele wissenschaftliche Fragen unbeantwortet bleiben. Unter den medizinischen Laienbehandlern kamen Methoden auf, die von Hokuspokus und Aberglaube geprägt waren. Diese Zeit brachte jedoch auch einen Pfarrer Kneipp hervor, der mit den frühen Mitteln der physikalischen Therapie gesicherte Erfolge erzielen konnte. Das Aufeinandertreffen unseriöser und unwirksamer Laienbehandlungsverfahren und erfolgreicher Naturheilkundeverfahren führte schließlich zum Bestreben des Gesetzgebers nach Beseitigung heilkundlicher Scharlatanerie. So entstand das Heilpraktikergesetz.

Heilpraktikergesetz

Das *Heilpraktikergesetz* trat am 21.02.'39 in Kraft. Es besteht aus nur wenigen Paragraphen. In § 1 wird bestimmt: *„Wer die Heilkunde, ohne als Arzt bestallt zu sein, ausüben will, bedarf dazu der Erlaubnis."* Mit diesem Erlaubnisvorbehalt wurde der Kurierfreiheit ein Ende gesetzt.

Wenn der Staat für eine bestimmte Tätigkeit eine Erlaubnis voraussetzt, dann kann er jeden Erlaubnisträger erfassen und gegen jede Person vorgehen, die die jeweilige Tätigkeit ausübt, ohne im Besitz der gesetzlich geforderten Erlaubnis zu sein. Die Ausübung der Heilkunde blieb nach dem Willen des Gesetzgebers jenen Personen vorbehalten, die Ärzte sind oder die Erlaubnis zur Ausübung der Heilkunde besitzen. Die zitierte Gesetzesvorschrift grenzte nicht alle Nichtärzte von der Ausübung heilkundlicher Tätigkeit aus, sondern stellte sogar die nichtärztlichen Erlaubnisträger in eine arztähnliche Position. Neben dem Wunsch des Gesetzgebers, Gesundbeter und Scharlatane von der Ausübung der Heilkunde fernzuhalten, brachte das Heilpraktikergesetz auch einen Bestandsschutz für seriöse Laienbehandler, die weiterbehandeln durften.

Neben der Ausschaltung unseriöser und dem Schutz seriöser Laienbehandler verfolgte der Gesetzgeber ein weiteres Ziel, das mittlerweile als verfehlt zu bezeichnen ist:

Der Heilpraktiker, also derjenige, der ohne Arzt zu sein, eine Erlaubnis besitzt, kranke Personen zu behandeln, sollte allmählich ganz verschwinden. Deshalb bestimmte schon in der ersten Fassung das Heilpraktikergesetz in § 2: *„Wer die Heilkunde, ohne als Arzt bestallt zu sein, bisher berufsmäßig nicht ausgeübt hat, kann eine Erlaubnis nach § 1 in Zukunft nur in besonders begründeten Ausnahmefällen erhalten."* Das Heilpraktikergesetz ist älter als das Grundgesetz. Mit Inkrafttreten des Grundgesetzes und der Ausstattung des Rechts auf freie Berufswahl als unerschütterliches Grundrecht, kann die Heilpraktikererlaubnis nicht mehr an besonders begründete Ausnahmefälle geknüpft werden. Die Ausübung der Heilkunde als Heilpraktiker muß jedem gewährt werden, wer die vom Gesetz geforderten persönlichen Zulassungsvoraussetzungen erfüllt:

- Der Antragsteller muß das 25. Lebensjahr vollendet haben
- Mindestens eine abgeschlossene Volksschulbildung nachweisen
- Zuverlässig sein
- Ohne körperlichen Leiden oder Schwächen der geistigen oder körperlichen Kräfte sein
- Aufgrund einer durchgeführten Kenntnis- und Fähigkeitsüberprüfung nachweisen, daß er keine Gefahr für die Volksgesundheit bedeutet und neben der Heilkunde keinen anderen Beruf ausübt.

Verstöße gegen das Heilpraktikergesetz werden mit Geldstrafe oder Freiheitsstrafe bis zu einem Jahr geahndet.

Krankheit

Nach der Definition einer Entscheidung des Bundesverwaltungsgerichts ist Krankheit jede, *„also auch eine nur unerhebliche oder vorübergehende Störung der normalen Beschaffenheit oder der normalen Tätigkeit des Körpers, die geheilt, d.h. beseitigt oder gelindert werden kann".* Die Gerichte legen den Krankheitsbegriff sehr weit aus, um vorbeugend Gefahren abzuwehren. Bei normalen Funktionsschwankungen liegt keine Krankheit vor, so beispielsweise bei Müdigkeit. Nach gängiger obergerichtlicher Rechtsprechung sind unter dem Begriff der Krankheit bereits Insekten- und Wespenstiche zu subsumieren. Leiden *sind langwierige und in Einzelfällen nicht mehr therapeutisch beeinflußbare Funktionsstörungen und Körperschäden, irreparable Zustände des Körpers oder seiner Funktionen.*

1.1.4 Ausübung der Heilkunde

„Ausübung der Heilkunde" bestimmt in § 1 Abs. 2 Heilpraktikergesetz: *„ ist jede berufs- oder gewerbsmäßig vorgenommene Tätigkeit zur Feststellung, Heilung oder Linderung von Krankheiten, Leiden oder Körperschäden beim Menschen, auch wenn sie im Dienste von anderen ausgeübt wird."* Die Heilkunde in einem so umfassenden Maße ausüben zu können, erscheint als ein Privileg der Ärzte. Die Heilpraktiker haben die gleichen Rechte. Die Heilpraktiker besitzen – da die ihr erteilte Erlaubnis nicht beschränkbar ist – den gleichen öffentlich-rechtlichen Befugnisrahmen wie die Ärzte.

Fall 1: Ein Heilpraktiker nimmt an einem Patienten einen kleinen operativen Eingriff vor, obwohl er nicht gelernt hat, mit dem Skalpell umzugehen. Die Operation gelingt, der Patient wird gesund. Kann der Heilpraktiker bestraft werden?

Fall 2: Ein Elektriker, der die Heilpraktikerprüfung versucht, aber nicht bestanden hat, behandelt einen Mückenstich am Arm eines Freundes. Er trägt hierzu einige Tropfen Jod auf. Hat der Elektriker gegen das Heilpraktikergesetz verstoßen und sich u.U. strafbar gemacht?

Im **Fall 1** hat sich der Heilpraktiker nicht strafbar gemacht, obwohl er den vorgenommenen Eingriff nicht erlernt hat. Zivilrecht-liche Haftungsfolgen (☞ 4.2.6) sind auch nicht in Sicht, da der Eingriff geglückt ist. Die zuständige Verwaltungsbehörde wird dem Heilpraktiker jedoch die Erlaubnis wahrscheinlich entziehen, weil er den Grundsatz *„Handeln nur im Umfang des sicheren Könnens"* verletzt hat. Auch ein Arzt hätte mit Konsequenzen zu rechnen, wenn er sich auf einem Gebiet betätigt, welches er nicht sicher beherrscht. Für den Heilpraktiker ist diese Grenze viel enger gezogen, denn er hat ja nicht jene vielen klinischen Semester hinter sich, in denen die Beschäftigung mit dem kranken Menschen gelehrt und geübt wird. Wenn die öffentlich-rechtliche Behandlungsbefugnis mit der des Arztes vergleichbar ist, so sind die Grenzen des therapeutischen Leistungsvermögens enger gezogen und selbst, wenn in einem Einzelfall aufgrund einer gelungenen therapeutischen Maßnahme eine Bestrafung nicht erfolgt und aus dem gleichen Grunde eine zivilrechtliche Haftung ausscheidet, wird wegen der Verletzung des Selbstbeschränkungsgrundsatzes eine verwaltungsrechtliche Konsequenz durch den Entzug der Berufserlaubnis zu erwarten sein.

Im **Fall 2** ist zu untersuchen, ob der Mückenstich schon Krankheit ist und seine Behandlung Ausübung der Heilkunde oder bagatellartige Heilmaßnahme. Bagatellartige Maßnahmen sind dann keine Ausübung der Heilkunde, wenn jedermann sie ausüben kann, ohne daß von ihm eine erkennbare Gefährdung des Behandelten ausgeht. Das ist beim Mückenstich normalerweise der Fall. Außerdem ist der „Behandler" straffrei, weil Ausübung der Heilkunde im Sinne des Heilpraktikergesetzes nur eine berufs- oder gewerbsmäßig vorgenommene Tätigkeit ist.

Stellung der medizinischen Fachberufe

Das Heilpraktikergesetz sagt also etwas darüber aus, wer die Heilkunde berufsmäßig und gewerbsmäßig ausüben darf und stellt denjenigen unter Strafdrohung, der dies tut, ohne die entsprechende Erlaubnis zu besitzen. In § 1 (und in den übrigen Bestimmungen) des Heilpraktikergesetzes ist aber der Masseur und med. Bademeister, Physiotherapeut, Logopäde oder Ergotherapeut nicht erwähnt.

Wo also steht die Erlaubnisnorm für Masseure und med. Bademeister und Physiotherapeuten? Man sucht im Gesetz vergebens danach. Nach früher herrschender Meinung üben die Angehörigen der medizinischen Fachberufe keine Heiltätigkeit aus. Dies dürfte jedoch höchst zweifelhaft sein. Nach der oben wiedergegebenen Definition des Begriffes Krankheit durch das Bundesverwaltungsgericht dürfte ein leicht entzündeter Mückenstich schon Krankheit sein. Die hier angesprochenen Leser werden in ihrem Berufsleben schwerere Erkrankungen behandeln als Mückenstiche. Daher ist davon auszugehen, daß auch durch Angehörige der medizinischen Fachberufe Heilkunde ausgeübt wird.

Das Landesverwaltungsgericht Niedersachsen hat daher die Erklärung gefunden, daß die für den jeweiligen Beruf bestehende Ausbildungs- und Prüfungsverordnung als Spezialgesetz des Heilpraktikergesetzes angesehen werden muß. Therapeuten handeln daher nicht unerlaubt, wenn sie den erlernten Beruf auch ohne ärztliche Präsenz ausüben, weil die für sie bestehende Ausbildungs- und Prüfungsverordnung (☞ 1.3.3) sie als Sondervorschrift zum Heilpraktikergesetz hierzu berechtigt und diese Tätigkeit unter den Schutz stellt und somit die Konsequenzen des Heilpraktikergesetzes nicht greifen können.

In der Rechtsprechung des Bundessozialgerichts wird die Auffassung vertreten, Heilkunde werde nur von Ärzten und Heilpraktikern, nicht hingegen von lediglich eine Verordnung ausführenden Mitgliedern der medizinischen Fachberufe, ausgeübt.

1.2 Berufsbilder

1.2.1 Berufsbild des Masseurs und med. Bademeisters

Das Gesetz über die Berufe in der Physiotherapie (Masseur- und Physiotherapeutengesetz-MPhG) stammt vom 26.05.1994 und regelt die Berufe des Masseur und med. Bademeisters und Physiotherapeuten/Krankengymnasten neu.

Durch die bei der Ausbildung vermittelten Kenntnisse (☞ 1.3.2) wird auch das Bild der beruflichen Betätigung des Masseurs und med. Bademeisters umrissen, ergänzt durch die Möglichkeiten beruflicher Fort- und Weiterbildung (☞ 1.3.5).

Arbeitsgebiete des Masseurs und med. Bademeisters

„Die Schwerpunkte der Tätigkeit des Masseurs und med. Bademeisters liegen in der gezielten Massage- und Bewegungstherapie sowie in der Kälte- und Wärmetherapie (Eisanwendungen, Packungen, Bestrahlungen), in der Elektrotherapie, in der Anwendung von medizinischen Bädern (Balneotherapie) und der Heilanwendung von Waschungen, Bädern, Güssen und Dämpfen zur Aktivierung des Nervensystems und des Stoffwechsels (Hydrotherapie).

Hauptschwerpunkt seiner Tätigkeit ist die moderne klassische Massage und verschiedene Spezialmassagetechniken. Die klassische Massage mit ihren Elementargriffen (Streichungen, Knetungen, Friktionen (Reibungen), Klopfungen (Erschütterungen) und Vibrationen) hat die therapeutische Zielsetzung, die Funktionen von Haut, Unterhaut, Muskeln, Bindegewebe, Nerven, Blut- und Lymphgefäßen sowie inneren Organen direkt und/oder auf neurophysiologischem Wege zu beeinflussen. Je nach Indikation können durchblutungsfördernde, anspannende (tonisierende), entspannende (detonisierende), entstauende oder schmerzlindernde Wirkungen erzielt werden. Daneben haben sich zahlreiche spezielle Massagetechniken entwickelt.

Berufliche Arbeitsgebiete des Masseurs und med. Bademeisters sind u.a.: Erkrankungen des Bewegungsapparates, Erkrankungen des Herz-Kreislauf-Systems, Erkrankungen des Lymphgefäßsystems (insbesondere auch im Rahmen der Krebsbehandlungsnachsorge), Erkrankungen der Atmungsorgane, des Verdauungstraktes und des endokrinen Systems (Hormonsystems) sowie des Urogenitalsystems (Harn- und Geschlechtsorgane betreffend), Erkrankungen der Haut, Hals-Nasen-Ohren-Erkrankungen, Kinderkrankheiten, Augenerkrankungen, Fußerkrankungen und allgemeine Krankheitsbilder.

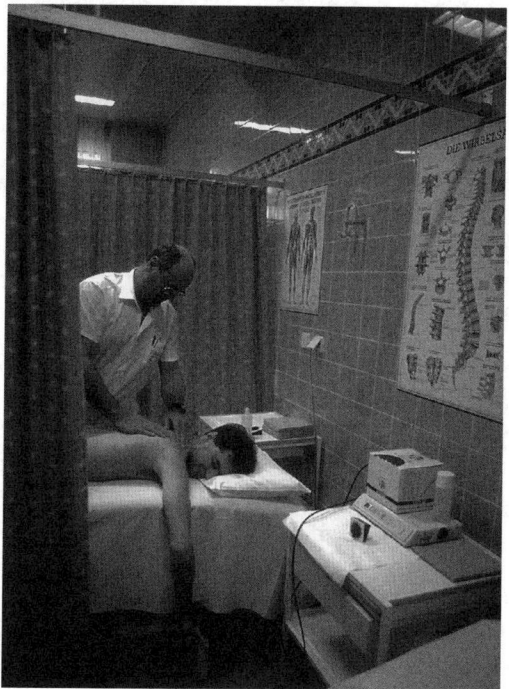

Abb. 1.1: Massagebehandlung [K119]

Insbesondere in der Krebsnachsorge ist die manuelle Lymphdrainage nach Dr. Vodder ein unersetzbarer Bestandteil der Behand-

lung bei Ödemen. Sie wird hier zusammen mit einer gezielten Bewegungstherapie und mit Kompressionsbandagen im Rahmen der komplexen physikalischen Entstauungstherapie angewandt.

Die Unterwasserdruckstrahlmassage mit ihrer Kombination von warmem Wasser und „massierendem" Druckstrahl ist eine weitere wichtige Form der gezielten Massagetherapie.

Die Bewegungstherapie spielt eine große Rolle in der Arbeit des Masseurs und med. Bademeisters und ist im Rahmen einer modernen physikalischen Therapie von der Massagetherapie nicht zu trennen. Hierbei handelt es sich um eine gezielte und kontrollierte, individuell dosierte Übungsbehandlung.

Eine wichtige Funktion in der Behandlung zahlreicher Erkrankungen hat nicht zuletzt die Bewegungstherapie im Bewegungsbad. Hier wird unter Ausnutzung der Minderung der Schwerkraftwirkung und der Wärmewirkung des temperierten Wassers durch Änderung der Bewegungsmechanik die Beweglichkeit von Gelenken und der Wirbelsäule verbessert und Lockerung von Gelenk- und Muskelkontrakturen erzielt.

Die apparative, ggf. manuell ergänzte, mit dosiertem Zug ausgeführte Traktion (Extension) einzelner Wirbelsäulenabschnitte oder großer Gelenke (z.B. Hüftgelenk) mit dem Ziel der Erreichung eines schwerelosen Zustandes innerhalb des extendierten Körperabschnitts durch Abnahme des Eigengewichts, ist eine weitere vom Masseur und med. Bademeister durchgeführte Behandlung.

Neben den Packungen mit unterschiedlichen Ingredienzen dienen Wärmebestrahlungen vielfach als vorbereitende Maßnahmen der weiteren Behandlungen. Sie sind als Bestandteil einer gezielten Behandlung in der Regel unerläßlich.

Die Elektrotherapie mit ihren unterschiedlichen Impulsströmen ist mit der therapeutischen Zielsetzung von Durchblutungsförderung, Schmerzlinderung, Muskelspannungsregulierung, Stoffwechselsteigerung, Flüssigkeitsverschiebungen sowie Stimulation des autonomen Nervensystems ein weiteres wichtiges Element der Physikalischen Therapie. Hier sind weiter zu nennen: hydroelektrische Vollbäder (z.B. Stangerbad) und Elektrogymnastik.

Ein weiteres wichtiges Gebiet ist die Hydro- und Balneotherapie. Hierzu gehören hydrotherapeutische Anwendungen nach Kneipp oder Prießnitz und medizinische Bäder mit pflanzlichen Extrakten, ätherischen Ölen, Huminsäuren, Moorschlamm- und Moorextraktbäder, Kohlensäure-, Sauerstoff-, Kohlenmonoxidgasbäder, Sole- und Schwefelbäder usw. und Inhalationen."
(aus: FFB Forschungsinstitut Freie Berufe, *Zur Lage der Freien Berufe 1989*, Teil II, Universität Lüneburg, S. 224–225)

1.2.2 Berufsbild des Physiotherapeuten

„Die Krankengymnastik als Bestandteil der ärztlichen Therapie nutzt die Bewegung zur Unterstützung von Heilungsprozessen oder zur Korrektur von Fehlentwicklungen. Im Mittelpunkt stehen die aktiven Techniken und Methoden der Bewegungs- und Atemtherapie. Vorbereitet, unterstützt oder ergänzt werden sie durch die passiven Techniken der Massage, der Wärme- und Kältetherapie, der Wasser- und Elektrotherapie.

Erfolgversprechende Behandlung erfordert vom Krankengymnasten nicht nur Fachwissen, sondern auch die Fähigkeit, den kranken Menschen zur Mitarbeit zu gewinnen und seine Selbständigkeit anzuregen.

Arbeitsgebiete des Physiotherapeuten
Berufliche Arbeitsgebiete des Physiotherapeuten sind u.a.:
- In der **Inneren Medizin** die krankengymnastische Behandlung bei Herz-, Kreislauf- und Gefäßerkrankungen; bestimmte Formen von Bronchial- und Lungenerkrankungen; bei rheumatischen Erkrankungen;

bei Krankheiten des Stoffwechsels und Störungen der inneren Sekretion oder bei funktionell bedingten Störungen
- In der **Chirurgie** die Übungsbehandlung nach Frakturen, Luxationen, Distorsionen, Amputationen sowie anderen Verletzungen; die krankengymnastische Behandlung bei Folgeschäden nach Eiterungen der Weichteile und Höhlen, insbesondere der Gliedmaßen (z.B. nach Phlegmonen, Abszessen, Empyemen, Gasbrand); nach Erkrankungen der Knochen und Gelenke; bei peripheren Durchblutungsstörungen; nach Operationen einschließlich der Atembehandlung in der Brustkorbchirurgie; nach Verbrennungen
- In der **Orthopädie** die krankengymnastische Behandlung bei Haltungsschwächen und die Korrektur bei Haltungsfehlern; nach entzündlichen und degenerativen Erkrankungen sowie bei den Verkrümmungen der Wirbelsäule; bei Deformitäten von Arm und Bein; bei Gelenkerkrankungen, insbesondere bei Versteifungen; nach Muskelverpflanzungen oder dem Einsatz eines künstlichen Gelenks
- In der **Frauenheilkunde** die Geburtsvorbereitung und die krankengymnastische Behandlung im Wochenbett; die Unterstützung der Rückbildungsvorgänge nach der Geburt; die Behandlung bei Unterleibssenkungen, bestimmten Ovarial- oder Regelstörungen; nach operativen Eingriffen.
- In der **Geriatrie** die krankengymnastische Behandlung von Alterskrankheiten, Altenrehabilitation, aktive Altenpflege
- In der **Nervenheilkunde** die krankengymnastische Behandlung bei schlaffen Lähmungen, u.a. Polyneuropathie, Kinderlähmung oder Verletzung der peripheren Nerven; bei zentralen Lähmungen; bei organischen Hirn- und Rückenmarkserkrankungen, z.B. Multipler Sklerose, M. Parkinson, Querschnittslähmung
- In der **Neurochirurgie** die krankengymnastische Behandlung nach Schädel-Hirn-Verletzungen oder Hirnoperationen; nach

Bandscheibenoperationen; nach Nervennähten

- In der **Psychiatrie** die krankengymnastische Behandlung auf dem Gebiet der endogenen Psychosen (Schizophrenie, Depression); bei reaktiven Verstimmungen
- In der **Kinderheilkunde** die krankengymnastische Behandlung von Kindern mit frühkindlichen Hirnschäden (Spastiker); bei Ernährungsstörungen; nach Infektionskrankheiten; bei Mukoviszidose, bei Asthma bronchiale
- In der **Rehabilitation** die krankengymnastische Behandlung von Querschnittsgelähmten; die Gehschule mit Beinamputierten; Training; Sport und Spiel mit körperbehinderten Jugendlichen und Erwachsenen.

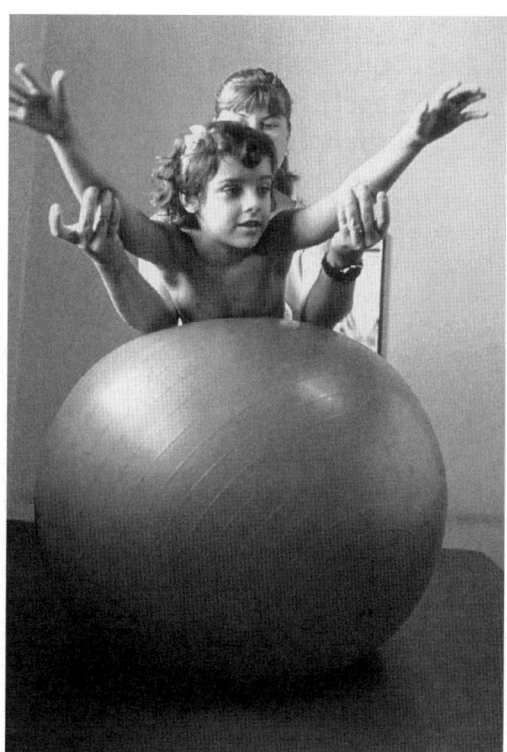

Abb. 1.2:
Physiotherapeutische Behandlung [N314]

Die Vielseitigkeit der Arbeitsgebiete erlaubt dem Krankengymnasten bei der Berufsausübung eine Spezialisierung nach seinen Fähigkeiten und Neigungen: als Angestellter in allgemeinen Krankenhäusern, Fachkliniken oder Facharztpraxen, als Lehrer an Ausbildungsstätten für Krankengymnastik oder in der eigenen Praxis als freiberuflich Tätiger."
(aus: FFB Forschungsinstitut Freie Berufe, *Zur Lage der Freien Berufe 1989*, Teil II, Universität Lüneburg, S. 186–188)

1.2.3   Berufsbild des Logopäden

Arbeitsgebiete des Logopäden

„Der Tätigkeitsbereich des Logopäden umfaßt die Diagnostik, Therapie und Beratung bei allen Störungen der Stimme, der Sprache, des Sprechablaufes sowie die Störungen des Gehörs, soweit sich diese auf die Sprache auswirken. Ziel der logopädischen Therapie ist es, die Kommunikationsfähigkeit der Patienten im Rahmen einer umfassenden Rehabilitation zu verbessern und deren soziale Integration zu fördern und wiederherzustellen.

Zur logopädischen Behandlung gehören Sprachaufbau, Normalisierung bzw. Besserung der gestörten Sprache, des Sprechens oder der Stimme mit dem Ziel, die Kommunikationsfähigkeit des Patienten zu verbessern und seine soziale Integration zu erleichtern.

Hierzu müssen Logopäden über psychologische Kenntnisse und Fertigkeiten zur Erfassung der Gesamtpersönlichkeit des Patienten verfügen, um auf seine physischen und psychischen Probleme je nach Art, Form und Auswirkung der Störung einwirken zu können.

Dazu gehören die Beratung der Angehörigen und die Zusammenarbeit mit dem Arzt, Pädagogen, Psychologen und anderen in der Rehabilitation tätigen Personen. Die Logopädie ist nicht als pädagogischer Assistenzberuf anzusehen.

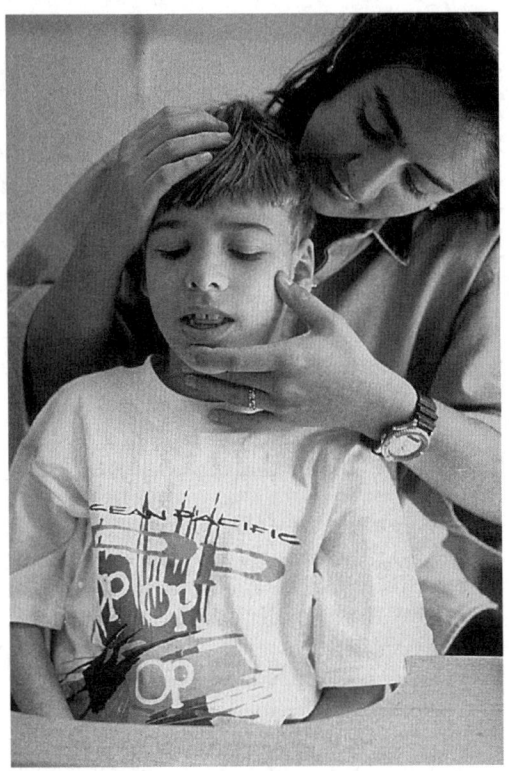

Abb. 1.3: Logopädische Behandlung [N314]

(aus: FFB Forschungsinstitut freie Berufe, *Zur Lage der freien Berufe 1989*, Teil II, Universität Lüneburg, S. 211 ff).

Als Tätigkeitsbereiche kommen in Frage: freie Praxis (ca. 30% aller Berufsangehörigen), Universitäts- und Hochschulkliniken, Fachkliniken für Hör-, Sprach- und Stimmkrankheiten, Fachkliniken für Hals-, Nasen- und Ohrenkrankheiten, kinderärztliche und kinderpsychologische Einrichtungen, Rehabilitationszentrum, Gesundheitsämter, Kindertagesstätten, besonders für Hör- und Sprachgestörte, Sprachheilheime und Sonderschulen einschließlich entsprechender Vorschuleinrichtungen für hör-, sprech- oder sprachgestörte Kinder, Erziehungsberatungsstellen. Logopäden können außerdem als Sprachheilbeauftragte und als Lehrlogopäden an Logopädie-Schulen tätig sein.

Die Logopäden behandeln im wesentlichen folgende Krankheitsbilder:
- **Stimmstörungen** organischer, funktioneller und psychischer Genese (Stimmlippenknötchen, Stimmbandlähmung, hormonelle und psychogene Stimmstörungen, Überlastungsschäden der Stimme, Zustand nach Kehlkopfoperationen)
- Zentralbedingte **Sprach- und Sprechstörungen** (Aphasien aufgrund vaskulärer und entzündlicher Erkrankungen, Kopfverletzungen oder Tumoren, Sprachstörungen, die auf prä-, peri- oder postnatale Hirnschädigungen zurückzuführen sind)
- **Sprachentwicklungsverzögerungen** unterschiedlicher Genesen (Stammeln, Lispeln, Dysgrammatismus, Mißbildungen im Lippen-, Kiefer- und Gaumenbereich, etc.)
- Störungen des Redeflusses (Stottern, Poltern)
- **Hörstörungen** (meist im Kindesalter)."

1.2.4 Berufsbild des Beschäftigungs- und Arbeitstherapeuten

Arbeitsgebiete des Beschäftigungs- und Arbeitstherapeuten

„Die Ergotherapie ist eine vom Arzt verordnete und überwachte Behandlung, die das therapeutische Programm in fast allen medizinischen Fachgebieten erweitert. Der Behandlungsplan wird aufgrund der ärztlichen Diagnose und des gegebenen Behandlungszieles vom Ergotherapeuten selbständig aufgebaut. Je nach Einsatzgebiet wendet der Ergotherapeut verschiedene Behandlungsmethoden an, um das vom Arzt gegebene Behandlungsziel zu erreichen. Er kann alle Formen der Betätigung – handwerklicher, musischer oder geistiger Art – zur Erreichung dieses Zieles nutzen. Durch spezielle Übungsbehandlungen und ggf. Hilfsmittel kann die Ergotherapie gezielt der Wiederherstellung des Patienten nach Krankheit und Unfall dienen. Der Ergotherapeut kann durch verschiedene Maßnahmen dazu beitragen, dem körperlich oder seelisch-geistig Behinderten den Weg für eine neue berufliche Eingliederung zu erleichtern, wenn eine Rückkehr in den erlernten Beruf nicht möglich ist.

Ergotherapeuten können z.B. in der
• Orthopädie und Unfallchirurgie
• Psychiatrie und Neurologie
• Tuberkulosebehandlung
• Geriatrie
• Pädiatrie tätig sein.

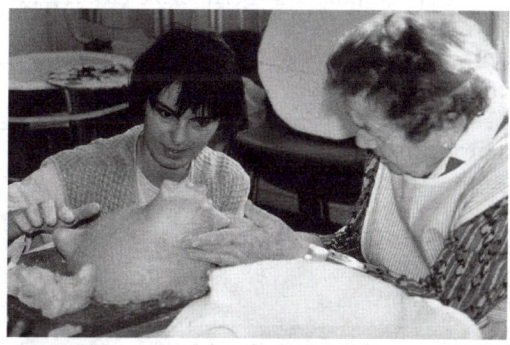

Abb. 1.4:
Beschäftigungs- und arbeitstherapeutische Behandlung [N339]

Die Hauptaufgaben des Ergotherapeuten liegen im klinischen Bereich und in angeschlossenen Sondereinrichtungen. Aufgrund der Vielseitigkeit des Arbeitsgebietes hat der Beschäftigungstherapeut die Möglichkeit, seinen Tätigkeitsbereich nach vorhandenen Interessen und Begabungsschwerpunkten auszuwählen.

Der Beruf des Ergotherapeuten ist in die Gruppe der nichtärztlichen Heilberufe im Gesundheitswesen eingegliedert. Überwiegend werden Ergotherapeuten eingesetzt in orthopädischen Kliniken, Unfallkliniken, psychiatrischen Anstalten und Kliniken, neurologischen Kliniken, Tuberkulosekliniken und -sanatorien, Kinderkrankenhäusern, Sonderschulen für behinderte Kinder, Heimen für schwer erziehbare Kinder, Alterskrankenhäusern und Alters- und Pflege-

heimen sowie allen anderen Einrichtungen zur Behandlung und Rehabilitation von körperlich und geistig Behinderten. Voraussetzung für alle Gebiete ist ein gutes Fachwissen, das ständig verbessert und ergänzt werden muß. Eine Spezialisierung kann erforderlich sein, so z.B. für die Behandlung von Kindern mit frühkindlichen Hirnschäden. Zusatzlehrgänge werden angeboten."
(aus: FFB Forschungsinstitut freie Berufe, *Zur Lage der freien Berufe 1989*, Teil II, Universität Lüneburg, S. 113 ff).

1.3 Berufsausbildungen

1.3.1 Berufsgesetze

Durch die Berufsgesetze werden die **Berufsbezeichnungen** geschützt und eine unberechtigte Führung der Berufsbezeichnungals Ordnungswidrigkeit mit Bußgeld bedroht, nicht geschützt ist jedoch die Tätigkeit selbst. Die Berufsgesetze stellen die Berufsbezeichnung unter einen Erlaubnisvorbehalt. Die Erlaubnis ist dem zu erteilen, der
• Die vorgeschriebene Ausbildung abgeleistet und die staatliche Prüfung bestanden hat
• Sich nicht eines Verhaltens schuldig gemacht hat, aus dem sich die Unzuverlässigkeit zur Ausübung des Berufs ergibt
• Nicht wegen eines körperlichen Gebrechens, wegen Schwäche seiner geistigen oder körperlichen Kräfte oder wegen einer Sucht zur Ausübung des Berufs unfähig oder ungeeignet ist.

Die Führung einer der genannten Berufsbezeichnungen durch Personen, die keine Erlaubnis nach dem Gesetz besitzen, wird mit Bußgeld bis zu 5.000 DM als Ordnungswidrigkeit geahndet.

Physiotherapeut und Masseur und med. Bademeister

Ein erstes Gesetz, welches die Berufe des Physiotherapeuten und Masseurs und med. Bademeisters regelte, wurde bereits 1958 verabschiedet. Dieses *Gesetz über die Ausübung der Berufe des Masseurs, des Masseurs und med. Bademeisters und des Krankengymnasten* wurde 1994 abgelöst vom *Gesetz über die Berufe in der Physiotherapie* (Masseur- und Physiotherapeutengesetz – MPhG). Dieses neue Gesetz sollte auch die Richtlinie des Rates der Europäischen Union vom 21.12.1988 über eine allgemeine Regelung zur Anerkennung der Hochschuldiplome (☞ 1.8) in deutsches Recht umsetzen.

Altes und neues Berufsrecht

Das Berufsgesetz für die Berufe in der Physiotherapie trat am 26.05.1994 in Kraft und regelt auch den Übergang vom früheren Recht. Danach bleibt eine vor dem Inkrafttreten des MPhG erteilte Erlaubnis als Masseur und med. Bademeister und/oder Krankengymnast weiterhin als Erlaubnis im Sinne des neuen Gesetzes bestehen. Für begonnene, aber noch nicht abgeschlossene Ausbildungen in den genannten Berufen bleibt das alte Berufsgesetz gültig. Nach altem Berufsrecht gab es auch eine Ausbildung zum Masseur (ohne medizinischen Bademeister). Personen mit einer solchen Erlaubnis dürfen die Berufsbezeichnung Masseur und med. Bademeister auf Antrag hin führen, wenn sie als Masseur mindestens 12 Monate in einem medizinischen Badebetrieb oder einer vergleichbaren Einrichtung der medizinischen Massage tätig waren.

Krankengymnasten dürfen die Bezeichnung Physiotherapeut führen.

Logopäde

Das *Gesetz über den Beruf des Logopäden* stammt vom 07.05.1980. Die Berufsbezeichnung Logopäde und Logopädin ist rechtlich geschützt, und die unberechtigte Führung der Berufsbezeichnung kann als Ordnungswidrigkeit mit Geldbußen bis zu 5000,– DM geahndet werden. Die Tätigkeit wird durch dieses Gesetz nicht geschützt.

Beschäftigungs- und Arbeitstherapeut

Das *Berufsgesetz über den Beruf des Beschäftigungs- und Arbeitstherapeuten* (Beschäftigungs- und Arbeitstherapeutengesetz-BeArbThG) stammt vom 25.05.1976. Durch das Gesetz wird die Berufsbezeichnung geschützt und die unberechtigte Führung der Berufsbezeichnung als Ordnungswidrigkeit mit einer Geldbuße bis zu 5.000 DM bedroht.

Die Erlaubnis, die Berufsbezeichnung zu führen, wird auch vermittelt durch ein Prüfungs- und Anerkennungszeugnis der höheren Fachschule für Beschäftigungs- und Arbeitstherapie (Ergotherapie) der Landeshauptstadt München oder nach Inkrafttreten des Berufsgesetzes, aber aufgrund einer vor seinem Inkrafttreten begonnenen Ausbildung.

1.3.2 Ausbildungsgänge

Masseur und med. Bademeister

Aufbau

Das MPhG regelt in den §§ 3–7 die Ausbildung zum Masseur und med. Bademeister. Diese besteht aus einem Lehrgang, dem theoretischen und praktischen Unterricht und einer praktischen Ausbildung sowie einer praktischen Tätigkeit. Die Regelausbildung umfaßt 2.230 Stunden theoretischen und praktischen Unterrichts und 800 Stunden praktische Ausbildung.

Auf die Dauer des Lehrgangs werden Ferien, Unterbrechungen durch Schwangerschaft und Krankheit bis zu acht Wochen angerechnet. Eine Anrechenbarkeit ebenfalls bis zu acht Wochen erfolgt auch aus anderen Gründen, sofern diese nicht von dem Schüler zu vertreten sind. Das Gesetz bestimmt, daß über diese Zeit hinausgehende Fehlzeiten auch berücksichtigt werden können, soweit eine besondere Härte vorliegt und das Ausbildungsziel durch die Anrechnung nicht gefährdet wird. Auf Antrag kann auch eine andere Ausbildung im Umfang ihrer Gleichwertigkeit auf die Dauer des Lehrgangs angerechnet werden, ebenfalls unter der Voraussetzung, daß hierdurch die Durchführung des Lehrgangs und die Erreichung des Ausbildungszieles nicht gefährdet werden. Der Lehrgang dauert zwei Jahre und schließt mit der staatlichen Prüfung ab.

Ausbildungsinhalt

Der Gesetzgeber legt Umfang und Ausmaß dessen fest, was die Träger der Ausbildung, die Schulen, dem Schüler in der Massage- und med. Bademeisterausbildung zu vermitteln haben.

Der Schüler wird unterrichtet in Prävention und Rehabilitation, Bewegungserziehung, klassischer Massagetherapie und Reflexzonentherapie, weiterhin in Sonderformen der Massagetherapie und Übungsbehandlungen im Rahmen der Massage und anderer physikalisch-therapeutischer Verfahren, in Elektro-, Licht- und Strahlentherapie, in Hydro-, Balneo-, Thermo- und Inhalationstherapie.

Der theoretische und praktische Unterricht umfaßt Berufs-, Gesetzes- und Staatskunde, Anatomie, Physiologie, allgemeine und spezielle Krankheitslehre, Hygiene, angewandte Physik und Biomechanik, Sprache und Schrifttum und Psychologie, Pädagogik und Soziologie.

Abgeschlossen wird diese schulische Ausbildung durch eine praktische Ausbildung in klassischer Massagetherapie, Reflexzonentherapie, Sonderformen der Massagetherapie, Übungsbehandlung im Rahmen der Massage und anderer physikalisch-therapeutischer Verfahren, Elektro-, Licht- und Strahlentherapie sowie Hydro-, Balneo-, Thermo- und Inhalationstherapie.

Voraussetzungen

Voraussetzungen für den Zugang zur Ausbildung als Masseur und med. Bademeister ist

- die Vollendung des 16. Lebensjahres und die gesundheitliche Eignung zur Ausübung des Berufs
- der Hauptschulabschluß oder eine gleichwertige Schulbildung oder eine abgeschlossene Berufsausbildung von mindestens einjähriger Dauer.

Praktikum

Die praktische Tätigkeit dauert sechs Monate und ist nach bestandener staatlicher Prüfung in zur Annahme von Praktikanten ermächtigten Krankenhäusern oder anderen geeigneten medizinischen Einrichtungen unter Aufsicht eines Masseurs und med. Bademeisters abzuleisten. Nicht jeder ist zur Annahme von Praktikanten berechtigt. Die Ermächtigung hierzu setzt voraus, daß die Krankenhäuser oder vergleichbaren Einrichtungen

- über Patienten in der zur Erreichung des Ausbildungszieles erforderlichen Zahl und Art verfügen
- eine ausreichende Anzahl Masseure und med. Bademeister sowie die notwendigen Räumlichkeiten und Einrichtungen besitzen
- eine der medizinischen Entwicklung entsprechende apparative Ausstattung haben.

Wird die praktische Tätigkeit länger als vier Wochen unterbrochen, so ist die darüber hinausgehende Zeit nachzuholen. Auf Antrag kann auch eine außerhalb des Geltungsbereichs des Gesetzes abgeleistete praktische Tätigkeit im Umfang ihrer Gleichwertigkeit ganz oder teilweise angerechnet werden. Bei einer solchen Tätigkeit muß bereits bei einer Unterbrechung von zwei Wochen die darüber hinausgehende Zeit nachgeholt werden.

Anerkennung von im Ausland erworbenen Ausbildungen

Das Berufsgesetz bestimmt, daß eine im Ausland erworbene Ausbildung als Masseur und med. Bademeister in der Bundesrepublik anerkannt wird, wenn der im Ausland erworbene Ausbildungsstand gleichwertig ist. Innerhalb der Europäischen Union reicht für eine Anerkennung in diesem Beruf der Nachweis einer Ausbildung in einem der Mitgliedstaaten durch Vorlage eines Prüfungszeugnisses, welches den Mindestanforderungen des Artikels 1 Buchstabe b der Richtlinie 92/51/EWG entspricht.

Physiotherapeut

Aufbau

Die Regelausbildung zum Physiotherapeuten dauert drei Jahre und umfaßt einen theoretischen und praktischen Unterrichtsteil von 2.900 Stunden und eine praktische Ausbildung von 1.600 Stunden. Sie wird durch staatlich anerkannte Schulen vermittelt und schließt mit der staatlichen Prüfung ab. Die praktische Ausbildung wird in Krankenhäusern durchgeführt, daher haben Schulen, die nicht an einem Krankenhaus eingerichtet sind, für eine entsprechende Aufnahme Sorge zu tragen.

Auf die Ausbildung werden wiederum Ferien angerechnet und Fehlzeiten durch Schwangerschaft, Krankheit oder aus anderen, von den Schülern nicht zu vertretenden Gründen bis zur Gesamtdauer von zwölf Wochen, bei verkürzter Ausbildung bis höchstens vier Wochen je Ausbildungsjahr. Auch bei der Ausbildung zum Physiotherapeuten werden auf Antrag andere Ausbildungen im Umfang ihrer Gleichwertigkeit angerechnet, wenn das Ausbildungsziel hierdurch nicht gefährdet ist.

Für Masseure und med. Bademeister gelten verkürzte Ausbildungszeiten (☞ 1.3.5).

Ausbildungsinhalt

Der theoretische und praktische Unterricht umfaßt Berufs-, Gesetzes- und Staatskunde, Anatomie, Physiologie, allgemeine und spezielle Krankheitslehre, Hygiene, Erste Hilfe und Verbandstechnik, angewandte Physik und Biomechanik, Sprache und Schrifttum, Psychologie, Pädagogik und Soziologie, Prävention und Rehabilitation, Trainingslehre, Bewegungslehre, Bewegungserziehung und physiotherapeutische Befund- und Untersuchungstechniken, krankengymnastische Behandlungstechniken, Massagetherapie, Elektro-, Licht- und Strahlentherapie, Hydro-, Balneo-, Thermo- und Inhalationstherapie.

Voraussetzungen

Voraussetzungen für den Zugang zur Ausbildung sind:
- Die Vollendung des 17. Lebensjahres und die gesundheitliche Eignung zur Ausübung des Berufs
- Der Realschulabschluß oder eine gleichwertige Ausbildung oder eine abgeschlossene zehnjährige Schulbildung, die den Hauptschulabschluß erweitert, oder eine nach Hauptschulabschluß oder einem gleichwertigen Abschluß abgeschlossene Berufsausbildung von mindestens zweijähriger Dauer.

Anerkennung von im Ausland erworbenen Ausbildungen

Als Physiotherapeut wird im Sinne des Berufsgesetzes derjenige anerkannt, der in einem Mitgliedstaat der Europäischen Union eine Ausbildung abgeschlossen hat und dies durch Vorlage eines Diploms des Mitgliedsstaates nachweist, welches den Mindestanforderungen des Artikels 1 Buchstabe b der Richtlinie 92/51/EWG entspricht (☞ 1.9).

Logopäde

Aufbau

Die Ausbildung zum Logopäden dauert drei Jahre und umfaßt einen theoretischen und einen praktischen Unterricht und eine zusätzliche praktische Ausbildung.

Der theoretische und praktische Unterricht umfaßt 1.740 Stunden und die praktische Ausbildung 2.100 Stunden. Die Ausbildung wird an staatlich anerkannten Schulen für Logopäden durchgeführt.

Auf die Ausbildung werden Ferien angerechnet und Fehlzeiten durch Schwangerschaft, Krankheit oder aus anderen, vom Auszubildenden nicht zu vertretenden Gründen bis zur Gesamtdauer von zwölf Wochen. Auf Antrag kann eine andere Ausbildung im Umfange ihrer Gleichwertigkeit auf die Ausbildung für Logopäden durch die zuständige Behörde angerechnet werden, wenn die Durchführung der Ausbildung und die Erreichung des Ausbildungszieles hierdurch nicht gefährdet werden.

Ausbildungsinhalt

Der theoretische und praktische Unterricht umfaßt Berufs-, Gesetzes- und Staatsbürgerkunde, Anatomie, Physiologie, Pathologie, Hals-, Nasen- und Ohrenheilkunde, Pädiatrie und Neuropädiatrie, Kinder- und Jugendpsychiatrie, Neurologie und Psychiatrie, Kieferorthopädie und Kieferchirurgie, Phoniatrie, Aphasiologie, Audiologie und Pädaudiologie, Elektro- und Hörgeräteakustik, Logopädie, Phonetik, Linguistik, Psychologie und klinische Psychologie, Soziologie, Pädagogik und Sonderpädagogik, Stimmbildung und Sprecherziehung. Die praktische Ausbildung erfolgt durch Hospitationen in der Phoniatrie und Logopädie, praktischer Unterweisung in der Logopädie und in der Anleitung der Zusammenarbeit des therapeutischen Teams auf den Gebieten der Audiologie, Pädaudiologie und anderen Gebieten.

Voraussetzungen

Voraussetzungen für den Zugang zur Ausbildung sind:
- Die Vollendung des 18. Lebensjahres, von der jedoch in besonderen Fällen abgesehen werden kann. Von dieser Voraussetzung wurde ausgegangen, weil der Logopäde ein hohes Maß an persönlicher Reife haben muß. Bei der Behandlung seiner Patienten geht es um meist sehr komplexe Störungen der menschlichen Sprache und damit des Zentrums der Persönlichkeit, vielfach auch bei erwachsenen Menschen
- Der Realschulabschluß oder eine gleichwertige Ausbildung oder eine nach Hauptschulabschluß abgeschlossene Berufsausbildung von mindestens zweijähriger Dauer.

Anerkennung von im Ausland erworbenen Ausbildungen

Wer nach wenigstens dreijähriger Berufsausbildung in der Sprachtherapie eine Abschlußprüfung bestanden hat, kann als Logopäde im Sinne des Logopädengesetzes anerkannt werden. Die erfolgreich abgeschlossene dreijährige Ausbildung gilt als erfüllt, wenn ein Antragsteller in einem anderen Mitgliedstaat der Europäischen Gemeinschaft oder einem anderen Vertragsstaat des Abkommens über den europäischen Wirtschaftsraum eine Ausbildung abgeschlossen hat und dies durch Vorlage einer Bescheinigung nachweist, die den Mindestanforderungen der entsprechenden Richtlinien des Rates der Europäischen Union entspricht (☞ 1.8).

Beschäftigungs- und Arbeitstherapeut

Aufbau

Die Ausbildung zum Beschäftigungs- und Arbeitstherapeuten umfaßt einen theoretischen und praktischen Unterricht und eine zusätzliche praktische Ausbildung. Die Ausbildungsdauer beträgt drei Jahre.

Der theoretische und praktische Unterricht umfaßt 2.360 Stunden und die prak-

Berufskunde

tische Ausbildung 1.860 Stunden. Die Ausbildung wird an staatlich anerkannten Schulen für Beschäftigungs- und Arbeitstherapeuten durchgeführt.

Auf die Dauer der Ausbildung werden
Ferien angerechnet und Fehlzeiten durch
Schwangerschaft, Krankheit oder aus anderen, vom Auszubildenden nicht zu vertretenden Gründen bis zur Gesamtdauer von
zwölf Wochen. Die zuständige Behörde
kann auf Antrag eine andere Ausbildung im
Umfange ihrer Gleichwertigkeit auf die Ausbildung anrechnen, wenn die Durchführung
der Ausbildung und die Erreichung des
Ausbildungszieles dadurch nicht gefährdet
werden. Eine nach bundesgesetzlichen Vorschriften abgeschlossene Ausbildung als
Krankengymnast oder eine nach landesge-
setzlichen Vorschriften abgeschlossene Ausbildung als Erzieher ist mit mindestens einem
Jahr anzurechnen.

Ausbildungsinhalt

Der theoretische und praktische Unterricht
umfaßt Berufs-, Gesetzes- und Staatsbürgerkunde, Gesundheitslehre und Hygiene, Biologie, Anatomie und Physiologie, allgemeine
Krankheitslehre, spezielle Krankheitslehre
einschließlich diagnostischer, therapeutischer, präventiver und rehabilitativer Maßnahmen in diversen medizinischen Fachgebieten, Arzneimittellehre, Soziologie, Psychologie, Pädagogik und Sonderpädagogik,
handwerkliche und gestalterische Techniken, Bewegungserziehung, Spiel und musi-
sche Gestaltung, Hilfen zur Bewältigung von
Verrichtungen des täglichen Lebens, des
Kranken oder Behinderten, Sprache, Schrifttum, Grundlagen der Arbeitsmedizin, Einführung in die Arbeitswelt, Grundlagen der
Arbeitstherapie und spezielle arbeitstherapeutische Aufgaben. Die praktische Ausbildung führt mit 1.600 Stunden in die Praxis
der Beschäftigungstherapie, mit 560 Stunden in die Praxis der Arbeitstherapie und
mit 160 Stunden in die Begehung verschiedener Betriebe ein.

Voraussetzungen

Zur Ausbildung als Beschäftigungs- und
Arbeitstherapeut wird zugelassen, wer eine
abgeschlossene Realschulbildung nachweisen kann oder eine andere gleichwertige
Ausbildung oder eine nach dem Hauptschulabschluß abgeschlossene Berufsausbildung
von wenigstens zweijähriger Dauer.

Anerkennung von im Ausland
erworbenen Ausbildungen

Europarechtlich wird der Beschäftigungs-
und Arbeitstherapeut genauso behandelt wie
der Physiotherapeut oder Logopäde. Eine
Anerkennung des deutschen Berufs erfolgt
in allen Mitgliedsstaaten der EU nach
Maßgabe der entsprechenden Richtlinien
(☞ 1.8).

Fall 1: Der Masseur und med. Bademeister Franz Fleißig braucht zur Bewältigung der anfallenden Arbeit einen Mitarbeiter. Ein fest angestellter Mitarbeiter ist ihm zu teuer. Daher wählt er zu
seiner Unterstützung einen Praktikanten, den er für ein halbes Jahr zu beschäftigen gedenkt und dann gegen einen anderen Praktikanten austauschen
möchte.
Handelt Fleißig korrekt?

Fall 2: Der Physiotherapeut Konrad
Klein möchte, da seine zukünftige Ehe-
frau Wienerin ist, in Österreich eine
Praxis eröffnen und ohne Unterbre-
chungzeit eine selbständige Tätigkeit
in Wien aufnehmen.
Kann er dies ohne weiteres?

Fall 3: Sabine Sanft hat vor 20 Jahren
das Examen als Krankengymnastin bestanden. Da in anderen europäischen
Ländern für vergleichbare Berufe die
Bezeichnung Physiotherapeut viel be-
kannter ist, möchte sie sich auch Physiotherapeutin nennen.
Darf sie dies?

§ 7 des Berufsgesetzes schreibt zwingend vor, daß die Ausbildung von Praktikanten für den Beruf des Masseurs und med. Bademeisters nur in Krankenhäusern oder vergleichbaren Einrichtungen erfolgen darf, die über eine ausreichende Anzahl von Patienten verfügen, eine ausreichende Anzahl von Masseuren und med. Bademeistern sowie die notwendigen Räumlichkeiten und Einrichtungen besitzen und eine der medizinischen Entwicklung entsprechende apparative Ausstattung vorweisen können. Liegen die Voraussetzungen vor, so wird die zuständige Regierung eine Ausbildungsermächtigung aussprechen. Ohne diese Erlaubnis darf Masseur Fleißig in **Fall 1** keine Praktikanten annehmen. Handelt er gegen dieses Gebot, so wird die durchlaufende Arbeitszeit des „Praktikanten" nicht als Praktikum anerkannt. Der Praktikant muß, um die Berufsbezeichnung Masseur und med. Bademeister zu erwerben, das Praktikum in geeigneten und zugelassenen Einrichtungen nachholen. Der Praxisinhaber muß dem Praktikanten Schadenersatz leisten in Höhe des Verdienstunterschiedes, welchen er als Angestellter hätte erzielen können im Vergleich zum Praktikantengehalt für die Zeit des nicht anerkennungsfähigen Praktikums.

Konrad Klein kann in **Fall 2** nicht ohne weiteres in Wien eine neue Praxis eröffnen. Das Aufnahmeland kann vom Besucher eines anderen Mitgliedslandes der Europäischen Union in diesem Fall den Besuch eines Anpassungslehrgangs oder die Ablegung einer Eignungsprüfung verlangen (☞ 1.8). Zwischen der Republik Österreich und der Bundesrepublik Deutschland wurden die Ausbildungsinhalte als Physiotherapeut verglichen. Das Aufnahmeland Österreich verlangt zusätzlich zur abgeschlossenen Berufsausbildung des Physiotherapeuten noch den Besuch und erfolgreichen Abschluß eines Lehrganges in manueller Lymphdrainage, weil die österreichische Regelausbildung im Gegensatz zur Ausbildung in der Bundesrepublik dieses Fach umfaßt.

Bei dem Wunsch, in einem anderen Mitgliedsstaat der Europäischen Union tätig zu werden, empfiehlt es sich immer, Art und Umfang eines möglicherweise geforderten Anpassungslehrganges zu erfragen.

Das Berufsgesetz gestattet Krankengymnasten mit einer Ausbildung nach altem Recht wie in **Fall 3** die Führung der Berufsbezeichnung Physiotherapeut.

1.3.3 Ausbildungs- und Prüfungsverordnungen

Die Ausbildungs- und Prüfungsverordnungen beschreiben den Ausbildungsweg bis zur Prüfung und sodann die staatliche Prüfung selbst. Außerdem berechtigen sie als Sondervorschrift zum Heilpraktikergesetz den Therapeuten zur Ausübung der Heilkunde (☞ 1.1.3), so daß die Konsequenzen des Heilpraktikergesetzes nicht greifen können.

Prüfung zum Masseur und med. Bademeister

Die staatliche Prüfung ist gegliedert in einen schriftlichen, einen mündlichen und einen praktischen Teil. Bis auf seltene Ausnahmen, die einer Anerkennung bedürfen, muß der Schüler die Prüfung an der Schule ablegen, an welcher er den Lehrgang abgeschlossen hat.

Zulassung

Um zur Prüfung zugelassen zu werden, muß der Prüfling eine Geburtsurkunde oder einen Auszug aus dem Familienbuch der Eltern, bei Verheirateten die Heiratsurkunde oder einen Auszug aus dem für die Ehe geführten Familienbuch vorlegen. Der Besuch des Lehrgangs und der im Ausbildungsweg vorgesehenen Ausbildungsveranstaltung muß durch eine Bescheinigung nachgewiesen werden. Der Prüfling erhält dann in der Regel zwei Wochen vor Prüfungsbeginn die Zulassungsmitteilung.

Berufskunde

Prüfungsausschuß

Für die Prüfung bildet die Schule einen Prüfungsausschuß. Dieser besteht aus einem Medizinalbeamten der zuständigen Behörde oder einem von der zuständigen Behörde mit der Wahrnehmung dieser Aufgabe Beauftragten als Vorsitzenden des Prüfungsausschusses. Er besteht weiter aus einem Beauftragten der Schulverwaltung, wenn die Schule nach den Schulgesetzen des Landes der staatlichen Aufsicht durch die Schulverwaltung untersteht. Weiterhin müssen folgende **Fachprüfer** mitwirken:

- Mindestens ein Arzt
- Mindestens ein an der Schule unterrichtender Masseur und med. Bademeister oder ein Diplommedizinpädagoge oder ein Medizinpädagoge mit einer abgeschlossenen Ausbildung als Physiotherapeut
- Unterrichtskräfte, die den zu prüfenden Fächern entsprechen.

Die zuständige Behörde kann Abweichungen von dieser Besetzung zulassen.

Prüfungsinhalte

Der **schriftliche Teil** der Prüfung erstreckt sich auf die Fächergruppen

- Berufs-, Gesetzes- und Staatskunde
- Psychologie/Pädagogik/Soziologie
- Spezielle Krankheitslehre
- Prävention und Rehabilitation
- Physiologie, klassische Massagetherapie
- Reflexzonentherapie.

Der **mündliche Teil** der Prüfung erstreckt sich auf folgende Fächer:

- Anatomie
- Spezielle Krankheitslehre.

Der **praktische Teil** der Prüfung erfaßt

- Physikalisch-therapeutische Befundtechniken, klassische Massagetherapie, Reflexzonentherapie, Sonderformen der Massagetherapie
- Übungsbehandlungen im Rahmen der Massage und anderer physikalisch-therapeutischer Verfahren, Elektro-, Licht- und Strahlentherapie, Hydro-, Balneo-, Thermo- und Inhalationstherapie.

Bewertung und Wiederholung

Das Benotungssystem geht von *sehr gut, gut, befriedigend, ausreichend, mangelhaft* bis *ungenügend*. Die Prüfung ist **bestanden**, wenn der *schriftliche*, der *mündliche* und der *praktische* Teil bestanden wurde. Der **schriftliche** Teil der Prüfung ist bestanden, wenn jede der beiden Aufsichtsarbeiten *mindestens* mit *ausreichend* benotet wurde; der **mündliche** Teil der Prüfung ist bestanden, wenn jedes Fach *mindestens* mit *ausreichend* benotet wurde. Der **praktische** Teil der Prüfung ist bestanden, wenn jede Fächergruppe des Abs. 1 (physikalisch-therapeutische Befundtechniken, klassische Massagetherapie, Reflexzonentherapie, Sonderformen der Massagetherapie, Übungsbehandlungen in der Massage und anderer physikalisch-therapeutischer Verfahren) mit *ausreichend* und dabei *kein* Fach *schlechter* als *mangelhaft* und die Prüfung nach Abs. 2 (Befunderhebung und Behandlungsvorschlag) mit *mindestens ausreichend* benotet wurde. Die Prüfung ist **bestanden**, wenn im schriftlichen, mündlichen und praktischen Teil wenigstens die Note *ausreichend* erzielt wurde. Der Prüfling kann jede Aufsichtsarbeit der schriftlichen Prüfung und jedes Fach der mündlichen Prüfung sowie in der praktischen Prüfung jede Fächergruppe (siehe oben) einmal wiederholen, wenn er in einem oder mehreren Teilen der Prüfung die Note *mangelhaft* oder *ungenügend* erhalten hat. Die **Wiederholung** ist jedoch erst zulässig, wenn der Prüfling an einer weiteren Ausbildung teilgenommen hat, deren Dauer und Inhalt vom Vorsitzenden des Prüfungsausschusses im Benehmen mit den Fachprüfern bestimmt wird.

Rücktritt

Ein Prüfling kann nach der Zulassung zur Prüfung von dieser zurücktreten, sofern er triftige Gründe hierfür hat und diese dem Vorsitzenden des Prüfungsausschusses schriftlich mitteilt. Den Rücktritt wird der Vorsitzende des Prüfungsausschusses akzeptieren, wenn der Grund triftig ist. Im Falle einer Krankheit kann die Vorlage einer ärztlichen Bescheinigung verlangt werden. Wird der Rücktritt aus zutreffenden Gründen nicht akzeptiert, so gilt die Prüfung als nicht bestanden. Ähnlich wird verfahren, falls ein Prüfling einen Prüfungstermin versäumt und hierfür keinen wichtigen Grund vortragen kann. Der Vorsitzende des Prüfungsausschusses kann auch eine Prüfung als nicht bestanden erklären, wenn der Prüfling die ordnungsgemäße Durchführung der Prüfung erheblich gestört oder sich eines Täuschungsversuchs schuldig gemacht hat. Die Störung muß sofort beanstandet werden. Für die Erklärung bei einem Täuschungsversuchs verbleibt eine Frist von drei Jahren nach Abschluß der Prüfung. Für Mitglieder eines ausländischen Staates gelten Sonderregelungen bez. der für die Zulassung zur Prüfung vorzulegenden Urkunden. Auskunft geben die Regierungspräsidien.

Prüfung zum Physiotherapeuten

Die staatliche Prüfung umfaßt einen schriftlichen, einen mündlichen und einen praktischen Teil. Der Prüfling legt die Prüfung bei der Schule ab, an der die Ausbildung abgeschlossen wurde. Ausnahmen hierfür können zugelassen werden.

Zulassung

Für die Zulassung müssen die gleichen Voraussetzungen erfüllt werden, wie für die Prüfung zum Masseur und med. Bademeister.

Prüfungsausschuß

Bei jeder Schule, die ausbildet, wird ein Prüfungsausschuß gebildet, der folgende Mitglieder hat:
- Ein Medizinalbeamter der zuständigen Behörde oder einen von der zuständigen Behörde mit der Wahrnehmung dieser Aufgabe Beauftragter als Vorsitzender
- Ein Beauftragter der Schulverwaltung, wenn die Schule nach den Schulgesetzen

eines Landes der staatlichen Aufsicht durch die Schulverwaltung untersteht.

Folgende **Fachprüfer müssen mitwirken:**
- Mindestens ein Arzt
- Mindestens ein an der Schule unterrichtender Physiotherapeut oder Krankengymnast oder ein Diplommedizinpädagoge oder Medizinpädagoge mit einer abgeschlossenen Ausbildung als Physiotherapeut
- Unterrichtskräfte, die den zu prüfenden Fächern entsprechen.

Die zuständige Behörde kann Abweichungen von dieser Besetzung zulassen.
Um zur Prüfung zugelassen zu werden, muß der Prüfling eine Geburtsurkunde oder einen Auszug aus dem Familienbuch der Eltern, bei Verheirateten die Heiratsurkunde oder einen Auszug aus dem für die Ehe geführten Familienbuch vorlegen. Der Besuch des Lehrgangs und der im Ausbildungsweg vorgesehenen Ausbildungsveranstaltung muß durch eine Bescheinigung nachgewiesen werden. Der Prüfling erhält dann in der Regel zwei Wochen vor Prüfungsbeginn die Zulassungsmitteilung.

Prüfungsinhalte

Der **schriftliche Teil** der Prüfung erstreckt sich bei der Regelausbildung auf folgende Fächergruppen:
- Berufs-, Gesetzes- und Staatskunde
- Psychologie/Pädagogik/Soziologie
- Angewandte Physik und Biomechanik, Trainingslehre, Bewegungslehre
- Prävention und Rehabilitation, methodische Anwendung der Physiotherapie in den medizinischen Fachgebieten
- Spezielle Krankheitslehre.

Der **mündliche Teil** der Prüfung erstreckt sich auf folgende Fächer:
- Anatomie
- Physiologie
- Spezielle Krankheitslehre.

Der **praktische Teil** der Prüfung erfaßt folgende Fächergruppen:

- Krankengymnastische Befundtechniken (der Prüfling hat mindestens drei spezifische krankengymnastische Behandlungstechniken am Probanden auszuführen und zu erklären)
- Bewegungserziehung (der Prüfling hat eine krankengymnastische Gruppenbehandlung mit mindestens sechs Teilnehmern diagnosebezogen anzuleiten)
- Massagetherapie (der Prüfling hat aufgrund der Vorgaben des Fachprüfers mindestens eine Behandlungstechnik am Probanden auszuführen und zu erklären
- Elektro-, Licht- und Strahlentherapie (der Prüfling hat aufgrund der Vorgaben des Fachprüfers mindestens eine Behandlungstechnik am Probanden auszuführen und zu erklären)
- Hydro-, Balneo-, Thermo- und Inhalationstherapie (der Prüfling hat aufgrund der Vorgaben des Fachprüfers mindestens eine Behandlungstechnik am Probanten auszuführen und zu erklären.

Bewertung, Wiederholung und Rücktritt

Die Prüfung ist **bestanden**, wenn der *schriftliche*, der *mündliche* und der *praktische* Teil der Prüfung bestanden wurde. Der **schriftliche** Teil wurde bestanden, wenn jede der vier Aufsichtsarbeiten *wenigstens* mit *ausreichend* benotet wurde. Der **mündliche** Teil der Prüfung ist bestanden, wenn jedes Fach mit *ausreichend* benotet wurde, und der **praktische** Teil der Prüfung ist bestanden, wenn jede Fächergruppe mit *ausreichend* benotet wurde und dabei *kein* Fach *schlechter* als *mangelhaft* benotet wurde. Für eine Wiederholung der Prüfung oder einen Rücktritt von der Prüfung nach Erteilung der Zulassung gelten die gleichen Bestimmungen wie bei der Prüfung zum Masseur und med. Bademeister.

Prüfung zum Logopäden

Die staatliche Prüfung umfaßt einen schriftlichen, einen mündlichen und einen praktischen Teil. Der Prüfling legt die Prüfung vor dem Prüfungsausschuß bei der Schule ab, an der er die Ausbildung abgeschlossen hat. Ausnahmen hierfür können zugelassen werden.

Zulassung

Um zur Prüfung zugelassen zu werden, muß der Prüfling eine Geburtsurkunde oder einen Auszug aus dem Familienbuch der Eltern, bei Verheirateten auch die Heiratsurkunde oder einen Auszug aus dem für die Ehe geführten Familienbuch vorlegen. Die Teilnahme an dem dreijährigen Lehrgang muß durch eine Bescheinigung nachgewiesen werden. Es muß auch eine Bestätigung vorliegen, daß die Ausbildung nicht über die vom Gesetz festgelegten Fehlzeiten unterbrochen wurde.

Der Prüfling hat weiterhin nachzuweisen, daß er eine Ausbildung in erster Hilfe absolviert hat. Mindestvoraussetzungen hierzu sind ein 16stündiger theoretischer Unterricht. Ausbildungsbescheinigungen dieser Art werden u.a. erteilt durch den Arbeiter-Samariterbund Deutschland e.V., das Deutsche Rote Kreuz, die Johanniter Unfallhilfe und den Malteser-Hilfsdienst e.V. Die Zulassung und die Prüfungstermine sollen dem Prüfling spätestens zwei Wochen vor Prüfungsbeginn schriftlich mitgeteilt werden.

Prüfungsausschuß

An jeder Schule, die ausbildet, wird ein Prüfungsausschuß gebildet, der folgende Mitglieder hat:

- Einen Medizinalbeamten als Vorsitzenden
- Einen Beauftragten der Schulverwaltung, wenn die Schule nach den Schulgesetzen eines Landes der staatlichen Aufsicht durch die Schulverwaltung untersteht.

Folgende Fachprüfer müssen mitwirken:
- Ein an der Schule unterrichtender Arzt
- Mindestens ein an der Schule unterrichtender Logopäde
- Weitere an der Schule tätige Lehrkräfte.

Die zuständige Behörde kann Abweichungen von dieser Besetzung zulassen.

Prüfungsinhalte

Der **schriftliche Teil** der Prüfung erstreckt sich auf folgende Fächer:
- Logopädie
- Phoniatrie einschließlich Hals-, Nasen-, Ohrenheilkunde
- Audiologie und Pädaudiologie
- Neurologie und Psychiatrie
- Berufs-, Gesetzes- und Staatsbürgerkunde.

Der **mündliche Teil** der Prüfung erstreckt sich auf folgende Fächer:
- Logopädie
- Phoniatrie einschließlich Hals-, Nasen-, Ohrenheilkunde
- Pädagogik und Sonderpädagogik
- Psychologie und klinische Psychologie
- Phonetik und Linguistik.

Kenntnisse in Anatomie und Physiologie sollen in die Prüfung mit einbezogen werden. Die Prüflinge werden einzeln oder in Gruppen bis zu fünf Personen geprüft. In einem Fach soll die Prüfung nicht länger als 20 Minuten dauern.

Der **praktische Teil** der Prüfung erstreckt sich auf folgende Aufgaben:
- Der Prüfling hat an einem Patienten oder an einer Gruppe von solchen die Anamnese und den Befund zu erheben und einen Behandlungsplan mit den dazugehörigen Erörterungen und Begründungen unter Einbeziehung der sozialen, psychischen, beruflichen und familiären Situation aufzustellen. Der Patient oder eine Gruppe von solchen werden vom Prüfling bis zum praktischen Teil der Prüfung behandelt. Während des praktischen Teils der Prüfung hat der Prüfling eine Behandlung durchzuführen

- Der Prüfling hat an einem ihm unbekannten Patienten oder einer Gruppe von solchen eine Behandlung durchzuführen. Das phoniatrisch-logopädische Krankenblatt ist ihm zwei Stunden vor der Prüfungsbehandlung zur Kenntnis zu geben.

Bewertung und Wiederholung

Das Benotungssystem geht von *sehr gut, gut, befriedigend, ausreichend, mangelhaft* bis *ungenügend*. Die Prüfung ist **bestanden**, wenn der *schriftliche*, der *mündliche* und der *praktische* Teil der Prüfung mit mindestens *ausreichend* benotet wurde. Jeder Teil der Prüfung kann zweimal **wiederholt** werden, wenn der Prüfling die Note *mangelhaft* oder *ungenügend* erhalten hat. Hat der Prüfling alle Teile der Prüfung zu wiederholen, so darf er zur Prüfung nur zugelassen werden, wenn er an einer weiteren Ausbildung teilgenommen hat, deren Dauer und Inhalt vom Vorsitzenden des Prüfungsausschusses bestimmt wird. Die Wiederholungsprüfung muß spätestens zwölf Monate nach der letzten Prüfung abgeschlossen sein. Ausnahmen kann die zuständige Behörde in begründeten Fällen erlassen.

Rücktritt

Ein Prüfling kann nach der Zulassung zur Prüfung von dieser zurücktreten, sofern er triftige Gründe hierfür hat und dem Vorsitzenden des Prüfungsausschusses diese schriftlich mitteilt. Den Rücktritt wird der Vorsitzende des Prüfungsausschusses akzeptieren, wenn der Grund triftig ist. Im Fall einer Krankheit kann die Vorlage einer ärztlichen Bescheinigung verlangt werden. Wird der Rücktritt aus zutreffenden Gründen nicht akzeptiert, so gilt die Prüfung als nicht bestanden. Ähnlich wird verfahren, falls ein Prüfling einen Prüfungstermin versäumt und hierfür keinen wichtigen Grund vortragen kann. Der Vorsitzende des Prüfungsausschusses kann auch eine Prüfung als nicht bestanden erklären, wenn der Prüfling die ordnungsgemäße Durchführung der Prüfung erheblich gestört hat oder sich

Berufskunde

eines Täuschungsversuchs schuldig gemacht hat. Eine Erklärung nach diesen Gründen, die Prüfung nicht bestanden zu haben, kann jedoch nur innerhalb von drei Jahren nach Abschluß der Prüfung erfolgen.

Prüfung zum Beschäftigungs- und Arbeitstherapeuten

Die staatliche Prüfung umfaßt einen schriftlichen und einen praktischen Teil. Der Prüfling legt die Prüfung vor dem Prüfungsausschuß bei der Schule ab, an der er die Ausbildung abgeschlossen hat. Die zuständige Behörde, in deren Bereich die Prüfung oder ein Teil der Prüfung abgelegt werden soll, kann aus wichtigem Grund Ausnahmen zulassen. Die Vorsitzenden der beteiligten Prüfungsausschüsse sind vorher zu hören.

Zulassung

Um zur Prüfung zugelassen zu werden, muß der Prüfling einen Geburtsschein oder eine Geburtsurkunde und ggf. eine Heiratsurkunde, eine Bescheinigung über die Teilnahme an der vorgeschriebenen Ausbildungsveranstaltung, eine Bescheinigung der Schule, daß keine über das erlaubte Maß hinausgehenden Fehlzeiten vorgelegen haben und einen Nachweis über die Ausbildung in erster Hilfe, durch die in mindestens 16 Stunden theoretisches und praktisches Wissen vermittelt wurde, vorlegen. Als ein solcher Nachweis gilt insbesondere eine Bescheinigung des Arbeiter-Samariter-Bundes Deutschland e.V., des Deutschen Roten Kreuzes, der Johanniter-Unfallhilfe oder des Malteser-Hilfsdienstes e.V.

Prüfungsausschuß

Bei jeder Schule, die ausbildet, wird ein Prüfungsausschuß gebildet, der folgende Mitglieder hat:
- Einen Medizinalbeamten als Vorsitzenden
- Einen Beauftragten der Schulverwaltung, wenn die Schule nach den Schulgesetzen eines Landes der staatlichen Aufsicht durch die Schulverwaltung untersteht.

Weiterhin müssen folgende Fachprüfer mitwirken:
- Ein an der Schule unterrichtender Arzt
- Mindestens ein an der Schule unterrichtender Beschäftigungs- und Arbeitstherapeut
- Weitere an der Schule tätige Lehrkräfte
- Der Leiter der Schule.

Die zuständige Behörde kann Abweichungen von dieser Besetzung zulassen.

Prüfungsinhalte

- Der schriftliche Teil der Prüfung erstreckt sich auf alle Fächer, die in der Anlage 4 Nr. 1.1 der Prüfungsordnung benannt sind. Dabei handelt es sich um die Fächer Biologie, Anatomie und Physiologie, allgemeine Krankheitslehre, spezielle Krankheitslehre, Soziologie, Psychologie, Pädagogik und Sonderpädagogik, Berufs-, Staatsbürger- und Gesetzeskunde, Grundlagen der Arbeitsmedizin, Grundlagen der Arbeitstherapie. Die Aufsichtsarbeiten betreffen die folgenden Fächergruppen:
- Biologie, Anatomie und Physiologie
  - Allgemeine Krankheitslehre
  - Spezielle Krankheitslehre
- Soziologie
  - Psychologie
  - Pädagogik und Sonderpädagogik
- Grundlagen der Arbeitsmedizin
  - Grundlagen der Arbeitstherapie
- Berufs-, Staatsbürger- und Gesetzeskunde.

Die Aufsichtsarbeiten dauern für die erste Fächergruppe vier, für die zweite Fächergruppe drei und für die dritte Fächergruppe zwei Stunden und sind an mindestens zwei, höchstens drei aufeinanderfolgenden Tagen zu erledigen. Die Aufsichtsführenden werden vom Vorsitzenden des Prüfungsausschusses bestellt.

Der **praktische** Teil der Prüfung erstreckt sich auf Fächer, die der Ausbildungs- und Prüfungsverordnung als Anlage 4 Nr. 2 beigefügt sind. Dies sind:

- Handwerkliche und gestalterische Techniken
- Angewandte Beschäftigungs- und angewandte Arbeitstherapie.

In dem Fach **handwerkliche und gestalterische Techniken** hat der Prüfling ein von ihm unter Aufsicht gefertigtes Werkstück vorzulegen und dabei unter Darlegung seines Planes für den Arbeitsvorgang zu beschreiben, in welcher Weise und mit welcher Zielsetzung Behinderte verschiedener Gruppen und gerade bei der Herstellung von Werkstücken der gleichen Art Aktivitäten entwickeln können.

In dem Prüfungsfach **angewandte Beschäftigungs- und angewandte Arbeitstherapie** hat der Prüfling an einem ihm bekannten Patienten oder an einer Gruppe von solchen die Anwendung der **Beschäftigungstherapie** vorzuführen. Er hat einen schriftlichen Bericht über den beschäftigungstherapeutischen Behandlungsplan und die Durchführung der Behandlungen vorzulegen. In der **Arbeitstherapie** hat der Prüfling die Lern- und Leistungsfähigkeit eines oder mehrerer Patienten einschließlich der zur Feststellung angewandten Methoden darzulegen und in einem schriftlichen Bericht die Möglichkeit der späteren Vermittlung in den Arbeitsprozeß aufzuzeigen.

Die Aufgaben für die Prüfung in dem Fach handwerkliche und gestalterische Techniken und die Zeiträume für die Herstellung der Werkstücke, die angemessen festzusetzen sind, werden jeweils für eine Gruppe von Prüflingen vom Vorsitzenden des Prüfungsausschusses im Benehmen mit dem Leiter der Schule bestimmt. Der Prüfling wählt seine Aufgabe durch Ziehung eines Loses.

Die Auswahl der Patienten für das Fach angewandte Beschäftigungs- und angewandte Arbeitstherapie erfolgt durch den Leiter der Schule im Einvernehmen mit einem dem Prüfungsausschuß angehörenden Beschäftigungs- und Arbeitstherapeuten. Die Patienten sind dem Prüfling mehrere Tage vor der Prüfung und so rechtzeitig zuzuweisen, daß ihm genügend Zeit für seine Arbeiten zur Verfügung steht. Der praktische Teil der Prüfung soll für den einzelnen Prüfling in 16 Stunden erledigt sein. Dabei wird die Zeit für die Fertigung des Werkstückes und die Einarbeitung des schriftlichen Berichtes nicht mitberechnet. Eine gesonderte **mündliche** Prüfung gibt es nicht.

Bewertung und Wiederholung

Das Benotungssystem geht von *sehr gut, gut, befriedigend, ausreichend, mangelhaft* bis *ungenügend*. Die Prüfung ist **bestanden**, wenn beide Prüfungsteile bestanden sind. Die schriftliche Prüfung ist bestanden, wenn die Noten für die einzelnen Aufsichtsarbeiten mindestens *ausreichend* sind. Der praktische Teil der Prüfung ist bestanden, wenn die Prüfungsleistung in jedem Fach *ausreichend* ist. Jedes Fach in der Aufsichtsarbeit und jedes Fach der praktischen Prüfung kann zweimal **wiederholt** werden, wenn der Prüfling die Note *mangelhaft* oder *ungenügend* erhalten hat. Hat der Prüfling alle Aufsichtsarbeiten und alle Fächer der praktischen Prüfung zu wiederholen, so darf er zur Prüfung nur zugelassen werden, wenn er an einer weiteren Ausbildung teilgenommen hat, deren Dauer und Inhalt vom Vorsitzenden des Prüfungsausschusses bestimmt werden. Die Dauer der weiteren Ausbildung darf ein halbes Jahr nicht überschreiten. Die Wiederholungsprüfung muß spätestens 12 Monate nach der letzten Prüfung abgeschlossen sein. Ausnahmen kann die zuständige Behörde in begründeten Fällen zulassen.

Rücktritt

Für den Rücktritt von der Prüfung gelten die gleichen Regelungen wie für die Prüfung zum Logopäden.

1.3.4 Rechtsstellung der Berufs-fachschulen

Private und öffentliche Schulen

Das gesamte Schulwesen steht unter der Aufsicht des Staates (Artikel 7 GG). Das Recht zur Errichtung von privaten Schulen wird gewährleistet. Private Schulen als Ersatz für öffentliche Schulen bedürfen jedoch der Genehmigung des Staates und unterstehen den Landesgesetzen. Die Genehmigung ist zu erteilen, wenn die privaten Schulen in ihren Lehrzielen und Einrichtungen sowie in der wissenschaftlichen Ausbildung ihrer Lehrkräfte nicht hinter den öffentlichen Schulen zurückstehen und eine Sonderung der Schüler nach den Besitzverhältnissen der Eltern nicht gefördert wird. Die Genehmigung ist zu versagen, wenn die wirtschaftliche und rechtliche Stellung der Lehrkräfte nicht genügend gesichert ist (Artikel 7 Abs. 4 GG). Das Grundgesetz unterscheidet bei den privaten Schulen Ersatzschulen und Ergänzungsschulen.

Ersatzschulen sind Schulen, die als private Einrichtungen neben den öffentlich rechtlichen Einrichtungen existieren und das Wissen vermitteln, das auch in öffentlichen Einrichtungen vermittelt wird. **Ergänzungsschulen** sind solche Privatschulen, für die es keine vergleichbaren öffentlich-rechtlichen Einrichtungen gibt.

Berufsfachschulen für Therapeuten sind teils öffentliche, teils private Schulen. Die privaten Schulen sind Ersatzschulen. Die Privatschulfreiheit ist nicht nur auf die Einrichtung, sondern auch auf den Betrieb der Schule ausgedehnt. Die Folge ist, daß private Schulen weder durch Bundes- noch durch Landesgesetze oder durch Maßnahmen der Verwaltung über die in Artikel 7 GG ausgesprochene Grenze beschränkt werden können, wohl aber infolge der Schulaufsicht einer Regelung unterliegen.

Schulrecht

Artikel 7 Grundgesetz entsprechend unterliegen auch die privaten Schulen einer Schulaufsicht. Zulässiger Inhalt der Schulaufsicht – auch bei Privatschulen – ist die Fachaufsicht über die Unterrichtsarbeit der Schulen und ihrer Lehrer. Die Schulaufsichtsbehörde wacht darüber, daß der Unterricht den vorgegebenen Ausbildungs- und Prüfungsverordnungen sowohl inhaltlich, als auch methodisch entspricht. Die Schulaufsicht selbst ist Aufgabe der Länder. Die Aufsicht ist Rechtsaufsicht und Dienstaufsicht über die Lehrer. Die Rechtsaufsicht erstreckt sich auf den Gestaltungsraum, den die Schulleiter für ihre privaten Anstalten auswählen können. Die Dienstaufsicht gegenüber dem Lehrkörper überwacht die Tätigkeit von deren Mitgliedern im Hinblick auf den von der Schule gewählten Ausbildungs- und Erziehungserfolg.

Das Schulrecht ist im übrigen landesrechtlich geregelt. In Bayern beispielsweise bestimmt das Bayerische Gesetz über das Erziehungs- und Unterrichtswesen vom 07.07.1994, daß *„die Schulen .. den in der Verfassung verankerten Bildungs- und Erziehungsauftrag zu verwirklichen (haben). Sie sollen Wissen und Können vermitteln sowie Geist und Körper, Herz und Charakter bilden."* Dieser Grundsatz besteht über dem Recht der öffentlichen Schulen und dem der privaten Unterrichtseinrichtungen. Private Unterrichtseinrichtungen im genannten Bundesland sind Schulen, die den ihren Bildungs- und Erziehungszielen öffentlichen, im Freistaat Bayern vorhandenen oder vorgesehenen Schulen entsprechen (Artikel 91 Schulrecht). Das Landesgesetz gibt dem zuständigen Staatsministerium die Möglichkeit, durch Rechtsverordnung den Schulbetrieb und die inneren Schulverhältnisse an öffentlichen Schulen in Schulordnungen zu regeln. Auf diese Art wurde in Bayern im Bereich der Berufsfachschulen die Schulordnung für die Berufsfachschulen für Beschäftigungs- und Arbeitstherapie, Physiotherapie, Logopädie, Massage und Orthopetik

(Berufsschulordnung nichtärztlicher Heilberufe – BFSOHeilB – vom 18.01.1993) geschaffen. In anderen Ländern wurde vergleichbar verfahren. Nach bayerischem Recht ist eine Berufsfachschule eine Schule, die, ohne Berufsausbildung vorauszusetzen, der Berufsvorbereitung auf eine Berufstätigkeit oder der Berufsausbildung dient und die Allgemeinbildung fördert.

1.3.5 Weiterbildung vom Masseur und med. Bademeister zum Physiotherapeuten

Möglichkeiten zur Ausbildungsverkürzung

Der Gesetzgeber hat im Gesetz über die Berufe in der Physiotherapie (Masseur- und Physiotherapeutengesetz – MPhG) für Absolventen des zweijährigen Massagelehrgangs, sowie für Masseure und med. Bademeister nach altem Berufsrecht unterschiedliche Verkürzungsmöglichkeiten bei der Ausbildung zum Physiotherapeuten geschaffen. Personen, die den Lehrgang für Masseure und med. Bademeister erfolgreich abgeschlossen haben, wird auf Antrag die Ausbildung zum Physiotherapeuten verkürzt auf 18 Monate oder, bei Ausbildung in Teilzeitform, auf 2.100 Stunden. Gleiches gilt für Masseure und med. Bademeister, die nach dem alten Berufsgesetz diese Berufsbezeichnung erhalten haben.

Personen aus diesem alten Rechtskreis, die bereits auf eine fünfjährige Tätigkeit in ihrem Beruf zurückblicken können, wird auf Antrag eine weitere Verkürzung auf 12 Monate oder bei Ausbildung in Teilzeitform auf 1.400 Stunden gewährt. Auf diesen verkürzten Lehrgang können wiederum auf Antrag Fort- und Weiterbildungsmaßnahmen im Umfang ihrer Gleichwertigkeit um höchstens drei Monate oder 350 Stunden angerechnet werden. Die Verkürzung auf 12 Monate oder 1.400 Stunden müßte auch

folgenden Personen offenstehen, die nach neuem Berufsrecht eine Ausbildung zum Masseur und med. Bademeister erfolgreich abgeschlossen haben und fünf Jahre in ihrem Beruf tätig waren. Außer der Regelausbildung bestehen also Verkürzungsmöglichkeiten:

- Auf 18 Monate oder 2.100 Stunden
- Auf 12 Monate oder 1.400 Stunden
- Auf maximal neun Monate oder 1.050 Stunden.

Entsprechend dieser Ausbildungsverkürzungsmöglichkeit verändert sich auch der Inhalt der staatlichen Prüfung.

Prüfung

Personen, die den Lehrgang als Masseur und med. Bademeister erfolgreich abgeschlossen haben und Masseure, die die Berufsbezeichnung nach altem Berufsrecht führen dürfen, haben sich bei einer Fortbildung zum Physiotherapeuten auch einer schriftlichen, einer mündlichen und einer praktischen Prüfung zu unterziehen.

Die **schriftliche Prüfung** umfaßt:
- Angewandte Physik und Biomechanik, Trainingslehre, Bewegungslehre
- Methodische Anwendung der Physiotherapie in medizinischen Fachgebieten.

Die **mündliche Prüfung** umfaßt:
- Anatomie
- Physiologie
- Spezielle Krankheitslehre.

Der **praktische Teil** der Prüfung erstreckt sich auf die Fächergruppen:
- Krankengymnastische Behandlungstechniken (☞ 1.3.3)
- Methodische Anwendung der Physiotherapie in den medizinischen Fachgebieten.

Masseure und med. Bademeister mit wenigstens fünfjähriger Tätigkeit in diesem Beruf haben eine schriftliche, eine mündliche und praktische Prüfung abzulegen.

Der schriftliche Teil der Prüfung erstreckt sich auf das Fach Methodische Anwendung der Physiotherapie in den medizinischen

Fachgebieten, der mündliche und praktische Teil der Prüfung umfaßt dieselbe Gebiete wie bei der Prüfung vorgenannter Personen.

Für Personen, die noch einmal verkürzen können, bleibt die Prüfung im vorgenannten Umfang.

1.4 Möglichkeiten der beruflichen Betätigung

In diesem Abschnitt sollen die Betätigungsformen dargestellt werden. Die Berufsinhalte werden geprägt durch die Inhalte der Ausbildung. Sie werden erweitert durch berufliche Weiterbildung. Es soll aufgezeigt werden, wie der Masseur und med. Bademeister, Physiotherapeut, Ergotherapeut oder Logopäde sein Können und Wissen an seinen Leistungsempfänger abgibt.

1.4.1 Zugehörigkeit zu den freien Berufen

Masseure und med. Bademeister, Physiotherapeuten, Logopäden und Ergotherapeuten sind Mitglieder der freien Berufe. Freiberufler gab es bereits im römischen Recht. Es waren die „artes liberales", frei geborene römische Staatsangehörige, die geistige, wissenschaftliche und künstlerische Tätigkeiten ausübten. Für den freien Beruf gibt es keine exakte Definition. In unterschiedlichen Ländern zählen auch z.T. unterschiedliche Berufe zu dem Kreis der freien Berufe.

Merkmale der freien Berufe
Wenn auch eine gültige Definition nicht vorliegt, so können doch Merkmale aufgezeigt werden, die den freien Beruf prägen. Die berufswirtschaftliche Forschung des Instituts für freie Berufe in Nürnberg benannte nachfolgende Merkmale als Kriterien der

Freiberuflichkeit (Institut für freie Berufe, freie Berufe in Europa):
- Freiberufler erbringen ideelle Leistungen und Dienste, auch wenn sie sich dabei materieller Vorleistungen und materieller Verrichtungen bedienen
- Gegenstand ihrer Dienstleistungen sind ideelle Güter von hohem individuellem und/oder Gemeinschaftswert
- Freiberufler erbringen individuelle Leistungen und Dienste
- Freiberufliche Leistungen werden in eigener Person und Verantwortlichkeit erbracht
- Freiberufliche Leistungen werden in Unabhängigkeit von Weisungen erbracht
- Die Leistungen der freien Berufe beruhen auf hoher beruflicher Qualifikation und Kompetenz
- Die Leistungen der freien Berufe müssen hohem, am jeweiligen Stand der wissenschaftlichen Erkenntnisse orientiertem, überwiegend korporativ kontrolliertem Leistungsstandard entsprechen
- Freie Berufe stehen in einem dualen, häufig auf Dauer angelegten, psychosozialen Vertrauensverhältnis zu ihrem Patienten, Klienten oder Mandanten
- Dieses Vertrauensverhältnis gründet sich auf einer freien Wahl des Patienten, Klienten oder Mandanten
- Der freie Beruf wird in der Regel in wirtschaftlicher Selbständigkeit erbracht und unterliegt voll dem unternehmerischen Risiko.

Rechtliche Stellung der freien Berufe
Freie Berufe sind in § 18 *Einkommensteuergesetz (EStG)* genannt. Neben dem Arzt, Architekten und Rechtsanwalt ist dort der Krankengymnast namentlich erwähnt. Die Liste der in § 18 EStG genannten Berufe ist nicht abgeschlossen. Weitere Berufe kommen hinzu und werden durch Literatur und Rechtsprechung anerkannt. So kamen auch der Masseur und med. Bademeister, der Logopäde und Beschäftigungs- und Arbeitstherapeut zum Kreis der freien Berufe.

Freiberufler bleiben natürlich nur in diesem Status, wenn sie den erlernten Beruf ausüben. Ein Masseur und med. Bademeister, der medizinische Bücher verkauft, ist Gewerbetreibender.

Weil Verantwortung gegenüber dem Patienten, Klienten oder Auftraggeber, Vertrauen auf Seite des Leistungsempfängers im Vordergrund stehen und wirtschaftliche Aspekte bei der Berufsausübung zurücktreten, hat der Gesetzgeber für die „Freiberufler" einige Begünstigungen gegenüber Gewerbetreibenden im Gesetz verankert. Die Mitglieder der freien Berufe ermitteln den zu versteuernden Gewinn durch eine einfache Einnahmen-Überschuß-Rechnung. Die Einnahmen werden den betriebsbedingten Ausgaben gegenübergestellt und der Differenzbetrag ist der Gewinn (bei höheren Ausgaben der Verlust). Der Gewerbetreibende muß durch eine Bilanz einen Vermögensvergleich seines Betriebsvermögens am Ende eines Jahres im Vergleich zum Jahresanfang machen, eine ungleich schwerere Aufgabe. Ein Freiberufler zahlt keine Gewerbesteuer, diese ist den Gewerbetreibenden vorbehalten.

> **Fall 1:** Masseur und med. Bademeister Hans Huber denkt daran, seinen Umsatz zu steigern und bietet neben seinen therapeutischen Leistungen auch popularwissenschaftliche medizinische Bücher zum Verkauf an.
> Ist er nun Freiberufler oder Gewerbetreibender?
>
> **Fall 2:** Die Physiotherapeutin Maria Meier besitzt schriftstellerische Begabung und schreibt in ihrer Freizeit Romane. Sie arbeitet auch bei Fachverlagen mit. Die Nebentätigkeiten erbringen Honorar.
> Zählt Frau Meier zu den Mitgliedern der freien Berufe oder ist sie Gewerbetreibende?

Herr Huber im **Fall 1** ist insgesamt Gewerbetreibender, wenn die Tätigkeiten als Masseur und Verkäufer von Fachbüchern untrennbar miteinander vermengt werden. Das kann sowohl durch eine rein räumliche Überlappung oder Deckung der Tätigkeitsbereiche geschehen oder durch eine buchhalterische. Sind die Tätigkeitskreise jedoch getrennt, so bleibt er bez. seiner therapeutischen Tätigkeit Freiberufler. Daneben ist er im Verkaufsbereich Gewerbetreibender.

Frau Meier übt im **Fall 2** verschiedene freiberufliche Tätigkeiten aus. Die Therapieabgabe ist eine Tätigkeit im freien Beruf wie auch die schriftstellerische Tätigkeit, sei es nun, daß Romane oder Facharartikel geschrieben werden.

1.4.2 Angestellte und freie Mitarbeiter

Angestellte

Eines der Kriterien des freien Berufs ist, daß dieser in der Regel in wirtschaftlicher Selbständigkeit erbracht wird und voll dem unternehmerischen Risiko unterliegt (☞ 1.4.1). Ein **Angestellter** ist nicht selbständig tätig und trägt kein unternehmerisches Risiko (wenngleich er auch ein Einkommensrisiko hat). In aller Regel wird ein freier Beruf nicht in angestellter Tätigkeit verwirklicht. Mitglieder der freien Berufe können jedoch Angestellte beschäftigen, ohne daß sie ihren Status gefährden. Dies gewährleistet § 18 Einkommensteuergesetz (EStG): *„Ein Angehöriger eines freien Berufs im Sinne der Sätze 1 und 2 ist auch dann freiberuflich tätig, wenn er sich der Mithilfe fachlich vorgebildeter Arbeitskräfte bedient; Voraussetzung ist, daß er aufgrund eigener Fachkenntnisse leitend und eigenverantwortlich tätig wird."*

Unter den Mitgliedern der medizinischen Fachberufe kann es also selbständige und angestellte Masseure und med. Bademeister und Physiotherapeuten, Logopäden und Beschäftigungs- und Arbeitstherapeuten geben. Angestellte sind weisungsabhängig und müssen den Anordnungen des Praxisinhabers oder Chefs Folge leisten. Sie sind vielfältig geschützt durch gesetzliche Vorschriften des Mutterschutzgesetzes, des Lohnfortzahlungsgesetzes (im Krankheitsfall), des Bundesurlaubsgesetzes, etc. Im Fall einer Kündigung gibt es ein breit gefächertes Kündigungsschutzrecht und, falls doch eine Kündigung zur Arbeitslosigkeit führt, wird der Angestellte von einem dichten sozialen Netz aufgefangen (☞ 5.4.1).

Freie Mitarbeiter

Zwischen den Angestellten und Selbständigen befindet sich der **freie Mitarbeiter,** der aus rechtlicher Betrachtung selbständig ist. Der freie Mitarbeiter arbeitet selbständig in einem anderen Unternehmen und ist sozusagen Subunternehmer. Da er selbständig ist, muß er alle Aufgaben eines Selbständigen erfüllen:

• Anmeldung zur Einkommensteuerveranlagung
• Pflichtversicherungsbeiträge zur Sozialversicherung (als Selbständiger ohne versicherungspflichtige Mitarbeiter)
• Anmeldung zur Berufsgenossenschaft, etc.

Wirtschaftlich betrachtet nimmt der freie Mitarbeiter eine Art Mittelstellung zwischen Unternehmer und Angestelltem ein. Das Unternehmerrisiko ist verringert. Der unternehmerische Kapitaleinsatz ist kleiner, und die Arbeitszeitgestaltung ist frei wie bei jedem Selbständigen. Weisungsabhängigkeit besteht nicht. Der freie Mitarbeiter erscheint eine ideale Betätigungsmöglichkeit für Personen zu sein, die aufgrund von Erziehungs- oder Betreuungsaufgaben weniger Zeit als Vollzeitbeschäftigte zur Erbringung beruflicher Betätigung haben.

Es ist jedoch bei der Begründung von Mitarbeit durch freie Mitarbeiter Vorsicht geboten. Wenn auch das Bundessozialgericht festgestellt hat, daß es unter den Berufen der medizinischen Facharbeiter den freien Mitarbeiter durchaus gibt, so wird ein solches Verhältnis von Zusammenarbeit nicht begründet durch einen bestimmten Vertrag, welcher zwischen Praxisinhaber und „freiem Mitarbeiter" abgeschlossen wird, sondern von den Merkmalen, die die tatsächliche Tätigkeit des „freien Mitarbeiters" prägen. Die Tätigkeitsmerkmale bestimmen, ob jemand „freier Mitarbeiter" oder in Wirklichkeit ein sozialversicherungspflichtiger Angestellter ist.

Tätigkeitsmerkmale des Angestellten und des freien Mitarbeiters

Der „freie Mitarbeiter" ist sozialversicherungsfrei, wenn er selbst sozialversicherungspflichtige Mitarbeiter beschäftigt (was jedoch nicht die Regel ist), der Angestellte in aller Regel jedoch sozialversicherungspflichtig. In erster Linie prägt nicht der Vertrag zwischen dem Praxisinhaber und dem Mitarbeiter die Rechtsnatur der Mitarbeit. Das deutsche Sozialversicherungsrecht gehört dem öffentlichen Recht an und ist daher willkürlicher Vertragsgestaltung entzogen (☞ 4.2.4). Dies ergibt sich aus dem Zwangscharakter der Sozialversicherung, welche es den vertragsschließenden Parteien grundsätzlich untersagt, über Versicherungsbeitragspflicht zu paktieren. Gleiches gilt natürlich für das Steuerrecht, welches auch zwischen abhängig Beschäftigtem und Selbständigem unterscheidet.

Trotz der Bezeichnung eines Mitarbeiterverhältnisses als „freier Mitarbeiter" sprechen für angestellte Tätigkeit folgende in Nr. 67 der Lohnsteuerrichtlinien aufgezählte Merkmale:

• Persönliche Abhängigkeit
• Weisungsgebundenheit hinsichtlich Ort, Zeit und Inhalt der Tätigkeit
• Feste Arbeitszeiten
• Ausübung der Tätigkeit gleichbleibend an einem bestimmten Ort
• Feste Bezüge
• Urlaubsanspruch
• Anspruch auf sonstige Sozialleistungen
• Fortzahlung der Bezüge im Krankheitsfall

- Überstundenvergütung
- Zeitlicher Umfang der Dienstleistungen
- Unselbständigkeit in Organisation und Durchführung der Tätigkeit
- Kein Unternehmerrisiko
- Keine Unternehmerinitiative
- Kein Kapitaleinsatz
- Keine Pflicht zur Beschaffung von Arbeitsmitteln
- Notwendigkeit der engen ständigen Zusammenarbeit mit anderen Mitarbeitern
- Eingliederung in den Betrieb
- Schulden der Arbeitskraft und nicht eines Arbeitserfolgs
- Ausführung von einfachen Tätigkeiten, bei denen eine Weisungsabhängigkeit die Regel ist.

Die Bundesversicherungsanstalt für Angestellte fügt dieser Auflistung noch einige Merkmale hinzu:
- Tätigkeit für nur einen Auftraggeber
- keine eigenen Patienten.

Bei der Aufnahme eines Mitarbeiters in einen Praxisbetrieb sollte sehr sorgfältig beobachtet werden, ob die tatsächlichen Umstände der Zusammenarbeit eher für ein Angestelltenverhältnis oder freie Mitarbeit sprechen. Qualifiziert ein Praxisinhaber ein Angestelltenverhältnis als freie Mitarbeit, so kann dies zu einer nachträglichen Verpflichtung zu Sozialversicherungsbeiträgen in einem Veranlagungszeitraum von vier Jahren führen.

1.4.3 Selbständige Betätigung allein oder mit anderen

Die klassische Arbeitsform eines Mitgliedes der freien Berufe ist die selbständige Betätigung im Beruf. Großer Arbeitsanfall, Wunsch nach Vertretung im Krankheitsfall oder während des Urlaubs und andere Gründe können zu einer Zusammenarbeit mit Berufskollegen oder Trägern anderer medizinischer Fachberufe führen. Es entsteht eine Gesellschaft, die im Steuerrecht Mitunternehmerschaftgenannt wird und die den beteiligten Mitunternehmern gemeinsame Pflichten auferlegt, die mit den Pflichten eines Selbständigen identisch sind.

Die Aufnahme der Tätigkeit muß dem zuständigen Finanzamt bekanntgegeben werden, und nach Aufnahme der Tätigkeit muß eine zeitnahe, lückenlose, korrekte Buchführung angelegt werden, die zum Jahresultimo eine überprüfbare Gewinnermittlung und Einkommensteuererklärung ermöglicht. Mitteilungen an die Sozialversicherungsbehörden, an die Berufsgenossenschaft und die Gesundheitsbehörden haben zu erfolgen.

Gesellschaftsformen

Der Wunsch nach Zusammenarbeit sagt noch nichts darüber aus, in welcher Form die Zusammenarbeit erfolgen soll. Wenn zwei oder mehrere Personen zusammenarbeiten, kann dies nur in der Form einer Gesellschaft geschehen. Es gibt aber unterschiedliche Gesellschaftsformen, die unterschiedlichen Betätigungszwecken dienen sollen. Für die medizinischen Fachberufe sind kaufmännische Zusammenarbeitsformen ungeeignet. In Frage kommen nur die **Gesellschaft des bürgerlichen Rechts** nach den §§ 705 ff. des Bürgerlichen Gesetzbuches (BGB), die **Partnerschaftsgesellschaft** nach den Regeln des Partnerschaftsgesellschaftsgesetzes und die **Gesellschaft mit beschränkter Haftung** nach dem GmbH-Gesetz.

Gesellschaft mit beschränkter Haftung (GmbH)

Die GmbH ist geprägt durch eine Beschränkung der Haftung auf das vorhandene Gesellschaftsvermögen, mindestens auf das Haftungskapital, welches immer in irgendeiner Form von Werten vorhanden sein muß. Eine GmbH soll den Vertragspartnern dieser Gesellschaft kundtun, daß nur ein beschränktes haftendes Kapital als Mindesthaftungssumme zur Verfügung steht.

Berufskunde

Berufskunde

Für die Gesellschafter ist diese Gesellschafts- und Rechtsform das geeignete Mittel, um in einem Haftungsfall nur mit dem Gesellschaftsvermögen zu haften, ohne Zugriff auf das Vermögen der Gesellschafter selbst. Im Gegenzug zu dieser Haftungsbeschränkungsmöglichkeit besitzt die GmbH nahezu keine steuerrechtlichen Vorteile. Sie ist ohne Freibetrag gewerbesteuerpflichtig (Gewerbetreibende können ansonsten einen Freibetrag in Höhe von 48.000 DM in Anspruch nehmen). Sie ist umsatzsteuerpflichtig, da die GmbH als Gewerbetreibende kraft Gesetzes niemals die zur Umsatzsteuerfreiheit notwendige Eigenschaft eines Freiberuflers annehmen kann.

Für die gemeinsame Leistungsabgabe unter den Mitgliedern der medizinischen Fachberufe eignen sich die Gesellschaftsformen der Gesellschaft des bürgerlichen Rechts und der Partnerschaftsgesellschaft besser.

Gesellschaft des bürgerlichen Rechts

Die Gesellschaft des bürgerlichen Rechts, auch BGB-Gesellschaft genannt, wurde wie die übrigen Teile des Bürgerlichen Gesetzbuches schon vor 100 Jahren geschaffen. Durch den Gesellschaftsvertrag verpflichten sich die Gesellschafter gegenseitig, die Erreichung eines gemeinsamen Zweckes in der durch den Vertrag bestimmten Weise zu fördern, insbesondere die vereinbarten Beiträge zu leisten. Die Führung der Geschäfte der Gesellschaft steht im Zweifel den Gesellschaftern gemeinschaftlich zu.

Ein einzelner Gesellschafter kann nicht über seinen Anteil am Gesellschaftsvermögen und an den einzelnen dazu gehörenden Gegenständen verfügen, und er ist nicht berechtigt, eine Teilung zu verlangen. Ist die Gesellschaft nicht für eine bestimmte Zeit eingegangen, so kann jeder Gesellschafter sie jederzeit kündigen. Besteht eine Gesellschaft nur aus zwei Gesellschaftern, so wird sie durch Kündigung aufgelöst; bei wenigstens zwei verbleibenden Gesellschaftern kann ihre Fortführung im Gesellschaftsvertrag bestimmt sein. Scheidet ein Gesellschaf-

ter aus der Gesellschaft aus, so geht sein Anteil am Gesellschaftsvermögen den übrigen Gesellschaftern zu. Diese sind verpflichtet, dem Ausscheidenden die Gegenstände, die er der Gesellschaft zur Benutzung überlassen hat, zurückzugeben, ihn von den gemeinschaftlichen Schulden zu befreien und ihm dasjenige zu zahlen, was er erhalten würde, wenn die Gesellschaft zur Zeit seines Ausscheidens aufgelöst worden wäre.

Für Gesellschaftsschulden haften alle Gesellschafter auch mit ihrem Privatvermögen. Ein solcher Haftungsfall kann entstehen durch
• Eine berufliche Falschbehandlung
• Eine Verletzung von Verkehrssicherungspflichten (z.B. bei Eisglätte wurde unterlassen zu streuen)
• Ungeschickte Geschäftsmaßnahmen (z.B. wurde ein Haus für den Betrieb einer Praxis angeschafft, welches aus den Erträgen der Praxis nicht bezahlt werden kann).

Gegen die ersten beiden Risiken kann durch Abschluß einer Versicherung Deckungsschutz gegeben werden.

Fall 1: Zwei Gesellschafter, die sich nicht mehr verstehen, sind unterschiedlicher Meinung über die beruflichen Qualitäten eines angestellten Mitarbeiters. Der Gesellschafter Neuner kündigt dem Mitarbeiter. Sein Mitgesellschafter Zehner beteiligt sich an dieser Kündigung nicht.
Wie wirkt sich die Kündigung aus?

Fall 2: Die Gesellschafter Norbert Neuner und Zacharias Zehner machen viele Hausbesuche. Hierzu wird das betriebseigene Fahrzeug benutzt. Eines Tages fährt Gesellschafter Neuner, nachdem er einige Gläser Wein getrunken hatte, zu einem Patienten. Er fährt einen Fußgänger durch alkoholbedingte fahrlässige Fahrweise an und verletzt ihn schuldhaft. Der verletzte Passant fordert von beiden Gesellschaftern Schmerzensgeld.

Fall 3: Die Mitgesellschafter Heike Hanack und Achim Amman betreiben eine Ergotherapiepraxis in eigenen Räumen, die im Parterre gelegen sind. Hanack und Amman haben sich verpflichtet, wöchentlich in den Wintermonaten bei Schneefall den Gehsteig vor ihrer Praxis zu streuen. Sie vereinbarten, daß Hanack diese Tätigkeit in der ersten, dritten, fünften, siebten Woche u.s.w. ausführt und Gesellschafter Amman in der zweiten, vierten, sechsten, achten Woche usw. Sie bestimmten weiterhin im Gesellschaftsvertrag, daß bei glatter Wegfläche und unterlassenem Streuen der Mitgesellschafter, der seine Streupflicht nicht verletzt hat, nicht zu einem Schadensersatz verpflichtet ist und derjenige einen etwaigen Schaden zur Gänze zu tragen hat, den eine Pflichtverletzung trifft. Ein Gehsteigbenutzer rutscht auf glattem Boden aus und bricht sich ein Bein. Die Gesellschafterin Hanack hatte ihre Streupflicht vergessen. Wer haftet dem Gehsteigbenutzer für Heilbehandlungskosten und Schmerzensgeld?

Im **Fall 1** bleibt die Kündigung des Gesellschafters Neuner wirkungslos. Die Gesellschafter können nur einvernehmlich Rechtshandlungen vornehmen, z.B. eine Kündigung aussprechen. Werden sie sich in einem solchen Falle nicht einig, so ist die von einem beabsichtigte Rechtsänderung nicht (oder in ganz seltenen Fällen) durchzusetzen.

Im **Fall 2** wurde der Unfall schuldhaft von Neuner verursacht, weil dieser im Zustand der Fahruntüchtigkeit einen Passanten verletzte. Durch die Unfallfolgen entstanden keine Gesellschaftsschulden. Diese entstehen in aller Regel nur durch Vertragsverstöße, weil Verträge mit der Gesellschaft abgeschlossen werden oder durch Verletzung einer Verkehrssicherungspflicht, die den Gesellschaftern obliegt. Für solche Gesellschaftsverbindlichkeiten haften beide Gesellschafter auch mit ihrem privaten Vermögen,

wenn auch die schuldhafte Verursachung eines Schadenseintrittes nur von einem Gesellschafter veranlaßt wurde. In diesem Fall liegt jedoch nur die deliktische Haftung eines Gesellschafters vor.

In **Fall 3** haften beide Gesellschafter für die Verletzungsfolgen und schulden dem verunglückten Gehsteigbenutzer das Schmerzensgeld aus dem rechtlichen Gesichtspunkt der Verletzung einer Verkehrssicherungspflicht. Die Abrede unter den Gesellschaftern wirkt nur im Innenverhältnis und bürdet dem pflichtvergessenen Mitgesellschafter die Übernahme der Gesamtschadensfolgen auf. Der verletzte Gehsteigbenutzer kann sich jedoch mit seiner Forderung an die Gesellschaft und an beide Gesellschafter wenden. (In der jüngsten Zeit wurden Haftungsfolgen wegen nicht gestreuter Gehwege erheblich eingeschränkt.)

Partnerschaftsgesellschaft

Die Partnerschaftsgesellschaft hat einige Vorteile gegenüber der BGB-Gesellschaft. Sie wurde erst vor wenigen Jahren und nur für die Mitglieder der freien Berufe geschaffen. Andere Personen können nicht Gesellschafter einer Partnerschaftsgesellschaft werden.

Vorteile der Partnerschaftsgesellschaft

Die Partnerschaftsgesellschaft kann als solche Rechte und Pflichten übernehmen, Eigentum erwerben, veräußern und belasten. Sie kann also ein Kraftfahrzeug erwerben und ist im Kraftfahrzeugbrief als Halterin genannt (nicht die einzelnen Gesellschafter wie bei der BGB-Gesellschaft). Sie erwirbt ein Haus und ist im Grundbuch als Eigentümerin eingetragen (nicht wie bei der BGB-Gesellschaft die Gesamtheit aller Gesellschafter). Sie kann einen Mietvertrag abschließen und ist im Mietvertrag namentlich benannt (nicht wie bei der BGB-Gesellschaft die Gesamtheit der Gesellschafter). Dies ermöglicht der Partnerschaftsgesellschaft eine größere Wendigkeit im Geschäftsleben.

In der Partnerschaftsgesellschaft können zwar nicht alle Haftungsfolgen, wohl aber die Folgen aus einer beruflichen Fehlleistung durch Vertrag mit dem Leistungsempfänger auf die Person beschränkt werden, die die Leistung zu erbringen oder zu überwachen verpflichtet war.

Die Partnerschaft hat einen vom Bestand und den Namen der Gesellschafter unabhängigen Namen. In der Partnerschaftsgesellschaftsbenennung muß der Name wenigstens einer der Partner mit dem Zusatz „Partnerschaft" oder „und Partner" genannt werden. Auch dies ermöglicht der Partnerschaft eine größere Beweglichkeit im geschäftlichen Leben.

Fall 1: Der Masseur Hans Huber und der Physiotherapeut Manfred Meier gründen eine Partnerschaft und nehmen, da sie von dem pensionierten Arzt Dr. Schmidt zur Errichtung der Praxis einen größeren Geldbetrag annehmen möchten, diesen in die Partnerschaft auf. Dr. Schmidt will jedoch wegen seines fortgeschrittenen Alters keinerlei Aufgaben übernehmen.
Ist diese Partnerschaft nach dem Partnerschaftsgesetz möglich?

Fall 2: Der Masseur Sebastian Schulz führt gemeinsam mit der Masseurin und med. Bademeisterin Martina Meier eine Praxis. Sie gründen zu diesem Zweck eine Partnerschaftsgesellschaft und vereinbaren miteinander und mit ihren Patienten, daß für Haftungsfolgen aus Behandlungsfehlern nur derjenige einzugestehen hat, der die Haftungsfolge durch fehlerhafte Betätigung oder mangelnde Beaufsichtigung ausgelöst hat. Ein Patient rutscht im Bäderbereich der Praxis aus und verletzt sich. Er fordert Schadensersatz von dem Masseur Sebastian Schulz und Masseurin und med. Bademeisterin Martina Meier. Sebastian Schulz verweigert Ersatzleistung, weil er Masseur und nicht Mas-

seur und med. Bademeister und daher für den Bäderbereich der Praxis nicht verantwortlich ist.
Kann er erfolgreich Forderungen des Patienten zurückweisen?

Im **Fall 1** ist ine Partnerschaft mit Dr. Schmidt nicht möglich. Die Partnerschaft steht nur den Partnern offen „zur Ausübung ihrer Berufe", nicht zur Kapitalanlage.
Im **Fall 2** liegt keine fehlerhafte Berufsausübung vor, weil der Patient nicht aufgrund einer unzulänglichen beruflichen Leistung eines Partners zu Schaden kam. Für Verbindlichkeiten der Partnerschaft aus sonstigen Gründen haften den Gläubigern neben dem Vermögen der Partnerschaft die Partner mit ihrem privaten Vermögen, also haftet auch Sebastian Schulz.

1.5   Kassenzulassung

90 % der Patienten aller selbständigen Mitglieder der medizinischen Fachberufe sind bei den gesetzlichen Krankenkassen versichert. 10 % sind selbstzahlende oder privatversicherte Personen oder Beamte und Richter, die Beihilfeleistungen des Staates in Anspruch nehmen können. Die gesetzlichen Krankenkassen bestehen aus **Regionalkassen** und **Ersatzkassen**. Zu den Regionalkassen gehören die Allgemeinen Ortskrankenkassen, die Betriebskrankenkassen, die Innungskrankenkassen, die Landwirtschaftlichen Krankenkassen und die Knappschaft. Mitglieder der Ersatzkassen sind beispielsweise die Barmer Ersatzkasse, die Techniker Krankenkasse und die Kaufmännische Krankenkasse. Da die gesetzlichen Krankenkassen den größten Marktanteil der Krankenversicherten besitzen, ist es für die selbständigen Mitglieder der medizinischen Fachberufe erstrebenswert, Versicherte dieser Organisationen betreuen und ihre Leistungen

bei diesen Kassen abrechnen zu können. Das bedarf einer **Kassenzulassung**.

1.5.1 Voraussetzungen für die Kassenzulassung

Der Masseur und med. Bademeister, Physiotherapeut, Logopäde und Beschäftigungs- und Arbeitstherapeut, der nur Privatpatienten behandeln möchte, braucht nur einige gesetzliche Vorschriften zu beachten, wie z.B. die Arbeitsstättenverordnung. Möchten diese Therapeuten jedoch auch Versicherte der gesetzlichen Krankenkassen behandeln, so erweitert sich der Kreis der zu beachtenden Rechtsvorschriften beachtlich.

Gesetzliche Regelung
§ 124 Sozialgesetzbuch V (SGB V) bestimmt: *„Heilmittel, die als Dienstleistungen abgegeben werden, insbesondere Leistungen der physikalischen Therapie, der Sprachtherapie oder der Beschäftigungstherapie, dürfen an Versicherte nur von zugelassenen Leistungserbringern abgegeben werden."*

Diese Zulassung ist an vier Erfordernisse geknüpft, die in § 124 Abs. 2 aufgeführt werden: *„Zuzulassen ist, wer*
1. die für die Leistungserbringung erforderliche Ausbildung sowie eine entsprechende zur Führung der *Berufsbezeichnung berechtigende Erlaubnis besitzt*
2. eine *berufspraktische Erfahrungszeit von mindestens zwei Jahren nachweist, die innerhalb von zehn Jahren vor Beantragung der Zulassung in unselbständiger Tätigkeit und in geeigneten Einrichtungen abgeleistet worden sein muß*
3. über eine *Praxisausstattung verfügt, die eine zweckmäßige und wirtschaftliche Leistungserbringung gewährleistet und*
4. die für die Versorgung der Versicherten geltenden *Vereinbarungen anerkennt."*

Berufsbezeichnung und Berufserfahrung

Ziffer 1 betrifft die Berechtigung zur Führung der Berufsbezeichnung (☞ 1.3.1).

Ziffer 2 fordert eine berufspraktische Erfahrungszeit in unselbständiger Tätigkeit von mindestens zwei Jahren innerhalb der letzten zehn Jahre. Hierzu zählt nur eine sozialversicherungspflichtige Beschäftigungszeit. Vorpraktikantenzeiten, die Praktikantenausbildung, das gesetzlich vorgeschriebene Anerkennungsjahr, Erziehungszeiten sowie Zeiten der Erfüllung einer gesetzlichen Dienstpflicht werden nicht als berufspraktische Erfahrungszeit berücksichtigt. Diese kann jedoch zustande kommen aus einer Addition von Teilzeiten, so daß bei einer halbtägigen Beschäftigung die berufspraktische Erfahrungszeit von zwei Jahren erst in vier Jahren erreicht wird.

Fall 1: Christa Creier war 12 Jahre selbständige Logopädin in München. Nachdem ihr Mann Werner eine Automechanikerwerkstatt in Augsburg übernommen hatte, verlagerte auch sie ihre Praxis nach Augsburg. Sie beantragt bei den gesetzlichen Krankenkassen in Augsburg eine Zulassung.
Muß sie erneut eine berufspraktische Erfahrungszeit von zwei Jahren durchlaufen?

Fall 2: Edith Eidler konnte wegen ihrer kleinen Kinder täglich nur stundenweise als angestellte Masseurin und med. Bademeisterin arbeiten. Nachdem die Kinder erwachsen sind, beabsichtigt sie, eine eigene Praxis aufzumachen. Sie errechnet, daß sie in den letzten 10 Jahren durch ihre stundenweise Betätigung insgesamt eine berufspraktische Erfahrungszeit von zwei Jahren zusammenbringt.
Muß ihr daraufhin die Zulassung erteilt werden?

Fall 3: In einer oberbayerischen Stadt mit 50.000 Einwohnern sind bereits 24 krankenkassenzugelassene Physiotherapeuten ansässig. Sabine Sitt erbt ein Haus in dieser Stadt und möchte darin eine Praxis für Physiotherapie eröffnen. Sie beantragt ihre Zulassung bei den gesetzlichen Krankenkassen. Diese äußern Bedenken, weil die Versorgung der Versicherten durch 24 ansässige Therapeuten gesichert ist und die Eröffnung weiterer Praxen einen ruinösen Wettbewerb auslösen könnte.
Hat Sabine Sitt dennoch eine Aussicht auf Zulassung?

Im **Fall 1** braucht Christa Creier nicht erneut eine berufspraktische Erfahrungszeit von zwei Jahren zu durchlaufen. Diese Zeit wird nur im Falle einer Erstzulassung gefordert. Die berufspraktische Erfahrungszeit soll Sicherheit im Umgang mit Patienten und der Erfahrung in deren Behandlung vermitteln. Hat jemand dieses Ziel erreicht, so braucht er, nur weil er aufgrund eines Praxiswechsels eine neue Zulassung braucht, die berufspraktische Erfahrungszeit nicht erneut zu durchlaufen.

Im **Fall 2** kann Edith Eidler die Zulassung zur Behandlungsberechtigung von Mitgliedern der gesetzlichen Krankenkassen nicht fordern, weil die berufspraktische Erfahrungszeit nicht durch kleine Einzelzeiten zusammenaddiert werden kann. Stundenweise ausgeübte Tätigkeiten führen nicht so intensiv in das Berufsgeschehen ein, daß die erwartete Berufserfahrung vermittelt wird.

Die gesetzlichen Krankenkassen müssen im **Fall 3** Frau Sitt die Zulassung erteilen. Da alle vier Voraussetzungen der Krankenkassenzulassung erfüllt sind, besteht ein Rechtsanspruch auf Erteilung der Zulassung. Die gesetzlichen Krankenkassen haben nicht die Aufgabe, das Marktgeschehen zu beobachten und unter Umständen eine Bedarfssättigung festzustellen und zu berücksichtigen. Es kann durchaus ungeschickt sein, eine Praxis in einem bereits gesättigten

Marktbereich zu gründen. In der freien Marktwirtschaft sind jedoch Steuerungsmechanismen, die hierauf Einfluß nehmen könnten, unzulässig.

Praxisaustattung
Ziffer 3 beschreibt die vom Gesetzgeber geforderte Praxisausstattung zur Versorgung der Versicherten der gesetzlichen Krankenkassen. Der krankenkassenzugelassene Leistungsanbieter muß eine eigene Praxis besitzen. Diese muß eine zweckmäßige und wirtschaftliche Leistungsabgabe ermöglichen. „Zweckmäßig" und „wirtschaftlich" sind unbestimmte Rechtsbegriffe. Sie müssen erst mit einem konkreten Inhalt angereichert werden. Dies ist jedoch nicht Aufgabe des zugelassenen Therapeuten. Die gesetzlichen Krankenkassen haben vielmehr den Auftrag, Zulassungsempfehlungen zu erarbeiten. Zu diesen Empfehlungen gehören auch Einrichtungsrichtlinien, die eine zweckmäßige und wirtschaftliche Leistungsabgabe beschreiben sollen. Die Spitzenverbände der Krankenkassen gemeinsam geben Empfehlungen für eine einheitliche Anwendung der Zulassungsbedingungen nach Abs. 2 ab.

Massage- und med. Badepraxis
Eine Zulassung ohne Praxisräume bzw. Praxisausstattung entspricht nicht den Anforderungen nach § 124 Abs. 2 Nr. 3 SGB V.

Die Praxis muß in sich abgeschlossen und von anderen Praxen sowie privaten Wohn- und gewerblichen Bereichen räumlich getrennt sein.
Es müssen vorhanden sein:
- Ein Warteraum mit ausreichend Sitzgelegenheiten
- Toilette und Handwaschbecken
- Verbandskasten für erste Hilfe
- Patientendokumentation.

Räumliche Mindesvoraussetzungen

Für eine Massagepraxis bzw. einen medizinischen Badebetrieb ist eine Nutzfläche von mindestens 60 m² auf einer Ebene nachzuweisen.

Die Praxis muß einen Behandlungtrakt mit mindestens 4 Behandlungsräumen (Kabinen) umfassen. Die Größe der einzelnen Behandlungsräume (Kabinen) muß eine ordnungsgemäße Behandlung am Patienten gewährleisten; sie darf 6 m² nicht unterschreiten. Einer der Behandlungsräume (Kabinen) ist für die Abgabe von Übungsbehandlungen (Einzelbehandlung) einzurichten. Die Behandlungsräume sind so voneinander abzutrennen, daß kein Einblick von außen möglich ist.

Die räumlichen Mindestvoraussetzungen sind auf den Zugelassenen und höchstens eine Fachkraft ausgerichtet. Für jede zusätzliche gleichzeitig tätige Fachkraft sind mindestens zwei weitere Behandlungsräume (Kabinen) erforderlich.

Die Raumhöhe der Mindestnutzfläche muß durchgehend mind. 2,50 m – lichte Höhe – betragen. Alle Räume müssen ausreichend be- und entlüftbar sowie angemessen beheizbar und beleuchtbar sein.

Weitere Voraussetzungen:
- Trittsichere, fugenarme, leicht aufzuwischende und desinfizierbare Fußböden im Behandlungtrakt, rutschhemmender Belag im Naßbereich sowie ausreichende Bodenentwässerung
- In den Behandlungsräumen glatte und bis zu einer Höhe von mind. 1,80 m abwaschfeste Wände. Im Naßbereich muß mindestens bis zu einer Höhe von 2,50 m gefliest sein
- Handwaschbecken für den Behandler mit fließend kaltem und warmem Wasser im Behandlungtrakt
- Sitzgelegenheit und eine ausreichende Kleiderablage in den Behandlungsräumen (Kabinen)
- Separater Arbeitsbereich mit der entsprechenden Einrichtung für die Aufbereitung

von medizinischen Wärmepackungen. Soweit wiederverwendbare medizinische Wärmepackungen eingesetzt werden, ist ein zusätzliches Waschbecken mit fließend kaltem und warmem Wasser zu installieren
- Vorrats- und Abstellraum.

Grundausstattung (Pflichtausstattung)
- Vier Behandlungsliegen in getrennten Behandlungsräumen; diese müssen von mindestens drei Seiten zugänglich sein; zusätzlich eine zusammenklappbare, transportable Behandlungsliege für Hausbesuche. Für jede Behandlungsliege muß eine Nacken- und Knierolle vorhanden sein
- Drei große Wärmebestrahlungsgeräte; eines dieser Geräte muss transportabel sein
- Eine Kurzzeituhr je Behandlungsraum (Kabine)
- Eine Notrufanlage mit akustischem Signal in den Behandlungsräumen (Kabinen), in denen Leistungen abgegeben werden, die nicht die ständige Präsenz des Therapeuten erfordern
- Geräte zur Durchführung von Übungsbehandlungen
  - Sprossenwand
  - Übungsgeräte (z.B. Bälle, Keulen, Stäbe, Hanteln)
  - Therapiematte
  - Gymnastikhocker
  - Spiegel
- Einrichtung zur Abgabe von Wärmetherapie
  - VDE-geprüftes elektrisches Wärmegerät, das eine Desinfektion der Packungsmasse gewährleistet (bei Warmpackungen) oder
  - VDE-geprüftes Spezialerwärmungsgerät (bei Einweg-Naturmoorpackungen)
- Laken, Tücher, Lagerungskissen, Polster und Decken in ausreichender Menge.

Zusatzausstattung
- Unterwasserdruckstrahlmassage
  - Spezialwanne mit einem Fassungsvermögen von mind. 600 l bis zum Überlauf, einer Aggregatleistung von mind. 100 l/Min., einer Druck- und Tempera-

turmeßeinrichtung und Haltegriffen für trittsicheren Einstieg der Patienten
- Die elektrischen Anlagen sind nach den Bestimmungen für das Einrichten elektrischer Anlagen in medizinisch genutzten Räumen zu installieren (VDE 0107)
- Je Wanne ein Behandlungsraum von mind. 10 m²; die Wanne muß von drei Seiten zugänglich sein
- Je Wanne ist eine Ruheliege vorzuhalten
- Elektrotherapie
- Geräte zur Durchführung von Elektrobehandlungen (Mittel- und Niederfrequenzbereich, z.B. Reizstrom, Interferenzstrom, diadynamischer Strom)
  - Bestandsverzeichnis und Gerätebuch nach MedGV
- Zur Abgabe hydroelektrischer Vollbäder ist eine Spezialwanne mit einem Fassungsvermögen von mind. 600 l, 6–9 stabilen und/oder beweglichen Elektroden, einer Einschalt-, Elektrodenwahl- und Stromausfallsperre sowie eine Temperaturmeßeinrichtung erforderlich.
  - Je Wanne ist ein Behandlungsraum von mind. 10 m² notwendig; die Wanne muss von drei Seiten zugänglich sein,
  - Je Wanne ist eine Ruheliege erforderlich,
  - Bestandsverzeichnis und Gerätebuch nach MedGV
- Anlage zur Abgabe von Vierzellenbädern
  - Spezielle Teilbadewannen mit stabilen oder beweglichen Elektroden mit Einschalt-, Elektrodenwahl- und Stromausfallsperre
  - Bestandsverzeichnis und Gerätebuch nach MedGV
- Technische Möglichkeiten für die Eisanwendung (Kryotherapie)
- Chirogymnastik
  - Standfeste Spezialbehandlungsliege mit den Konstruktionsmerkmalen der „Original-Chirogymanstik-Bank"; die Liege ist in einem gesonderten Raum von mind. 8 m² aufzustellen
  - Die Liege muß von allen Seiten zugänglich sein

- Medizinische Bäder
  - Eine säurebeständige Wanne mit einem Mindestfassungsvermögen von 200 l. Je Wanne ein Behandlungsraum von mind. 6 m², die Wanne muß von mind. zwei Seiten zugänglich sein
  - Je Wanne ist eine Ruheliege vorzubehalten
- Gashaltige Bäder
  - Für die Abgabe von Kohlensäurebädern müssen ein Kohlensäureimprägnierapparat und/oder chemische Präparate vorhanden sein
  - Für die Abgabe von Sauerstoffbädern muß ein Verteilerrost für Sauerstoffbäder aus der Stahlflasche und/oder chemische Präparate vorhanden sein
  - Für die Abgabe von Kohlensäuredioxidgasbädern sind ein Kabinengehäuse oder eine spezielle Kohlendioxid-Gas-Badewanne, ein Dampfanschluß (oder ein Kleindampferzeuger), ein Gasmengen-Meßgerät und eine Absaugvorrichtung für die Gasabführung ins Freie erforderlich
- Übungsbehandlungen im Wasser
  Schmetterlingswanne für Einzelbehandlung oder/und
- Therapiebecken für Einzel- und Gruppenbehandlung (Wasseroberfläche mind. 12 m², kleinste Seitenlänge mind. 3,00 m, Wassertiefe nicht mehr als 1,35 m)
  - Den Erfordernissen entsprechende Haltestange(n)
  - Trittsichere, gut begehbare Einstiegtreppe
  - Ggf. eine Patientenhebeeinrichtung
  - Dusche
- Inhalation
- Für die Abgabe von Raum- oder Apparate-Inhalationen sind geeignete Sole- und Medikamentenvernebler erforderlich
- Übungsbehandlungen in der Gruppe
- Für die Abgabe von Übungsbehandlungen in der Gruppe ist ein gesonderter entsprechend eingerichteter Raum von mind. 15 m² Größe erforderlich

- Zur Abgabe von Unterwasserdruckstrahlmassagen, hydroelektrischer Vollbäder sowie medizinischer und gashaltiger Bäder können Kombinationsbadeanlagen eingesetzt werden
- Folgende Berufsgruppen erfüllen die Voraussetzungen für die Erteilung einer Zulassung nicht: Kneipp-/medizinischer Bademeister, Motopäde, Mototherapeut, Heilpraktiker, Saunabademeister, Badehelfer, Schwimmeister, Gymnastiklehrer, auch mit Fortbildung in der Bewegungstherapie, Sportlehrer, Sporttherapeut, Sportpädagoge, Diplom-Sportlehrer, Fußpfleger.

Physiotherapie-Praxis

Eine Zulassung ohne Praxisräume bzw. Praxisausstattung entspricht nicht den Anforderungen nach § 124 Abs. 2 Nr. 3 SGB V.

Die Praxis muß in sich abgeschlossen und von anderen Praxen sowie privaten Wohn- und gewerblichen Bereichen räumlich getrennt sein.
- Es müssen vorhanden sein:
- Ein Warteraum mit ausreichend Sitzgelegenheiten,
- Toilette und Handwaschbecken,
- Verbandskasten für erste Hilfe,
- Patientendokumentation.

Räumliche Mindestvoraussetzungen

Für eine Krankengymnastikpraxis ist eine Nutzfläche von mind. 50 m² auf einer Ebene nachzuweisen.
Die Praxisräume müssen mindestens eine Therapiefläche von 32 m² aufweisen. Ein Behandlungsraum muß eine Therapiefläche von 20 m² umfassen. Es müssen 2 Behandlungsräume (Kabinen) mit Behandlungsbänken vorhanden sein. Die Größe der einzelnen Behandlungsräume muß eine ordnungsgemäße Behandlung am Patienten gewährleisten. Sie darf 6 m² nicht unterschreiten.
Die räumlichen Mindestvoraussetzungen sind auf den Zugelassenen und höchstens eine Fachkraft ausgerichtet. Für jede zusätzliche gleichzeitig tätige Fachkraft ist eine

weitere Therapiefläche von mind. 12 m² erforderlich.
Die Raumhöhe der Mindestnutzfläche muß durchgehend mind. 2,50 m – lichte Höhe – betragen. Alle Räume müssen ausreichend be- und entlüftbar sowie angemessen beheizbar und beleuchtbar sein.

Weitere Voraussetzungen:
- Trittsichere, fugenarme, leicht aufzuwischende und desinfizierbare Fußböden im Behandlungstrakt, rutschhemmender Belag im Naßbereich sowie ausreichende Bodenentwässerung
- Im Naßbereich muß mindestens bis zu einer Höhe von 2,50 m gefliest sein
- Handwaschbecken für den Behandler mit fließend kaltem und warmem Wasser im Behandlungstrakt
- Sitzgelegenheit und eine ausreichende Kleiderablage in den Behandlungsräumen (Kabinen)
- Separater Arbeitsbereich mit der entsprechenden Einrichtung für die Aufbereitung von medizinischen Wärmepackungen. Soweit wiederverwendbare medizinische Wärmepackungen eingesetzt werden, ist ein zusätzliches Waschbecken mit fließend kaltem und warmem Wasser zu installieren
- Vorrats- und Abstellraum.

Grundausstattung (Pflichtausstattung)
- Zwei Behandlungsliegen in getrennten Behandlungsräumen oder Behandlungskabinen; diese müssen von mindestens drei Seiten zugänglich sein; zusätzlich eine zusammenklappbare, transportable Behandlungsliege für Hausbesuche. Für jede Behandlungsliege muß eine Nacken- und Knierolle vorhanden sein
- Transportables Gerät für Wärmeanwendung
- Eine Kurzzeituhr je Behandlungsraum (Kabine)
- Eine Notrufanlage mit akustischem Signal in den Behandlungsräumen (Kabine), in denen Leistungen abgegeben werden, die

nicht die ständige Präsenz des Therapeuten erfordern
- Geräte zur Durchführung der Krankengymnastik
  - Sprossenwand
  - Übungsgeräte (z.B. Bälle, Keulen, Stäbe, Hanteln)
  - Therapiematten
  - Gymnastikhocker
  - Spiegel
- Gerät zur Durchführung von Traktionsbehandlungen (Extensionen) für die Hals- und Lendenwirbelsäule
- Technische Möglichkeiten für die Eisanwendung (Kryotherapie)
- Laken, Tücher, Lagerungskissen, Polster und Decken in ausreichender Menge.

Zusatzausstattung

- Unterwasserdruckstrahlmassage
  - Spezialwanne mit einem Fassungsvermögen von mind. 600 l bis zum Überlauf, einer Aggregatleistung von mind. 100 l/Min., einer Druck- und Temperaturmeßeinrichtung und Haltegriffen für trittsicheren Einstieg der Patienten
  - Die elektrischen Anlagen sind nach den Bestimmungen für das Einrichten elektrischer Anlagen in medizinisch genutzten Räumen zu installieren (VDE 0107)
  - Je Wanne ein Behandlungsraum von mind. 10 m² ; die Wanne muß von drei Seiten zugänglich sein
  - Je Wanne ist eine Ruheliege vorzuhalten
- Elektrotherapie
- Geräte zur Durchführung von Elektrobehandlungen (Mittel- und Niederfrequenzbereich, z.B. Reizstrom, Interferenzstrom, diadynamischer Strom)
  - Bestandsverzeichnis und Gerätebuch nach MedGV
- Zur Abgabe hydroelektrischer Vollbäder ist eine Spezialwanne mit einem Fassungsvermögen von mind. 600 l, 6–9 stabilen und/oder beweglichen Elektroden, einer Einschalt-, Elektrodenwahl- und Stromausfallsperre sowie eine Temperaturmeßeinrichtung erforderlich

- Je Wanne ist ein Behandlungsraum von mind. 10 m² notwendig; die Wanne muss von drei Seiten zugänglich sein
- Je Wanne ist eine Ruheliege erforderlich
- Bestandsverzeichnis und Gerätebuch nach MedGV
- Es kann eine Kombinationsanlage zur Abgabe von Unterwasserdruckstrahlmassagen und hydroelektrischen Vollbädern aufgestellt werden
- Anlage zur Abgabe von Vierzellenbädern
  - Spezielle Teilbadewannen mit stabilen oder beweglichen Elektroden mit Einschalt-, Elektrodenwahl- und Stromausfallsperre
  - Bestandsverzeichnis und Gerätebuch nach MedGV
- Einrichtung zur Abgabe von Wärmetherapie
  - VDE-geprüftes elektrisches Wärmegerät, das eine Desinfektion der Packungsmasse gewährleistet (bei Wärmepackungen) oder
  - VDE-geprüftes Spezialerwärmungsgerät (bei Einweg-Naturmoorpackungen)
- Chirogymnastik
  - Standfeste Spezialbehandlungsliege mit den Konstruktionsmerkmalen der „Original-Chirogymnastik-Bank"; die Liege ist in einem gesonderten Raum von mind. 8 m² aufzustellen
  - Die Liege muß von allen Seiten zugänglich sein
- Krankengymnastik im Wasser
  - Schmetterlingswanne für Einzelbehandlung und/oder
  - Therapiebecken für Einzel- und Gruppenbehandlung (Wasseroberfläche mind. 12 m², kleinste Seitenlänge mind. 3,00 m, Wassertiefe nicht mehr als 1,35 m)
  - Den Erfordernissen entsprechende Haltestange(n)
  - Trittsichere, gut begehbare Einsteigtreppe
  - Ggf. eine Patientenhebeeinrichtung
  - Dusche.

Folgende Berufsgruppen erfüllen die Voraussetzungen für die Erteilung einer Zulassung nicht: Kneipp-/medizinischer Bademeister, Motopäde, Mototherapeut, Heilpraktiker, Saunabademeister, Badehelfer, Schwimmeister, Gymnastiklehrer, auch mit Fortbildung in der Bewegungstherapie, Sportlehrer, Sporttherapeut, Sportpädagoge, Diplom-Sportlehrer, Fußpfleger.

Praxis für Logopädie

Eine Zulassung ohne Praxisräume bzw. Praxisausstattung entspricht nicht den Anforderungen nach § 124 Abs. 2 Nr. 3 SGB V.

Die Praxis muß in sich abgeschlossen und von anderen Praxen sowie privaten Wohn- und gewerblichen Bereichen räumlich getrennt sein.

Es müssen vorhanden sein:
- Ein Warteraum mit ausreichend Sitzgelegenheiten
- Toilette und Handwaschbecken
- Verbandskasten für erste Hilfe
- Patientendokumentation.

Räumliche Mindestvoraussetzungen

Für eine sprachtherapeutische Praxis ist eine Nutzfläche von mind. 30 m^2 auf einer Ebene nachzuweisen.
Die Praxisräume müssen mindestens eine Therapiefläche von 20 m^2 aufweisen.
Die räumlichen Mindestvoraussetzungen sind auf den Zugelassenen ausgerichtet. Für jede weitere gleichzeitig tätige Fachkraft ist ein zusätzlicher Therapieraum von mind. 12 m^2 erforderlich.
Die Raumhöhe muß durchgehend mind. 2,40 m – lichte Höhe – betragen. Alle Räume müssen ausreichend be- und entlüftbar sowie angemessen beheizbar und beleuchtbar sein.

Grundausstattung (Pflichtausstattung)
- Artikulationsspiegel
- Hilfsmittel zur Entspannungstherapie (z.B. Liege, Matte)
- Diagnostikmaterial
- Therapeutisches Bild- und Spielmaterial
- Material zu auditiven, visuellen, taktilen und taktilkinästhetischen Wahrnehmungen
- Kassettenrecorder
- Zusatzausstattung
- Tasteninstrument
- Reizstromgerät
- Stimmfeldmeßgerät
- Video
- Computer für therapeutische Mittel.

Folgende Berufsgruppen erfüllen die Voraussetzungen für die Erteilung einer Zulassung nicht: Sprecherzieher, Sprachgestalter, Sprachtherapeuten, Sprachwissenschaftler (Linguisten), Sprachwissenschaftler mit der Spezialisierung Stimm- und Sprachtherapie, Diplom-Sprechwissenschaftler (ohne klinische Weiterbildung), Phonetiker, Erzieher mit dem Zusatz einer heilpädagogischen Ausbildung, sprachpädagogische Assistenten, Sänger, Schauspieler, Psychiater, Psychagogen, Psychologen und sonstige soziale, pädagogische oder therapeutische Berufe (z.B. Sozialarbeiter, Erzieher, Spieltherapeuten, Familientherapeuten).

Ergotherapeutische Praxis

Eine Zulassung ohne Praxisräume bzw. Praxisausstattung entspricht nicht den Anforderungen nach § 124 Abs. 2 Nr. 3 SGB V.

Die Praxis muß in sich abgeschlossen und von anderen Praxen sowie privaten Wohn- und gewerblichen Bereichen räumlich getrennt sein.

Es müssen vorhanden sein:
- Ein Warteraum mit ausreichend Sitzgelegenheiten
- Toilette und Handwaschbecken
- Verbandskasten für erste Hilfe
- Patientendokumentation.

Berufskunde

Räumliche Mindestvoraussetzungen

Für eine beschäftigungstherapeutische Praxis ist eine Nutzfläche von mind. 40 m² auf einer Ebene nachzuweisen. Die Praxisräume müssen eine Therapiefläche von mind. 30 m² aufweisen. Die räumlichen Mindestvoraussetzungen sind auf den Zugelassenen ausgerichtet. Für jede zusätzliche gleichzeitig tätige Fachkraft ist ein weiterer Therapieraum von mind. 12 m² erforderlich. Die Raumhöhe muß durchgehend mind. 2,40 m – lichte Höhe – betragen. Alle Räume müssen ausreichend be- und entlüftbar sowie beheizbar und beleuchtbar sein.

Zur Praxisausstattung gehören:
* Therapiematte oder Liege
* Arbeitstisch, adaptierbar
* Arbeitsstuhl, adaptierbar
* Werktisch
* Webrahmen mit Zubehör
* Spiegel
* Funktionelles Spielmaterial für alle Altersstufen
* Material zur taktilen, taktil-kinästhetischen, propriozeptiven, vestibulären, auditiven und visuellen Wahrnehmung
* Werkzeug und Materialien für
  – Papp- und Papierarbeiten
  – Graphische Arbeiten
  – Modellierarbeiten
  – Textile Techniken
  – Flechtarbeiten
  – Holzarbeiten
  – Webarbeiten
* Psychomotorisches Übungsmaterial
* Schienenmaterial nach Bedarf.

Zulassungsfähige Berufsgruppen sind Arbeits- und Beschäftigungstherapeuten (Ergotherapeuten).

Nicht zulassungsfähige Berufsgruppen sind Motopäden, Mototherapeuten, Psychiater, Psychagogen, Psychologen, Erzieher, Arbeitserzieher, Erzieher am Arbeitsplatz, Musiktherapeut und Musiklehrer, Sonderschullehrer, Krankenschwester, Krankenpfleger, Kinderkrankenschwester, Kinderkrankenpfleger, Altenpfleger, Heilpädagogen, Heilerziehungspfleger, Altentherapeuten und sonstige soziale, pädagogische oder therapeutische Berufe (z.B. Sozialarbeiter, Spieltherapeuten, Familientherapeuten).

Die letzte Zulassungsvoraussetzung aus § 124 Abs. 2 **Ziffer 4** besteht in der Verpflichtung des Therapeuten zur Anerkennung der Versorgungsverträge. Dies sind Verträge, mit denen die Leistungsabgabe an die Versicherten der gesetzlichen Krankenkassen und die Abrechnung dieser Leistungsabgabe genauestens geregelt sind (☞ 1.5.3).

1.5.2　Heil- und Hilfsmittel-richtlinien

In der gesetzlichen Krankenversicherung gibt es eine Liste der abrechnungsfähigen Heilmittel. **Heilmittel** nennt man die Leistungen, die von Masseuren und med. Bademeistern, Physiotherapeuten, Logopäden und Ergotherapeuten in ihrem erlernten Berufsbereich angeboten werden. Gemäß § 92 SGB V hat der Bundesausschuß der Ärzte und Krankenkassen diese Liste zu erstellen. Der Bundesausschuß der Ärzte und Krankenkassen ist paritätisch mit Vertretern der gesetzlichen Krankenkassen und Ärzten besetzt. Er wird geführt von einem neutralen Vorsitzendengremium. § 92 bestimmt u.a.: *„Die Bundesausschüsse beschließen die zur Sicherung der ärztlichen Versorgung erforderlichen Richtlinien über die Gewähr für eine ausreichende, zweckmäßige und wirtschaftliche Versorgung der Versicherten; dabei ist den besonderen Erfordernissen der Versorgung psychisch Kranker Rechnung zu tragen, vor allem bei den Leistungen zur Belastungserprobung und Arbeitstherapie. Sie sollen insbesondere Richtlinien beschließen über die .. 6. Verordnung von Arznei-, Verband-, Heil- und Hilfsmittel und Krankenhausbehandlung .. 10.“* Die Heilmittelrichtlinien regeln die an die Versicherten der gesetzlichen Krankenkassen abgabefähigen und gegenüber den Krankenkassen abrechnungsfähigen Leistungen und die Art und Weise ihrer Anwendung beim Patienten. Sie bestimmen beispielsweise, daß Massage und Physiotherapie abgabe- und abrechnungsfähig sind; andere Leistungen, beispielsweise exotische fernöstliche Therapiemethoden sind wegen nicht nachgewiesener Therapieerfolge nicht abrechnungsfähig. Die Heilmittelrichtlinien bestimmen auch, daß die vom Arzt verordneten Leistungen innerhalb von 14 Tagen ab dem Zeitpunkt der Verordnung zu einer ersten Anwendung kommen müssen und bei einer Serienverordnung Intervalle von 10 Tagen nicht überschreiten dürfen. Hierdurch soll die therapeutische Wirksamkeit der Leistungsabgabe gesichert werden.

Heilmittel

Heilmittel sind persönliche medizinische Leistungen. Zu ihnen gehören:
• Maßnahmen der physikalischen Therapie
• Sprachtherapie (Logopädie)
• Beschäftigungs- und Arbeitstherapie.

Bei der Abfassung von Richtlinien ist dem Bundesausschuß folgende Gesetzesregelung vorgegeben:

Heilmittel und Leistungen der Beschäftigungs- und Arbeitstherapeuten können zu Lasten der Krankenkassen nur verordnet werden, wenn sie notwendig sind, um
• eine Krankheit zu erkennen, zu heilen, ihre Verschlimmerung zu verhüten oder Krankheitsbeschwerden zu lindern
• eine Schwächung der Gesundheit, die in absehbarer Zeit voraussichtlich zu einer Krankheit führen würde, zu beseitigen
• einer Gefährdung der gesundheitlichen Entwicklung eines Kindes entgegenzuwirken
• Pflegebedürftigkeit zu vermeiden oder zu mindern.

Heilmittel sind nur nach Maßgabe dieser Richtlinien verordnungsfähig. Neue Heilmittel dürfen nur verordnet werden, wenn der Bundesausschuß der Ärzte und Krankenkassen zuvor in diesen Richtlinien ihren therapeutischen Nutzen anerkennt und Empfehlungen für die Sicherung der Qualität bei der Leistungserbringung abgegeben hat. Heilmittel, die nicht als verordnungsfähig anerkannt sind, werden in der Anlage 2 zu den Heil- und Hilfsmittelrichtlinien aufgeführt. Eine Verordnung dieser Mittel zu Lasten der Krankenkassen kann nicht vorgenommen werden.

Bei Vorliegen von geringfügigen Gesundheitsstörungen dürfen anstelle der nach § 34 Abs. 1 SGB V von der Verordnung ausgeschlossenen Arzneimittel auch Heilmittel nicht verordnet werden. Dies gilt insbesondere für Maßnahmen der physikalischen Therapie zur Anwendung bei Erkältungskrankheiten.

Hilfsmittel

Die Heil- und Hilfsmittelrichtlinien erfassen neben den Leistungen der Masseure und med. Bademeister, Physiotherapeuten, Logopäden und Ergotherapeuten auch die Leistungen der Personen, die für die Mitglieder der gesetzlichen Krankenkassen **Hilfen** herstellen. Dabei kann es sich um Gehhilfen, Hörhilfen, Sehhilfen, orthopädisches Schuhwerk und Rollstühle handeln. Diese Zusammenfassung erfolgte aus Gründen der gemeinsamen Zuständigkeit bei Arbeitsabteilungen der Krankenkassen.

1.5.3 Versorgungsverträge

Die Heil- und Hilfsmittelrichtlinien binden zwar die gesetzlichen Krankenkassen und die Vertragsärzte an den Richtlinieninhalt. Sie entfalten jedoch nicht unmittelbar eine Bindungswirkung für die krankenkassenzugelassenen Therapeuten. Dieser Personenkreis wird erst durch die Versorgungsverträge, vormals auch Rahmenverträge genannt, fest in das Recht der Leistungsabgabe und Leistungsabrechnung einbezogen. Diese Verträge finden ihre Rechtsgrundlage in § 125 Sozialgesetzbuch V (SGB V).

Verträge zwischen Landesverbänden der Krankenkassen sowie Verbänden der Ersatzkassen mit Leistungserbringern oder Verbänden der Leistungserbringer legen Einzelheiten der Versorgung mit Heilmitteln sowie deren Preise und Abrechnung fest. Diese gelten für deren Mitgliedskassen. Die vereinbarten Preise sind Höchstpreise. Die Versorgungsverträge regeln, wer die therapeutische Leistung gegenüber den Versicherten der Krankenkassen abgeben darf. Ein Masseur kann einen weiteren Masseur anstellen. Dieser darf Versicherte der gesetzlichen Krankenkassen behandeln, wenn er seine Berufsausbildung erfolgreich abgeschlossen hat. Ein Masseur darf auch einen Physiotherapeuten beschäftigen. Dieser muß jedoch neben der abgeschlossenen Berufsausbildung auch die berufspraktische Erfahrungszeit von zwei Jahren durchlaufen haben. Der Grund für diese zusätzliche Anforderung ist in der unvollständigen Möglichkeit der Praxisführung durch den Masseur und med. Bademeister zu sehen. Dieser kann zwar den Physiotherapeuten in Berufsbereichen, die beide Personen erlernt haben, zur Selbständigkeit und Sicherheit im Umgang mit Patienten und in der Abrechnung von Leistungen führen, nicht aber in jenem Berufsbereich, den er selbst nicht, sondern nur der Physiotherapeut erlernt hat. Folglich muß ein Physiotherapeut oder ein angestellter Logopäde oder Beschäftigungs- und Arbeitstherapeut neben der abgeschlossenen Berufsausbildung bei einer abhängigen Beschäftigung in einer Massagepraxis ebenfalls die berufspraktische Erfahrungszeit von zwei Jahren nachweisen können. Gleiches gilt natürlich auch, wenn beispielsweise ein Physiotherapeut einen Logopäden oder Beschäftigungs- und Arbeitstherapeuten beschäftigen sollte.

Die Versorgungsverträge bestimmen auch, wann und unter welchen Voraussetzungen sich ein zugelassener Praxisinhaber in seiner Praxis vertreten lassen kann. Vertretungsmöglichkeiten gibt es insbesondere bei Krankheit, Schwangerschaft und Wehr-

bzw. Ersatzdienst, aber auch aus anderen Gründen.

Die Abrechnung der vom Therapeuten erbrachten Leistungen an Versicherte der gesetzlichen Krankenkassen ist in den Verträgen nach § 125 SGB V und im Gesetz (§ 302 SGB V) geregelt. Auch die Zahlungsziele, Verfristungsabreden und Abrechnungsmodalitäten sind vereinbart.

Durch die Versorgungsverträge werden Inhalte der Heil- und Hilfsmittelrichtlinien zwischen den Vertragspartnern Krankenkassen und Masseuren und med. Bademeistern bzw. Physiotherapeuten verbindlich gemacht. Die Anerkennung dieser Verträge ist eine Voraussetzung der Zulassung zu den gesetzlichen Krankenkassen(☞ 1.5.1). Die Zulassung ist ein Verwaltungsakt. Die Versorgungsverträge sind nach überwiegender Rechtsansicht privatrechtlicher Natur, aber den Sozialgerichten zugeordnet.

1.5.4 Partnerschaftlicher Gedanke

Das Krankenkassenrecht wird laufend vom Gesetzgeber überarbeitet. Zu den bedeutenden Eckdaten in dieser Geschichte gehört das 1979 geschaffene *Gesundheitsreformgesetz,* das *Gesundheitsstrukturgesetz* aus dem Jahre 1993 und die zweite Stufe dieser Gesundheitsstruktur aus dem Jahre 1997. Die zweite Stufe der Reform hatte für die Mitglieder der medizinischen Fachberufe bedeutsame Veränderungen mit sich gebracht. Diese Veränderungen sind in den §§ 92 und 125 Sozialgesetzbuch V (SGB V) enthalten. Neben anderen Texten ist durch die Neuordnung des SGB V folgende Bestimmung in das Gesetz aufgenommen worden: *„Vor der Entscheidung des Bundesausschusses über die Richtlinien zur Verordnung von Heilmitteln nach Abs. 1 Satz 2 Nr. 6 ist den in § 125 Abs. 1 Satz 1 genannten Organisationen der Leistungserbringer Gelegenheit zur Stellungnahme zu geben. Die Stellungnahme ist in die Entscheidung einzubeziehen.“* § 125 hat die

Verpflichtung für die Spitzenverbände der Krankenkassen begründet, mit den maßgeblichen Spitzenorganisationen der Heilmittelerbringer gemeinsam Rahmenempfehlungen über eine einheitliche Versorgung mit Heilmitteln zu erarbeiten.

Durch diese Normänderungen ist zwischen den **Verbänden der gesetzlichen Krankenkassen** und den **Spitzenorganisationen der Leistungserbringer** eine partnerschaftliche Zusammenarbeit begründet worden. Die Spitzenorganisationen der Leistungserbringer sind die privaten Verbände mit der selbstgestellten Aufgabe der Beratung und Betreuung ihrer Mitglieder. Zu diesen Verbänden gehören große Organisationen wie der Deutsche Verband für Physiotherapie – Zentralverband der Physiotherapeuten/Krankengymnasten (ZVK) oder der Verband Physikalische Therapie – Vereinigung für die physiotherapeutischen Berufe (VPT) e.V., VDB-Physiotherapeutenverband e.V., Berufs- und Wirtschaftsverband der Selbständigen in der Physiotherapie, Interessenverband Freiberuflicher Krankengymnasten e.V. (IFK), Deutscher Bundesverband für Logopädie e.V. (DBL), Deutscher Verband der Ergotherapeuten (Beschäftigungs- und Arbeitstherapeuten) e.V. Durch die Einbeziehung dieser Organisationen in § 92 SGB V ist es vorgeschrieben, bei Änderungen der Heilmittelrichtlinien diese Organisationen anzuhören. Es ist weiter gefordert, daß die Stellungnahmen dieser Organisationen in die Entscheidung des Bundesausschusses der Ärzte und Krankenkassen einzubeziehen sind. Ganz offensichtlich wollte der Gesetzgeber mit dem geänderten Gesetzestext die Sachkompetenz der privaten Heilmittelverbände in die Überlegungen des Bundesausschusses einbeziehen. Gleiches gilt für die rahmenvertragliche Gestaltung nach Maßgabe des § 125 SGB V, wenn auch hier die gesetzlichen Krankenkassen und die Verbände der Leistungserbringer als Vertragspartner gegenüberstehen.

Der Bundesausschuß der Ärzte und Krankenkassen ist nicht verpflichtet, sich mit Anregungen der Berufsverbände auseinanderzusetzen. Das Gesetz verpflichtet den Bundesausschuß lediglich, bei allen von ihm zu treffenden Maßnahmen den Spitzenorganisationen der Leistungsanbieter eine Anhörung zu ermöglichen und die Meinung dieser Organisationen in diese Entscheidung mit aufzunehmen.

> Die in einer Kleinstadt des Ruhrgebietes praktizierenden Therapeuten haben anläßlich einer Studienreise nach China eine fernöstliche Heilbehandlung nach einer Meridiantheorie erlernt. Sie gründen einen Verein zur Förderung dieser Behandlungsmethode. Da sie überzeugt sind von der therapeutischen Wirksamkeit, fordern sie vom Bundesausschuß der Ärzte und Krankenkassen Aufnahme dieser Therapie in die Heilmittelrichtlinien.
> Muß der Bundesausschuß der Ärzte und Krankenkassen die Methode in die Heilmittelrichtlinien aufnehmen und muß er sich mit der Wirksamkeit dieser Methode auseinandersetzen?

Nicht jede Organisation von Leistungserbringern besitzt ein Anhörungsrecht bei der Gestaltung von Heilmittelrichtlinien. Im Gesetz sind die zu berücksichtigenden Verbände der Therapeuten als die für die Wahrnehmung der Interessen der Heilmittelerbringer maßgeblichen Spitzenorganisationen auf Bundesebene bezeichnet. Daher richtet sich die Aufforderung nach Beachtung nur auf jene großen Verbände, die bundesweit agieren.

1.5.5 Verlust der Kassenzulassung

Der Verlust der Kassenzulassung droht, wenn ein zugelassener Therapeut die Zulassungsvoraussetzungen nicht mehr erfüllt. Dies ist nach § 124 Abs. 2 Ziffer 1 (☞ 1.5.1) der Fall, wenn der Zugelassene die Erlaubnis zur Führung der Berufsbezeichnung verliert. Dies kann geschehen, wenn er sich eines Verhaltens schuldig gemacht hat, aus dem sich die Unzuverlässigkeit zur Ausübung des Berufs ergibt. Ein Widerruf der Zulassung kann auch erfolgen, weil die nach Ziffer 3 für die Behandlung der Krankenkassenversicherten notwendigen geeigneten und zweckmäßigen Einrichtungen (☞ 1.5.1) nicht mehr zur Verfügung stehen. Ein Widerruf ist ebenfalls möglich, wenn die Versorgungsverträge nach § 125 SGB V (☞ 1.5.3) nicht mehr anerkannt werden.

> Ein Therapeut rechnet gegenüber den gesetzlichen Krankenkassen Leistungen ab, die er nicht in dem Maße und Umfang erbracht hat, wie die Rahmenverträge mit den ihnen angeschlossenen Leistungsbeschreibungen vorsehen.
> Kann die Zulassung dieses Therapeuten widerrufen werden?

Wer die Bestimmungen der geltenden Versorgungsverträge ignoriert und beispielsweise Leistungen abrechnet, die er nicht in dem vom Vertrag und den Anlagen zum Vertrag genannten Umfang erbracht hat, gibt damit zu erkennen, daß er sich durch den Vertrag nicht mehr gebunden fühlt. In diesem Falle kann die Zulassung widerrufen werden wegen Wegfall der Zulassungsvoraussetzungen in § 124 Abs. 2 Ziffer 4 (☞ 1.5.1). Eine Beendigung der Zulassung ist natürlich auch durch freiwillige Aufgabe möglich. Die Sozialgerichte haben festgestellt, daß andere Gründe als die im Gesetz genannten nicht zum Widerruf führen können. Selbstverständlich endet die Zulassung auch durch den Tod des zugelassenen Leistungsanbieters.

1.6 Zusammenarbeit mit anderen Berufsträgern

Berufskammern

Bestimmte „freie Berufe" sind verkammert, andere nicht. Bei den verkammerten Berufen ist die Mitgliedschaft in der Berufskammer Voraussetzung für die Berufsausübung. Die Arzt-, Zahnarzt- oder Apothekerberufe sind verkammerte Berufe. Die Berufskammern sind Körperschaften des öffentlichen Rechts. Verkammerte Berufe haben ein bestimmtes Berufsrecht.

Es gehört zur verfassungsmäßig garantierten Berufsausübungsfreiheit, daß sich Mitglieder bestimmter Berufe mit Mitgliedern des gleichen und auch anderer Berufe gesellschaftlich verbinden können. Die Verfassung bestimmt jedoch, daß dies nicht uneingeschränkt gilt. Gesetze können das verfassungsmäßig reglementierte Recht einschränken.

1.6.1 Zusammenarbeit mit dem Arzt

Das Berufsrecht der Ärzte wird erfaßt in Landesberufsordnungen, welche durch die Ärztekammern der einzelnen Bundesländer meist auf Vorschlag der Bundesärztekammer erlassen werden. Die Bundesärztekammer kann nicht unmittelbar wirkendes Berufsrecht verabschieden, da diese Sachkompetenz den Ländern übertragen ist. In den Berufsordnungen der einzelnen Länder war bis vor kurzem eine kooperative Zusammenarbeit nur unter Ärzten vorgesehen.

Die Berufsordnungen haben sich für eine Zusammenarbeit von Ärzten und anderen Mitgliedern medizinischer Berufe geöffnet. Dies geschah durch Einfügung einer Vorschrift in die Landesärzteordnungen, die in den meisten Fällen als „Kooperative Berufsausübung zwischen Ärzten und Angehörigen anderer Fachberufe" § 23 a gekennzeichnet ist. Inhaltlich ähneln sich diese Bestimmungen, in vielen Fällen sind sie wörtlich gleich und lauten: *„Ärzte können sich auch mit selbständig tätigen und zur eigenverantwortlichen Berufsausübung befugten Angehörigen der Berufe nach Abs. 2 zur kooperativen Berufsausübung zusammenschließen (medizinische Kooperationsgemeinschaft). Die Kooperation ist nur in der Form einer Partnerschaftsgesellschaft nach dem Partnerschaftsgesellschaftsgesetz oder aufgrund eines schriftlichen Vertrages über die Bildung einer Kooperationsgemeinschaft in der Rechtsform einer Gesellschaft des bürgerlichen Rechts gestattet .."*

Ärzte können sich mit einem oder mehreren Angehörigen folgender Berufe zu einer medizinischen Kooperationsgemeinschaft zusammenschließen:
• Akademische Berufe
• Staatlich anerkannte Berufe und weitere Berufe im Gesundheitswesen
  – Hebammen
  – Logopäden und Angehörige gleichgestellter fachtherapeutischer Berufe
  – Ergotherapeuten
  – Angehörige der Berufe in der Physiotherapie
  – Medizinisch-technische Assistenten
  – Angehörige staatlich anerkannter Pflegeberufe
  – Diätassistenten.

An die Zusammenarbeit stellen die Berufsordnungen etliche weitere Voraussetzungen:
• Die eigenverantwortliche und selbständige Berufsausübung des Arztes muß gewahrt bleiben
• Die Verantwortungsbereiche der Partner gegenüber den Patienten müssen getrennt bleiben
• Medizinische Entscheidungen, insbesondere über Diagnostik und Therapie hat ausschließlich der Arzt zu treffen

• Der Grundsatz der freien Arztwahl muß gewahrt bleiben
• Der behandelnde Arzt muß zur Unterstützung in seinen diagnostischen Maßnahmen oder zur Therapie auch andere als in der Gemeinschaft kooperierende Berufsangehörige hinzuziehen können
• Die Einhaltung der berufsrechtlichen Bestimmung der Ärzte muß Beachtung finden.

Ein Arzt kann sich natürlich auch an anderen Geschäften beteiligen. In diesen Fällen darf jedoch nicht die Heilkunde am Menschen ausgeübt werden. Diese Regelung ist auch in den Berufsordnungen festgeschrieben.

1.6.2 Zusammenarbeit mit Mitgliedern medizinischer Fachberufe

Die medizinischen Fachberufe sind keine verkammerten Berufe. Infolgedessen haben sie kein eigenes Berufsrecht. Das Gesetz über die Berufe in der Physiotherapie (Masseur- und Physiotherapeutengesetz – MPhG) und die Ausbildungs- und Prüfungsverordnungen von Masseuren und med. Bademeistern und Physiotherapeuten sagen nichts darüber aus, wie der Beruf ausgeübt wird. Die Berufsordnung der Ärzte schreibt beispielsweise vor, daß dem Arzt Werbung untersagt ist und welches Maß das ärztliche Praxisschild nicht überschreiten sollte. Derartige Vorschriften gibt es für die Mitglieder der medizinischen Fachberufe nicht. Daher kann es aus Sicht dieser Berufe keine Bestimmung geben, die einen Zusammenschluß gleicher oder unterschiedlicher Berufsträger regelt. Nur in den Versorgungsverträgen mit den gesetzlichen Krankenkassen (☞ 1.5.3) könnten Einschränkungen für die Versorgung der Versicherten der gesetzlichen Krankenkassen eingebracht werden, aber auch hier ist zu beachten, daß eine ohne Gesetz vorgenommene Berufsausübungsbeschrän-

kung ernsthaften verfassungsmäßigen Bedenken begegnen muß. Mitglieder aller medizinischer Fachberufe können daher miteinander kooperieren. Es wird dies aus der
Sicht des Patienten sogar als vorteilhaft
angesehen. Dem Patienten werden weite
Wege, die er zu unterschiedlichen Behand-
lern zurücklegen müßte, erspart.

1.7 Berufsverbände und Organisationen

1.7.1 Masseure und med. Bademeister

Masseure und med. Bademeister werden
betreut vom
- **Verband Physikalische Therapie –
  Vereinigung für die physiotherapeutischen
  Berufe (VPT) e.V.**
  Hofweg 15
  22085 Hamburg
- **VDB Physiotherapieverband e.V.**
  Berufs- und Wirtschaftsverband der Selb-
  ständigen in der Physiotherapie
  Prinz Albert Str. 41
  53113 Bonn
  und einigen regionalen Organisationen.

Diese Organisationen bieten Fort- und Weiterbildungsmöglichkeiten an. Weiterbildung
ist notwendig und spezialisiert nicht nur,
sondern qualifiziert auch auf zusätzlichen
medizinischen Fachgebieten wie: manuelle
Lymphdrainage, komplexe physikalische
Entstauungstherapie, Sportphysiotherapie,
Chirogymnastik, rheumatologische Grup-
pentherapie, Rückenschule, Übungsleiter für
Osteoporose und Koronargruppen, medizinisches Aufbautraining, Dehnungs- und Ent-
spannungstechniken, Reflexzonentherapie,
Manipulativmassage, Fußreflexzonenthera-
pie, Colonbehandlung, etc. Die Fächer, in
denen fort- und weitergebildet wird, sind so

zahlreich, daß eine Aufzählung an dieser
Stelle nicht erfolgen kann. Die Fort- und
Weiterbildung findet in ein- oder mehrtägi-
gen, meist am Wochenende stattfindenden
Kursen statt, die in den einschlägigen Fach-
zeitungen, jeweils nach Ländern geordnet,
bekanntgegeben werden.

1.7.2 Physiotherapeuten

Für Physiotherapeuten werden Fort- und
Weiterbildungsmöglichkeiten ebenfalls in
erster Linie von Berufsorganisationen ange-
boten und in den zugehörigen nachfolgend
genannten Fachzeitschriften veröffentlicht
Ausgebildet wird von
- **Deutscher Verband für Physiotherapie –
  Zentralverband der Physiotherapeuten/
  Krankengymnasten (ZVK) e.V.**
  Deutzer Freiheit 72–74
  50679 Köln
- **Verband Physikalische Therapie –
  Vereinigung für die physiotherapeutischen
  Berufe (VPT) e.V.**
  Hofweg 15
  22085 Hamburg
- **Interessenverband freiberuflicher
  Krankengymnasten e.V.**
  IFK, Mörsenbroicher Weg 75
  40470 Düsseldorf
- **VDB Physiotherapieverband e.V.**
  Berufs- und Wirtschaftsverband der Selb-
  ständigen in der Physiotherapie
  Prinz Albert Str. 41
  53113 Bonn.

In den Fachzeitschriften werden Fort- und
Weiterbildungsmaßnahmen zu Methoden
wie z.B. Funktionelle Bewegungslehre nach
Klein-Vogelbach, Brunkow, Bobath, Manuelle Therapie, Medizinisches Aufbautraining, PNF, Sportmedizin, Vojta, Cyriax und
viele andere Techniken oder Behandlungsmethoden angeboten.
  Die Fortbildungsveranstaltungen bestehen aus Eintages- oder Mehrtagesveranstal-
tungen, die, um berufstätige Therapeuten

den Besuch zu ermöglichen, meistens an Wochenenden stattfinden.

1.7.3   Logopäden

Logopäden haben sich im **Deutschen Bundesverband für Logopädie (DBL) e.V.**, Augustinusstraße 11 a, 50226 Frechen, zusammengeschlossen.

Der Verband strebt ebenfalls die wissenschaftliche und praktische Fortbildung seiner Mitglieder sowie die Weiterentwicklung logopädischer Untersuchungs- und Behandlungsmethoden an. Er vertritt die berufsrechtlichen und sozialen Angelegenheiten seiner Mitglieder. Nach Ansicht des DBL ist der für das Gebiet der Bundesrepublik Deutschland notwendige Mindestbedarf an Logopäden noch nicht erreicht.

1.7.4   Beschäftigungs- und Arbeitstherapeuten

Beschäftigungs- und Arbeitstherapeuten in der Bundesrepublik Deutschland sind mehrheitlich im **Deutschen Verband der Ergotherapeuten e.V.**, 76303 Karlsbad Ittersbach, organisiert.

Zu den wichtigsten Tätigkeiten dieses Verbandes gehört die berufliche Fort- und Weiterbildung. Der Berufsverband strebt wie alle anderen hier genannten Organisationen die Sicherung der Ausbildungs- und Fort- und Weiterbildungsqualität an.

1.8   Vergleichbare Berufe in der Europäischen Union und im sonstigen Ausland

Berufskunde

Physiotherapeut

Den Beruf des Physiotherapeuten gibt es in jedem Land, welches einen höheren medizin-wissenschaftlichen Standard erreicht hat. Insbesondere in anderen Ländern der Europäischen Union ist der Beruf mit gleicher oder ähnlicher Berufsbezeichnung vorhanden. In Belgien gibt es den Beruf in der Kinesitherapie, in Dänemark den Fysioterapeut, in England die Physeotherapists, in Frankreich den Masseur-Kinésithérapeute, in Griechenland kümmert sich um die Belange der Physiotherapeuten die Panellinios Sylogos Phisiotherapefton, um nur einige Bereiche zu nennen. Eine weltumspannende Organisation für Physiotherapeuten ist die **World Confederation for Physical Therapy (WCTP)** .

Masseur und med. Bademeister

Der Masseurberuf ist dagegen in anderen Ländern der EU und außerhalb Europas nicht in gleicher Form vertreten. In Frankreich wurde er schon 1946 mit dem Kinesitherapeuten zum Einheitsberuf gemacht, in Luxemburg und Österreich gibt es den Masseur, wenngleich dieser in Österreich erheblich kürzer und nicht vergleichbar mit der Bundesrepublik Deutschland ausgebildet wird. In den asiatischen Ländern ist der Beruf weit verbreitet.

Logopäde und Beschäftigungs- und Arbeitstherapeut

Logopäden und Beschäftigungs- und Arbeitstherapeuten sind in allen medizinisch entwickelten Ländern vertreten. Weltumspannende Organisationen für Logopäden sind:

- **International Association of Logopedists and Phoniatrists,** President Prof. M. Nasser Kothby, 11 El Ansary Street, Manshiet El Bakry, ET-11341 Cairo, Egypt
- **World Federation of Occupational Therapists** W.F.O.T., Dept. Of OT., Health Sciences Centre, University of Western Ontario, London, Ont., Canada, NGA 5C1.

Europäische Richtlinien

Die Richtlinien informieren über die Niederlassungsmöglichkeiten von Berufsträgern in einem Gastland. Sie sind vergleichbar mit den deutschen Rahmengesetzen nach Artikel 75 GG. Die Richtlinien schaffen in den einzelnen Ländern der EU nicht unmittelbar geltendes Recht, verpflichten aber die Länder, sich nach dem Richtlinieninhalt zu verhalten. Für die Berufe in der Physiotherapie, der Logopädie und Beschäftigungs- und Arbeitstherapie sind wichtig:

- **die Richtlinie 89/48/EWG des Rates vom 21.12.1988** (sog. Hochschulrichtlinie) über eine allgemeine Regelung zur Anerkennung der Hochschuldiplome, die eine mindestens dreijährige Berufsausbildung abschließen und
- **die Richtlinie 92/51/EWG des Rates vom 18.06.1992** über eine zweite allgemeine Regelung zur Anerkennung beruflicher Befähigungsnachweise in Ergänzung der Richtlinie 89/48/EWG, geändert durch die Richtlinie 94/38/EG der Kommission insbesondere auf Artikel 15 sowie die Richtlinie 95/43/EG der Kommission vom 20.07.1995 zur Änderung der Anhänge C und D der Richtlinie 92/51/EWG des Rates über eine zweite allgemeine Regelung zur Anerkennung beruflicher Befähigungsnachweise in Ergänzung zur Richtlinie 89/48/EWG.

Bedeutung der Hochschulrichtlinie und der Hochschulergänzungsrichtlinie für Physiotherapeuten, Logopäden und Beschäftigungs- und Arbeitstherapeuten

Die Hochschulrichtlinie löste die Harmonisierung der Einzelberufe im Bereich der Europäischen Gemeinschaft ab. Bis zu ihrer Schaffung hatte man in allen Mitgliedstaaten der Europäischen Gemeinschaft die dort vertretenen Berufe miteinander verglichen und in berufsrechtlichen Richtlinien Vorschriften erlassen, wie und unter welchen Voraussetzungen beispielsweise der italienische Arzt in der Bundesrepublik Deutschland tätig werden könnte und umgekehrt. Aufgrund der ungeheuren Vielzahl der Berufe sah man 1984 die berufsrechtliche Einzelregelung als undurchführbar an und versuchte, durch eine einzelne Richtlinie alle noch nicht harmonisierten Berufe für alle Mitgliedstaaten einheitlich zu regeln. Hierdurch sollte der Austausch eines Berufsträgers in ein anderes Mitgliedsland und die an einen solchen Niederlassungswechsel geknüpften Auflagen geregelt werden. Die Hochschulrichtlinie erwies sich jedoch bald zur berufsrechtlichen Regelung aller in den Mitgliedstaaten vorkommenden Berufsangleichungen als ungeeignet.

Die Hochschulrichtlinie unterteilt Universitätsausbildungen von drei und mehr Jahren. Der akademische holländische Physiotherapeut wird beispielsweise in einer Hochschule in drei Jahren oder längerer Zeit ausgebildet. Der in der Bundesrepublik ausgebildete Physiotherapeut hat als Zulassungsvoraussetzung für seinen Beruf mittlere Reife; seine Ausbildung vollzieht sich an einer Berufsfachschule. Für den niederländischen und den deutschen Physiotherapeuten gibt es nach der allgemeinen Regelung durch die Hochschulrichtlinie keine vergleichbaren Ausbildungsverläufe (nur bei gleichen Voraussetzungen des dreigeteilten Systems greift die Hochschulrichtlinie und vermittelt die Niederlassungsmöglichkeit in einem Besucherstaat).

Deshalb wurde in Ergänzung der Hochschulrichtlinie eine weitere Richtlinie geschaffen, die für den deutschen Physiotherapeuten mit mittlerer Reife und dreijähriger Ausbildung im Beruf die Niederlassungsmöglichkeit z.B. auch in den Niederlanden eröffnet, obwohl dort an die berufliche Ausbildung höhere Zugangsvoraussetzungen und die höhere schulische Qualität (im Sinne des Schulrechts) der Ausbildungsstätte verlangt wird. Die britische Staatsbürgerin kann aufgrund der Richtlinie ihre berufliche Niederlassung in München erzwingen. Falls Ausbildungsdefizite bestehen, kann das Aufnahmeland den Besuch eines Anpassungslehrgangs oder (nach Wahl des Aufzunehmenden) das Ablegen einer Eignungsprüfung verlangen. Das gleiche wie für Physiotherapeuten gilt für Logopäden und Beschäftigungs- und Arbeitstherapeuten.

Berufskunde

2 Aufbau und Aufgaben des Gesundheitswesens

Das Gesundheitswesen teilt sich in folgende Bereiche:
- **Öffentliches Gesundheitswesen** mit den Gesundheitsbehörden aller Ebenen, die sich hauptsächlich der Gesundheitspflege, der Überwachung von Gesundheitseinrichtungen und der gesundheitlichen Gesamtsituation sowie der Seuchenbekämpfung widmen
- **Krankenhauswesen** mit verschiedenen Trägern und Behandlungsschwerpunkten
- **Bereich der ambulanten Versorgung** durch niedergelassene Ärzte, der die Betreuung Kranker und Vorsorge- bzw. Früherkennungsmaßnahmen umfaßt.

Das oberste gemeinsame Ziel aller im Gesundheitswesen tätigen Einrichtungen hat die WHO wie folgt definiert: „Gesundheit ist nicht nur das Freisein von Krankheiten, sondern der Zustand des vollständigen körperlichen, psychischen und sozialen Wohlbefindens".

2.1 Internationale Organisationen im Gesundheitswesen

Weltgesundheitsorganisation (WHO)

Am 7. April 1948 wurde die WHO (World Health Organization) als Sonderbehörde der UNO (United Nations Organization) gegründet. Der Hauptsitz ist in Genf, außerdem gibt es noch 6 weitere Regionalbüros; das für Europa ist in Kopenhagen.

Die WHO hat zum Ziel, die Gesundheit der Völker aller Länder zu schützen und zu fördern. Sie bearbeitet fast alle international wichtigen Gesundheitsfragen und unterstützt alle Regierungen beim Aufbau und der Weiterentwicklung des Gesundheitswesens.

Die Organe der WHO sind die **Vollversammlung** (faßt die Beschlüsse), der **Exekutivrat** (überwacht die Beschlußführung) und das **Sekretariat** (Verwaltung und Beauftragung der Regionalbüros).

Aufgaben der WHO
- Bekämpfung von Tuberkulose, Malaria, Cholera, Gelbfieber, Fleckfieber, Pest, Kinderlähmung, Geschlechtskrankheiten, AIDS und anderer übertragbarer Krankheiten
- Kontrolle aller suchterzeugenden Arzneimittel und Rauschgifte
- Internationale Standardisierung von Heilmitteln

• Weltweite Förderung der Ausbildung und Fortbildung von Personal für das Gesundheitswesen, vor allem in den Entwicklungsländern.

An jedem Jahrestag der Gründung findet der Weltgesundheitstag statt, der einem für alle Länder bedeutsamen gesundheitspolitischen Thema gewidmet ist.

Europarat und Europäische Gemeinschaft (EG)

Europarat

Im Westen Europas befassen sich auch Europarat und EG neben ihren vielfältigen Aufgaben im Wirtschafts- und Sozialbereich mit Gesundheitsfragen.

Der 1949 gegründete Europarat hat 20 Mitgliedsstaaten und seinen Sitz in Straßburg. Er paßt die Erkenntnisse, Richtlinien und Normen der WHO an die politischen und wirtschaftlichen Verhältnisse der Mitgliedsländer an und gibt grundsätzliche Empfehlungen und Rechtsgrundlagen für die Durchführung.

Aufgaben des Europarates
• Berücksichtigung der Gesunderhaltung des Menschen bei Stadt- und Landesplanung, Luftreinhaltung, Lärmbekämpfung und Arbeitsplatzgestaltung
• Zusammenarbeit beim Austausch von Blut und Blutprodukten und bei Organspenden und Organtransplantationen
• Rehabilitation Behinderter.

Europäische Gemeinschaft

Die Europäische Gemeinschaft mit ihren derzeit 15 Mitgliedsländern und Hauptsitz in Brüssel bemüht sich um eine einheitliche Rechtssituation im Gesundheitswesen. Bestimmte sozialpolitische Aufgaben bleiben den Mitgliedsstaaten vorbehalten.

Aufgaben der Europäischen Gemeinschaft
Schwerpunkte sind:
• Gegenseitige Anerkennung von Prüfungszeugnissen und Diplomen
• Arzneimittel- und Lebensmittelrecht
• Freies Niederlassungsrecht und freier Dienstleistungsverkehr für Heil- und Heilhilfsberufe.

2.2 Organisation des öffentlichen Gesundheitswesens

2.2.1 Auf Bundesebene

Bundesministerium für Gesundheit (BMG)

Die oberste Gesundheitsbehörde auf Bundesebene war bis zum Januar 1991 das *Bundesministerium für Jugend, Familie, Frauen und Gesundheit (BMJFFG)* mit Sitz in Bonn. Ein Teil der ursprünglichen Zuständigkeiten war 1977 auf das *Bundesministerium für Arbeit und Sozialordnung* übergegangen (z.B. Krankenhauswesen, medizinische Rehabilitation, Gebührenordnung, Arbeits- und Sozialrecht).

Am 18. Januar 1991 wurden die umfassenden Aufgaben des BMJFFG erweitert und aufgeteilt auf die folgenden neu geschaffenen Ministerien:
• Bundesministerium für Gesundheit.
• Bundesministerium für Familie und Senioren
• Bundesministerium für Frauen und Jugend.

Gesundheitswesen

Aufgaben des Bundesministeriums für Gesundheit

Für den Gesundheitsbereich ist jetzt das Bundesministerium für Gesundheit zuständig. **Seine Aufgabengebiete umfassen:**

- Gesundheitsschutz, Impfwesen, Krankheits- und Seuchenbekämpfung
- Gesundheitserziehung, Gesundheitsfürsorge, Rehabilitation
- Internationales Gesundheitswesen
- Berufe des Gesundheitswesens
- Hygiene, Umweltradioaktivität
- Forschungsförderung
- Krankenhaus- und Pflegesatzwesen, Altenpflege
- Krankenversicherung
- Apotheken- und Arzneimittelwesen, Arzneimittelsicherheit
- Lebensmittelwesen, Schlachttier- und Fleischbeschau.

Nachgeordnete Dienststellen

Das BMG wird von Kommissionen, Fachausschüssen und Beiräten, von denen der bedeutendste der **Bundesgesundheitsrat** ist, beraten und unterstützt. Wichtige, dem BMG nachgeordnete Dienststellen sind außerdem:

- **Bundeszentrale für gesundheitliche Aufklärung** mit Sitz in Köln. Sie erarbeitet Richtlinien zur praktischen Gesundheitserziehung und Gesundheitsaufklärung, koordiniert diesen Bereich und bildet das dazu erforderliche Personal aus und weiter
- **Deutsches Institut für Medizinische Dokumentation und Information** in Köln. Es muß alle in- und ausländischen Informationen aus dem Gebiet der Medizin und ihrer Randgebiete erfassen, auswerten und speichern
- **Bundesamt für Sera und Impfstoffe.** Es arbeitet als selbständige Bundesoberbehörde, erforscht und prüft Sera und Impfstoffe, läßt sie für den Gebrauch zu und überwacht ihre Anwendung.

Nachfolgeeinrichtungen des Bundesgesundheitsamtes

Das 1952 errichtete **Bundesgesundheitsamt** mit Sitz in Berlin war eine zentrale wissenschaftliche Einrichtung des Bundes auf dem Gebiet des öffentlichen Gesundheitswesens mit einer vom Kaiserlichen Gesundheitsamt über das spätere Reichsgesundheitsamt reichenden 118jährigen Tradition.

Mit seiner Zentralabteilung und sieben wissenschaftlichen angegliederten Instituten widmete es sich besonders den Arbeitsfeldern: Bekämpfung von Infektionskrankheiten, Umwelthygiene, Strahlenschutz, gesundheitlicher Verbraucherschutz, Epidemiologie, Veterinärmedizin und Arzneimittelsicherheit.

Mit dem *BGA-Nachfolgegesetz* wurde das Bundesgesundheitsamt am 1. Juli 1994 in vier voneinander unabhängige Bereiche überführt. Das frühere BGA-Institut für Wasser-, Boden- und Lufthygiene wurde Teil des Bundesumweltamtes und gehört damit zum Geschäftsbereich des Bundesministeriums für Umwelt, Naturschutz und Reaktorsicherheit.

Die Gesundheitsbehörden auf Bundesebene haben keine gesetzgebende Gewalt. Sie dürfen aufgrund ihrer Erfahrungen und Forschungstätigkeit Gesetze vorschlagen und bei Gesetzesentwürfen beraten. Sie müssen auch die Einhaltung der erlassenen Gesetze überwachen.

Die Gesetze auf dem Gebiet des Gesundheitswesens werden teils vom Bundestag, teils von den Länderparlamenten erlassen. Im einzelnen richtet sich das nach der Zuständigkeitsverteilung zwischen Bund und Ländern.

Im Geschäftsbereich des Bundesministeriums für Gesundheit wurden drei selbständige Bundesoberbehörden mit Sitz in Berlin gegründet.

Gesundheitswesen

Robert-Koch-Institut

Das Robert-Koch-Institut ist ein Bundesinstitut für Infektionskrankheiten und nicht übertragbare Krankheiten.

Aufgaben

- Erkennung, Verhütung und Bekämpfung von übertragbaren und nicht übertragbaren Krankheiten, AIDS-Zentrum
- Epidemiologische Untersuchungen von Krankheiten sowie Dokumentation und Information
- Risikoerfassung und -bewertung bei gentechnisch veränderten Organismen und Produkten, Durchführung des Gentechnikgesetzes, Humangenetik.

Bundesinstitut für gesundheitlichen Verbraucherschutz und Veterinärmedizin

Aufgaben

- Sicherung des Gesundheitsschutzes im Hinblick auf Lebensmittel, Tabakerzeugnisse, kosmetische Mittel und sonstige Bedarfsgegenstände, Pflanzenschutz- und Schädlingsbekämpfungsmittel sowie Chemikalien
- Dokumentation und Information zum Vergiftungsgeschehen sowie Schutz des Menschen vor Krankheiten, die von Tieren auf Menschen übertragen werden können
- Zulassung von Tierarzneimitteln sowie Ersatz- und Ergänzungsmethoden zu Tierversuchen und Tierschutz.

Bundesinstitut für Arzneimittel und Medizinprodukte

Aufgaben

- Bewertung und Zulassung von Arzneimitteln auf der Grundlage analytischer, pharmakologischer und klinischer Prüfungen
- Überwachung des Verkehrs mit Betäubungsmitteln
- Zentrale Risikoerfassung sowie Durchführung von Maßnahmen zur Risikoabwehr bei Medizinprodukten.

2.2.2 Auf Landesebene

Oberste Landesbehörden

Auf Landesebene liegt die oberste Zuständigkeit für Gesundheitsfragen bei einem Ministerium (in den Stadtstaaten beim Senatsamt), das neben diesem Bereich oft noch verwandte Gebiete wie z.B. Arbeits- und Sozialrecht behandelt.

Aufgaben der obersten Landesbehörden

Die wichtigsten Aufgaben dieser Gesundheitsbehörden sind:

- Entsprechende Verwaltungsvorschriften, die für die Durchführung der vom Bund erlassenen Gesetze sorgen
- Vorbereitung und Beratung von Gesetzen, die auf Landesebene erlassen werden dürfen
- Aufsicht über nachgeordnete Dienststellen
- Aufsicht über Krankenhäuser
- Überwachung des Arzneimittelverkehrs
- Überwachung der Berufstätigkeit von ärztlichen und nichtärztlichen Heilberufen und teilweiser Mitwirkung bei den Prüfungen nichtärztlicher Heilberufe.

Mittelbehörden

Größere Bundesländer haben in ihren einzelnen Regierungsbezirken eigene leitende Gesundheitsbehörden eingerichtet, die Mittelbehörden. Diese übernehmen für den Regierungsbezirk die ihnen von der obersten Landesbehörde zugeteilten Aufgaben im Bereich Gesundheitswesen.

Medizinaluntersuchungsämter

Diese Ämter sind meist für einen Regierungsbezirk zuständig. Ihre wichtigste Aufgabe ist die Seuchenbekämpfung. Sie führen z.B. mikrobiologische Untersuchungen zur Ermittlung von Infektionsquellen durch, sie kontrollieren Dauerausscheider von Krankheitskeimen und überwachen die Beschäftigten der Lebensmittelbetriebe.

Teilweise führen sie auch Fortbildungskurse aus dem Fachbereich Hygiene durch, wie z.B. die Ausbildung zur Hygienefachschwester.

Die Chemischen Untersuchungsämter überwachen die einwandfreie Beschaffenheit und vorschriftsmäßige Zusammensetzung der Lebensmittel.

2.2.3   Auf kommunaler Ebene

Gesundheitsämter sind die untersten Gesundheitsbehörden des Öffentlichen Gesundheitsdienstes. Sie entstanden 1934 durch das *Gesetz über die Vereinheitlichung des Gesundheitswesens.*

Ziel dieses Gesetzes war es, mit Hilfe der in allen Landkreisen und kreisfreien Städten errichteten Gesundheitsämter die Aufgaben des Öffentlichen Gesundheitsdienstes einheitlich zu gestalten und durchzuführen.

Mittlerweile haben einige Bundesländer, wie z.B. Bayern, ein neues *Gesetz über den Öffentlichen Gesundheitsdienst* erlassen. Dabei wurden die Grundvorstellungen bewahrt und den aktuellen Bedürfnissen und der derzeitigen Situation im Gesundheits- und Krankenbereich angepaßt. In einigen Ländern sind die Gesundheitsämter staatliche Dienststellen, in anderen gehören sie zur Kommunalverwaltung.

Aufgaben der Gesundheitsämter

Das Gesundheitsamt leistet als eine Art Gesundheitspolizei die eigentliche praktische Arbeit des Staatlichen Gesundheitsdienstes. Der Leiter des Gesundheitsamtes ist der Amtsarzt, dem medizinisches Fachpersonal, Sozialarbeiter und Verwaltungspersonal zur Seite stehen. Die wichtigsten Aufgabenbereiche des Gesundheitsamtes sind:

- Beobachtung der Gesundheitsverhältnisse im Bezirk und Überwachung der Einhaltung von Gesundheitsgesetzen
- Überwachung von in Gesundheitsberufen tätigen Personen, Arztpraxen, Krankenhäusern und ähnlichen Einrichtungen, Rettungsdiensten sowie Leichen- und Bestattungswesen
- Aufsicht über Apotheken und den Verkehr mit Arzneimitteln und Giften
- Sicherung und Überwachung der allgemeinen Hygiene, der Wasser-, Gewerbe-, Umwelt- und der Lebensmittelhygiene
- Bekämpfung und Verhütung übertragbarer Krankheiten. Dieser Bereich umfaßt auch Impfungen, Desinfektionsmaßnahmen und die Überwachung von Bakterienträgern
- Gesundheitsfürsorge, Mütterberatung, schul- und jugendärztlicher Dienst, Fürsorge bei bestimmten Erkrankungen und bei Behinderungen usw.
- Erstellung ärztlicher Zeugnisse
- Amts-, gerichts- und vertrauensärztliche Tätigkeit
- Gesundheitserziehung der Bevölkerung, Aufklärung und Beratung.

Hier sind besonders aktuell die Beratungsstellen für Alkoholkrankheit, Drogenabhängigkeit, AIDS und psychische Erkrankungen.

Beim Gesundheitsamt erfolgt nur eine meist kostenlose Beurteilung und Beratung. Ärztliche Maßnahmen werden nur durchgeführt, wenn sie für die Erfüllung der Aufgabenbereiche unerläßlich sind (z.B. Röntgen der Lunge, Stuhluntersuchung auf Bakterien, Impfungen usw.). Für alle übrigen Untersuchungsmaßnahmen und Therapien werden die Betroffenen an die zuständigen Stellen (z.B. niedergelassener Arzt, Krankenhaus) verwiesen.

2.3 Kostenträger und Leistungsanbieter

2.3.1 Krankenversicherung

Geschichte der Krankenversicherung

Schon im frühen Mittelalter gab es im Zunftwesen der Handwerker Ansätze einer Absicherung für den Krankheitsfall. Die Zünfte gründeten Zunftbüchsen. Dies waren von der jeweiligen Zunft geschaffene Unterstützungskassen, welche aus Beiträgen der Mitglieder einer Zunft unterhalten wurden. Zu den Beiträgen kamen auch schon damals bekannte Bußgelder, wie sie heute noch nach den Berufsordnungen der verkammerten Berufe möglich sind und von den Berufsgerichten verhängt werden. Aus den Zunftbüchsen wurden in Not geratene Mitglieder der Zunft unterstützt.

Da das Zunftwesen sich vornehmlich auf Deutschland und Österreich beschränkte, entstanden hier auch die ersten Zunftordnungen, vergleichbar mit den Berufsordnungen der verkammerten Berufe, z.B. mit der länderrechtlich geregelten Berufsordnung für die Ärzte. Mitte des 14. Jahrhunderts entstand eine Zunftordnung der Küfer in Frankfurt am Main. Diese Zunftordnung enthält die Regelung, wie kranke Gesellen

Gesundheitswesen

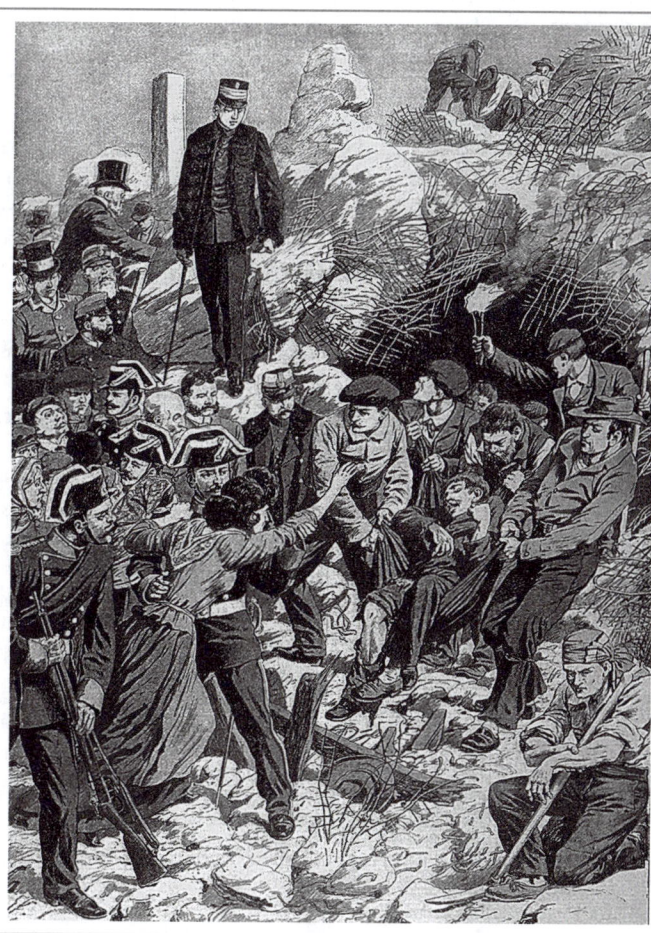

Abb. 2.1:
Vor der Einführung der gesetzlichen Krankenversicherung hatten Arbeitnehmer bei Krankheit oder Unfall keinerlei Anspruch auf Versorgung. (Le Petit Journal, 23. April 1905: Die Bergung Verletzter nach dem Einsturz einer Baustelle) [J650]

Gesundheitswesen

durch Darlehen aus der Zunftbüchse unterstützt werden und wie hoch das gewährte Darlehen bei einer bestimmten Krankheitsdauer sein sollte.

Mitte des 18. Jahrhunderts zeichneten sich die Anfänge der Industrialisierung ab. Fabriken entstanden in den Städten und lockten Teile der arbeitswilligen Landbevölkerung an. Das führte im Vergleich zum mittelalterlichen Zunftwesen und den dort entstandenen Gedanken von Gemeinschaft und Förderung der Gemeinschaftsmitglieder zu völlig neuen Problemen, da das von der Landbevölkerung geprägte Gemeinschaftsdenken in der industriellen Gesellschaft keinen Raum fand. Die beginnende Industriegesellschaft kannte nur den Unternehmer und den Arbeitnehmer, letzteren meist in der Form des Tagelöhners, in jedem Fall aber des unversicherten Arbeiters, der im Falle von Krankheit, Arbeitslosigkeit oder Altersgebrechlichkeit verarmte und nur noch durch die Familie und Großfamilie eine wirtschaftliche Überlebenschance fand. Da die Arbeitgeber dieser Zeit an der sozialen Sicherheit ihrer Arbeiter wenig Interesse hatten und eher an ihrer Ausbeutung interessiert waren, mußte der Staat dafür Sorge tragen, daß ein Sicherungssystem geschaffen wurde, das den durch Krankheit, Unfall oder Gebrechen in Not geratenen Bürgern helfen konnte. So entstand am Ende des 18. Jahrhunderts in Preußen durch das „preußische allgemeine Landrecht" die erste staatliche Krankenkasse für Arbeiter. Etwa 50 Jahre später verpflichtete dasselbe Gesetz die Gemeinden zur Einrichtung von Krankenkassen zur Absicherung von Gesellen und Fabrikarbeitern. Ab 1850 entwickelte sich hieraus ein System von unterschiedlichen Krankenkassen, welches noch geprägt war durch die sozialen Verbindungen der Versicherten und durch religiöse und berufsständische Gruppen. Es dauerte noch einmal ca. 30 Jahre bis Kaiser Wilhelm I. in seiner Thronrede vom 15.2.1881 die staatliche Pflicht zur „Heilung sozialer Schäden" bekannt gab und damit den Grundstein legte für ein Krankenkassenrecht der heutigen Zeit.

1883 wurde die erste gesetzliche Krankenkasse gegründet, die die ärztliche Versorgung, die Versorgung mit Heil- und Hilfsmitteln vom Beginn einer Krankheit absicherte und die Arbeitsunfähigkeit schon vom dritten Tage an durch die Unterstützung in Höhe eines Niedrigstlohns zusicherte. Die bis zu diesem Zeitpunkt bestehenden Krankenkassen waren nicht in gesetzliche Krankenkassen oder private Krankenversicherungen unterteilt. Sie hatten von beidem etwas. Der Gesetzgeber gab diesen Organisationen zwar in vielen Fällen eine rechtliche Basis und Vorschriften für einen Handlungsumfang, die Organisationen selbst setzten sich aber zumeist aus privaten, religiösen oder berufsbezogenen Personenvereinigungen zusammen. Mit dem Entstehen der gesetzlichen Krankenkassen im Jahre 1883 wurden gleichzeitig private Organisationen von Krankenversicherern gegründet. Die gesetzlichen Kassen deckten nur einen Teil der Bedürfnisse der Bevölkerung ab und beließen daher für private Organisationen ein breites Feld.

Gesetzliche und private Krankenversicherung

Die Grundprinzipien der gesetzlichen Krankenkassen und der privaten Krankenversicherungsgesellschaften sind gleich. Sie gehen davon aus, daß im Krankheitsfalle ein schwer kalkulierbarer Vermögensbedarf des Kranken entsteht, der durch Auflastung auf den Gesunden getragen werden muß. Insgesamt soll der so entstehende Vermögensbedarf gedeckt sein.

Der im Einzelfall entstehende Vermögensbedarf soll allgemein und auf alle Versicherten bezogen von einem Risikoausgleich getragen werden. Die Mittel, wie dieses Ziel verwirklicht wird, sind unterschiedlich.

Gesetzliche Krankenversicherung

Solidarprinzip

Das Solidarprinzip ist schon im Grundgesetz verwirklicht, es soll für alle Personen, auch die in Not geratenen, erträgliche Lebensbedingungen schaffen. Das Grundprinzip ist die Erhaltung der Menschenwürde. Das Solidarprinzip geht über die Mindestforderung der Umverteilung von Vermögen von Gesunden auf Kranke hinaus. Es garantiert zum finanziellen Ausgleich des unmittelbar durch die Krankheit entstandenen Schadens auch einen sozialen Ausgleich.

Das Solidarsystem berücksichtigt dabei die unterschiedlichen wirtschaftlichen Verhältnisse der Teilnehmer, so beispielsweise bei den Beiträgen, die an das System zu zahlen sind. Sie werden im Zweifel lohnabhängig festgestellt und berücksichtigen dabei den sozialen Status des Versicherten. Jeder bekommt das, was er zur Wiederherstellung seiner Gesundheit oder zur Erhaltung derselben am Notwendigsten bedarf, ohne Rücksicht auf den von ihm geleisteten Beitrag. Zwischen Beitrag und Leistung besteht daher keine Verbindung, wohl aber zwischen Beitrag und Einkommen.

Aus diesem Grund ist es fast zwangsläufig, daß Besserverdienende das Risiko einkommensschwächerer Gruppen mittragen; ansonsten wäre die Abgabe nicht adäquater Leistungen zum Beitrag begrifflich nicht denkbar.

Junge Menschen sind in der Regel weniger häufig krank als Ältere. Sie könnten sich in der Zeit ihrer Jugend dem Solidarsystem entziehen und um Aufnahme bitten, wenn sie älter werden. Eine solche Entziehung läßt das Gesetz jedoch nicht zu. Daher gibt es die gesetzlich bestimmte **Versicherungspflicht** (☞ 5.1.2).

Versicherungspflicht besteht für Arbeiter, Angestellte und zu ihrer Berufsausbildung Beschäftigte, die gegen Arbeitsgeld beschäftigt sind. Sie besteht auch für Landwirte, Künstler, Publizisten, Personen in der Jugendhilfe, Teilnehmer an berufsfördern-den Maßnahmen, Behinderte, Studenten und Personen, die die Voraussetzungen für den Anspruch auf eine Rente aus der gesetzlichen Rentenversicherung erfüllen, für Bezieher von Vorruhestandsgeld und deren Familienangehörige.

Alle übrigen Personen sind **versicherungsfrei** (☞ 5.1.2).

Manche versicherungsfreie Personen können sich **freiwillig** versichern. Auf diese Art garantiert die gesetzliche Krankenversicherung, daß sich die Personen mit geringen Gesundheitsrisiken nicht entziehen können. Dennoch ist teilweise ein solcher Entzug noch möglich. Arbeitnehmer mit höheren Einkommen, die ja gerade der Solidargemeinschaft jene Mittel zur Verfügung stellen könnten, die auch vom beitragsschwachen Mitglied in Anspruch genommen werden können und außer Verhältnis zu diesem Beitrag stehen, werden von der Versicherungspflicht ausgenommen.

Sachleistungsprinzip

Die gesetzlichen Krankenkassen sind durch zwei Umstände in den letzten Jahren in Not geraten. Die steigende Arbeitslosigkeit bringt weniger Geld in die Kassen, da die Arbeitslosen beitragsbegünstigt gestellt sind. Durch die Fortschritte der Medizin ist das Durchschnittsalter der Bevölkerung in den letzten Jahren ständig gewachsen. Rentner bringen wenig Geld in die Krankenkassen. Da der Zeitraum zwischen dem Eintritt des Rentenalters und der durchschnittlichen Lebenserwartung immer größer wird, fallen für diese beitragsbefreiten oder beitragsschwachen Zeiträume immer mehr Leistungen an, die die gesetzliche Krankenversicherung zu erbringen hat. Bedingt durch diese zwei Hauptgründe kamen die gesetzlichen Krankenkassen in den vergangenen Jahren in solche Geldnot, daß sie teilweise Defizite von mehr als 10 Mrd. Mark vor sich herschoben. Erst die 1997 geschaffene neue Stufe der Gesundheitsstruktur (das erste und zweite NOG) brachte etwas mehr Stabilität in das Verhältnis von Erträgen und Aufwand der gesetzlichen Krankenkassen.

Die gesetzlichen Krankenkassen unterliegen dem Sachleistungsprinzip, d.h. die zur Unterstützung der Versicherten notwendigen Leistungen im Krankheitsfalle müssen von den Krankenkassen als Dienst- oder Sachleistungen direkt erbracht werden.

Erst die 1997 geschaffene Stufe der Gesundheitsreform hat dieses Sachleistungsprinzip in § 13 gelockert. Die 1997 entstandene Rechtsänderung besagt, daß Versicherte anstelle der Sach- und Dienstleistungen auch Kostenerstattungen für Leistungen wählen dürfen, die von den gesetzlichen Krankenkassen gefordert werden können.

Eine Abkehr vom Sachleistungsprinzip ist dies jedoch noch nicht. Da die gesetzlichen Krankenkassen natürlich nicht die personelle Ausstattung haben, um ihren Versicherten die notwendigen Sach- und Dienstleistungen zur Verfügung zu stellen, bedienen sie sich hierzu ihrer zugelassenen Vertragspartner, wie beispielsweise der Masseure und med. Bademeister, Physiotherapeuten, Logopäden und Beschäftigungs- und Arbeitstherapeuten die hierfür nach § 124 SGB V eigens zugelassen werden.

Im Arztbereich gibt es hierfür die Vertragsärzte. Die Rechtsbeziehungen, die bei der Behandlung von Versicherten der gesetzlichen Krankenkassen entstehen, sind anders als die Rechtsbeziehungen bei privaten Krankenversicherungsunternehmen. Der Versicherte der gesetzlichen Krankenkassen kommt zum Masseur und med. Bademeister, Physiotherapeut, Logopäden oder Beschäftigungs- und Arbeitstherapeuten. Dieser behandelt und stellt seine Rechnung – direkt oder über eine Abrechnungsstelle – an die gesetzliche Krankenkasse. Er hat einen Vergütungsanspruch gegenüber der Krankenkasse.

Private Krankenversicherung

Äquivalenzprinzip

In der privaten Krankenversicherung herrscht das Äquivalenzprinzip. Dieses Prinzip beinhaltet die Gleichwertigkeit von Beiträgen und Versicherungsleistungen im Rahmen des übernommenen Haftungsrisikos. Mit anderen Worten: Der Beitrag des Versicherten steht im einem bestimmten Verhältnis zum Schutz, den der Versicherte sich hierfür einkauft. Im Einzelfall ist der Beitrag dann jedoch nicht mehr an eine von der Versicherung gewährte Leistung gebunden. Ist das versicherte Risiko erst einmal definiert, dann haftet die private Krankenversicherungsgesellschaft für alle innerhalb dieses übernommenen Risikos auftretenden Folgen.

Die Versicherungsgesellschaft kalkuliert also das Risiko und bemißt an ihm die Beitragshöhe. Daher ist auch eine Beitragsfreiheit, die im Solidarsystem beispielsweise gilt, nicht denkbar. Die Äquivalenz zwischen Beitrag und versichertem Risiko würde bei dieser Personengruppe aufgrund des erhöhten Risikos entsprechend höhere Beiträge erforderlich machen.

Andererseits kann die private Krankenversicherung marktübliche Bonusanreize versprechen. Wird während einer bestimmten Epoche eine Leistung der Versicherungsgesellschaft nicht in Anspruch genommen, so kann dies in der Form eines Bonus „vergütet werden" (eine Regelung, die bei der gesetzlichen Krankenversicherung als Möglichkeit auch eingeführt wurde).

Der Abschluß einer privaten Versicherung ist immer freiwillig. Pflichtmitgliedschaften, wie bei der GKV, sind hier unbekannt.

Dienstvertrag zwischen Behandler und Versichertem

Der Therapeut, der einen privat versicherten Patienten behandelt, erhält niemals einen Anspruch gegenüber der Versicherungsgesellschaft (es sei denn, ein solcher Anspruch

Gesundheitswesen

wäre in zulässiger Art und Weise abgetreten worden). Der Patient und privat Versicherte ist vertraglich durch einen Dienstvertrag mit dem Behandler verbunden und muß aufgrund dieses Vertrages den Honoraranspruch des Therapeuten befriedigen. Der Versicherte der privaten Krankenversicherungsunternehmen kann diesen Anspruch aufgrund des Versicherungsvertrages gegenüber der Versicherungsgesellschaft geltend machen.

Fall 1: Der bei der AOK versicherte, etwas nachlässige Norbert Nube vereinbart mit seinem Therapeuten sechs Behandlungstermine für eine ärztlich verordnete Serienbehandlung. Zum ersten vereinbarten Termin erscheint er pünktlich. Sechs Stunden vor dem zweiten Termin entschuldigt er sich bei seinem Therapeuten wegen starker Erkältung. Den dritten Behandlungstermin sagt er ebenfalls telefonisch ab, weil seine Freundin aus einer anderen Stadt zu Besuch gekommen ist. Auch die weiteren Termine nimmt Nube nicht wahr. Da ihm hier keine passende Ausrede mehr einfällt, meldet er sich erst gar nicht mehr bei seinem Therapeuten.
Muß er dem Therapeuten den entstandenen Schaden ersetzen?

Fall 2: Die eifrige Masseurin und med. Bademeisterin Katja Koos behandelt ein Mitglied der gesetzlichen Krankenkassen auf ärztliche Verordnung mit Fango und Massage. Statt der hierfür in einer Vergütungsliste vorgesehenen Preise bittet sie wegen besonders qualifizierter Arbeit den Patienten um ein 20 % höheres Honorar.
Handelt die Therapeutin korrekt?

Die gesetzliche Krankenkasse gewährt Vergütung nur für die ärztlich verordneten Leistungen. Gewinnausfall, der einem Therapeuten dadurch entsteht, daß ein Patient trotz einer bindenden Terminabsprache säumig wird, ist nicht vom Leistungsumfang der gesetzlichen Krankenkassen erfaßt.

Im Fall der Säumnis eines Patienten, der einen Termin mit seinem Behandler festgelegt hatte, entsteht allerdings eine Leistungspflicht des Patienten gegenüber dem Therapeuten aus dem abgeschlossenen Dienstvertrag. Der Therapeut behält den Gewinnanspruch aus dem Vertrag, der sich auf alle vereinbarten Behandlungstermine bezieht, und zwar gleichgültig, ob der Patient aus triftigen (streitig) oder nichtigen Gründen den Termin absagt oder ohne eine Erklärung dem Behandlungstermin fernbleibt.

Daher hat Nube in **Fall 1** seinem Therapeuten den entgangenen Gewinn für alle Behandlungen zu bezahlen, die er versäumt hat. Der Grund für die Säumnis ist dabei nebensächlich. Ein verständnisvoller Therapeut wird jedoch einen ernst zu nehmenden Grund respektieren.

Die Zahlungspflicht besteht jedoch nur, soweit der Therapeut die entstandene Behandlungslücke nicht auf eine andere Art und Weise zu schließen vermochte, weil er verpflichtet ist, einen entstandenen Schaden so gering wie möglich zu halten. Der Therapeut muß sich auch ersparte Aufwendungen von dem eingeforderten Kostenbetrag einziehen lassen. Wenn er also z.B. Wasser gespart hat für eine Unterwasserbehandlung, so kann er den hierfür entstandenen Wasserpreis und den Betrag für die Wassererwärmung nicht vom Patienten fordern. Sein Anspruch verbleibt lediglich in der Höhe des vereinbarten oder ortsüblichen Vergütungssatzes abzüglich aller ersparter Aufwendungen.

In **Fall 2** handelt die Therapeutin nicht korrekt. Nach gesetzlicher Vorgabe sind die zwischen den gesetzlichen Krankenkassen und den Leistungserbringern bzw. deren Verbände vereinbarten Vergütungssätze Höchstbeträge (☞ 1.5.3). Sie dürfen zu Lasten des Versicherten bei den gesetzlichen Krankenkassen nicht überstiegen werden.

Gesundheitswesen

2.3.2　Krankenhauswesen

Ein Krankenhaus ist eine Einrichtung, in der durch ärztliche und pflegerische Leistungen Krankheiten, Leiden oder Körperschäden festgestellt, geheilt oder gelindert werden oder Geburtshilfe geleistet wird. Im Krankenhaus werden die zu versorgenden Patienten untergebracht und verpflegt.

Eine Krankenhausaufnahme ist erforderlich, wenn die Schwere der Krankheit es nicht mehr zuläßt, zu Hause oder ambulant behandelt zu werden.

Das Krankenhaus zeichnet sich weiterhin dadurch aus, daß spezialisierte, meist sehr kostenaufwendige, technisch-apparative Untersuchungen vorgenommen werden können. Außerdem kommen spezielle wissenschaftliche Erkenntnisse zu den praktischen ärztlichen und pflegerischen Erfahrungen hinzu.

Da die Häufigkeit der Erkrankungen, die einen Krankenhausaufenthalt erfordern, und die Schwierigkeiten bei der Erkennung und Behandlung der verschiedenen Krankheiten sehr unterschiedlich sind, gibt es dementsprechend auch verschiedene Krankenhausarten.

Krankenhausarten

Krankenhäuser werden nach ihrer Aufgabenstellung eingeteilt.

Allgemeine oder Akutkrankenhäuser

Sie nehmen Patienten auf, die wegen einer akuten Erkrankung eine stationäre Behandlung benötigen. Sie sind in der Regel für einen bestimmten Einzugsbereich vorgesehen und die Verweildauer ist meist kurz.

Diese Akutkrankenhäuser lassen sich nach ihrer Bettenzahl und den verfügbaren Fachabteilungen weiter unterteilen.

Krankenhäuser der Grund- und Regelversorgung

Diese Häuser verfügen meist über die drei Hauptfachrichtungen Innere Medizin, Chirurgie und Gynäkologie/Geburtshilfe, die

Möglichkeit zur Intensivbehandlung und zur Behandlung von Infektionskrankheiten (Isolierstation). Dazu sind die erforderliche apparative und laborchemische Ausstattung und das entsprechende Fachpersonal vorhanden. Oft werden noch andere Fachbereiche (HNO-, Augen-, Kinderheilkunde usw.) über ein Belegarztsystem abgedeckt. Zu dieser Gruppe gehören auch die Fachkrankenhäuser mit nur einer Fachrichtung (meist Kinderheilkunde, Orthopädie, HNO u.a.). Betreut werden in diesen Krankenhäusern Patienten mit den häufiger vorkommenden Krankheiten, deren Behandlung keine Spezialkenntnisse oder besondere Einrichtungen erfordert.

Schwerpunktkrankenhäuser

Sie haben ca. 400–500 Betten und neben den Hauptfachrichtungen weitere Fachabteilungen wie z.B. Urologie, Kinderheilkunde, Orthopädie, Psychiatrie o.ä. Sie können umfangreichere Labor- und apparative Untersuchungen durchführen und verfügen über besondere Funktionseinrichtungen wie z.B. Strahlentherapie. Hier können auch kompliziertere und aufwendiger zu diagnostizierende und behandelnde Krankheitsfälle versorgt werden.

Zentralkrankenhäuser

Diese Krankenhäuser der Maximalversorgung erreichen eine Bettenzahl bis zu 1.000. Es sind nahezu alle Fachrichtungen vertreten und die Innere Medizin und die Chirurgie in Teilgebietsfachabteilungen wie z.B. Thoraxchirurgie, Hämatologie, Kardiologie, Nephrologie usw. aufgeteilt.

Auch Labor und apparative Diagnostik sind hier eigene große Fachabteilungen mit gesonderter fachärztlicher Leitung. Die Tendenz zur Spezialisierung im Hinblick auf die materielle und personelle Ausstattung ist hier weit fortgeschritten. Es können nahezu alle Erkrankungen diagnostiziert und therapiert werden.

Mit sämtlichen, meist hochspezialisierten Fachdisziplinen, der größten Bettenzahl (bis zu 2.000) und nach neuesten wissenschaftlichen Erkenntnissen ausgestattet, stehen die **Universitätskliniken** an der Spitze der Zentralkrankenhäuser. Eine wichtige Aufgabe der Zentralkrankenhäuser ist auch die Ausbildung des medizinischen Fach- und Pflegepersonals in der angegliederten Universität und den Berufsfachschulen.

Sonderkrankenhäuser

Sie nehmen nur bestimmte Patientengruppen oder Patienten mit speziellen, meist chronischen Erkrankungen auf.
Beispiele dafür sind: psychiatrische Krankenhäuser, Kurkrankenhäuser, Rehabilitationskliniken, Suchtkliniken, Gefängniskrankenhäuser usw. Der Einzugsbereich ist überregional und die Verweildauer oft lang.

Krankenhausergänzende Einrichtungen

Hierzu zählen Tageskliniken, Nachtkliniken, Krankenheime, Nachsorgekliniken. Sie sind häufig den Krankenhäusern angegliedert und stehen den Patienten, die nur noch eine teilweise stationäre Betreuung benötigen, zur Verfügung. Sie entlasten dadurch die Krankenhäuser.

Belegkrankenhäuser

Bei diesen Anstalten sorgt der Träger des öffentlichen oder privaten Krankenhauses für die Unterbringung, Verpflegung und pflegerische Betreuung des Patienten und für die Ausstattung der Klinik. Die ärztliche Leistung wird von einem **Belegarzt,** d.h. einem in eigener Praxis tätigen, niedergelassenen Arzt erbracht und mit dem Patienten gesondert abgerechnet.

Das Belegarztsystem ist sowohl wichtig für Krankenhäuser der Grund- und Regelversorgung, die dadurch mehrere Fachbereiche ohne allzu großen Mehraufwand abdecken können, als auch für Fachärzte, die viele Erkrankungen ihres Fachgebiets nur mit kleineren operativen Eingriffen behandeln können, wie z.B. Gynäkologen, HNO-Ärzte, Augenärzte u.a.

Trägerschaft und Krankenhausleitung

Krankenhausträger

Der Krankenhausträger ist die für das Krankenhaus verantwortliche natürliche oder juristische Person (☞ 4.2.1). In der Bundesrepublik unterscheiden wir:

- **Öffentliche Krankenhäuser:** Die Träger sind die Bundesländer, Landkreise und Städte. Beispiele: Universitätsklinik, Kreiskrankenhaus, Städtisches Krankenhaus
- **Frei-gemeinnützige Krankenhäuser:** Sie gehören religiösen, humanitären oder sozialen Vereinigungen, häufig einem Verband der freien Wohlfahrtspflege (Caritas, Rotes Kreuz, Diakonisches Werk)
- **Private Krankenhäuser:** Sie müssen von den zuständigen Behörden genehmigt werden und sind teilweise auf Gewinn ausgerichtet.

Krankenhausleitung

Die Krankenhausleitung besteht bei den öffentlichen und gemeinnützigen Häusern aus jeweils einem(r) vom Träger ausgewählten

- Ärztlichen Leiter(in) bzw. Ärztlichen Direktor(in)
- Pflegedienstleiter(in) bzw. Krankenpflegedirektor(in)
- Verwaltungsleiter(in) bzw. Verwaltungsdirektor(in).

Diesen sind je nach Zuständigkeit die Ärzte, der Pflegedienst, die diagnostischen und therapeutischen Einrichtungen und deren Personal, die Verwaltung, Technik und Versorgung unterstellt.

Durch diese Regelung sind die Bereiche der ärztlichen Versorgung, der Krankenpflege und der Verwaltung nach außen hin deutlich abgetrennt, sie sind aber *gemeinsam* für das Wohl der Patienten und die Wirtschaftlichkeit und Qualität der Krankenhausarbeit verantwortlich.

Gesundheitswesen

Gesundheitswesen

Krankenhausfinanzierung

Das *Gesetz zur Neuordnung der Krankenhausfinanzierung* (KHNG) wurde zuletzt 1991 in einer Neufassung veröffentlicht. Ziel dieses Krankenhausfinanzierungsgesetzes ist, die Krankenhäuser wirtschaftlich zu sichern. Dadurch soll eine bedarfsgerechte Versorgung der Bevölkerung mit leistungsfähigen, eigenverantwortlich wirtschaftenden Krankenhäusern gewährleistet werden; die Pflegesätze sollen sozial tragbar bleiben. Die Krankenhäuser sind wirtschaftlich gesichert durch öffentliche Fördermittel und Einkünfte aus den Pflegesätzen.

Öffentliche Fördermittel

Sie werden nur an Krankenhäuser vergeben, die in den Krankenhausbedarfsplan bzw. in das Investitionsprogramm eines Landes aufgenommen sind. Sie werden gewährt für den Neubau, Umbau und Erweiterungsbau von Krankenhäusern und die Anschaffung und Wiederbeschaffung von medizinisch-technischen und anderen Ausstattungsgegenständen, mit Ausnahme von Großgeräten.

Pflegesätze

Nähere Regelungen über die Pflegesätze finden sich in der *Bundespflegesatzverordnung (BPflV)*. Sie ist in neuer Form 1986 in Kraft getreten. Pflegesätze sind „Benutzerkosten", die von den Patienten selbst oder ihren Kostenträgern bezahlt werden. Sie müssen dem Patienten oder seinem gesetzlichen Vertreter schriftlich bekanntgegeben werden. Mit dem Pflegesatz werden alle allgemeinen Krankenhausleistungen wie ärztliche Behandlung, Pflege, Versorgung mit Arzneimitteln, Unterkunft und Verpflegung anläßlich eines stationären Aufenthalts abgedeckt. Zu den Leistungen zählen auch alle vom Krankenhaus veranlaßten Leistungen Dritter und die aus medizinischen Gründen notwendige Mitaufnahme von Begleitpersonen. Die allgemeinen Krankenhausleistungen sollen eine im Hinblick auf die Leistungsfähigkeit des Krankenhauses und die Art und Schwere der Erkrankung medizinisch zweckmäßige und ausreichende Versorgung des Patienten umfassen.

Für spezielle Abteilungen eines Krankenhauses, die besondere, meist sehr kostenintensive Leistungen erbringen (z.B. Dialyse, Geburtshilfe usw.), können andere Pflegesätze vereinbart werden.

Pflegesätze werden bei den Pflegesatzverhandlungen zwischen dem Krankenhausträger und den Krankenkassen für einen bestimmten Zeitraum festgelegt. Sie müssen von den zuständigen Länderbehörden genehmigt werden. Die Pflegesätze werden bemessen an den vorausberechenbaren Selbstkosten eines sparsam wirtschaftenden, leistungsfähigen Krankenhauses.

Haushaltsplan

Unter Berücksichtigung der voraussichtlichen Belegung, der Selbstkosten und eventuellen Mehrbelastungen (z.B. durch schwierige, teurere Operationen wie Organtransplantationen usw.) erhalten die einzelnen Krankenhäuser ein bestimmtes Budget (Haushaltsplan). Höhere Einkünfte oder zu geringe Einnahmen werden dann nur noch zu einem bestimmten Prozentsatz (meist 75 %) ausgeglichen. Dadurch sollen die Krankenhäuser zu weiterer Wirtschaftlichkeit angeregt werden.

Neuregelung der Krankenhausfinanzierung

Gesundheitsstrukturgesetz (GSG)

Durch das am 21.12.1992 erlassene *Gesundheitsstrukturgesetz (Gesetz zur Sicherung und Strukturverbesserung der gesetzlichen Krankenversicherung)* (☞ 2.4.2) ist das Krankenhausfinanzierungsgesetz geändert worden. Dieses neue Gesetz strebt eine **Verzahnung der ambulanten und stationären Versorgung** der Patienten an.

Die Krankenhäuser erhalten durch dieses Gesetz die Möglichkeit der ambulanten vorstationären und nachstationären Behandlung. Ins Krankenhaus eingewiesene Patienten dürfen jetzt auch ohne Unterkunft und

Pflege zeitlich befristet auf die vollstationäre Behandlung vorbereitet werden (z.B. Durchführung von EKG, Röntgen, Ultraschall, Laboruntersuchungen, Narkosefähigkeitsuntersuchung usw.). Damit die Patienten zum frühestmöglichen Zeitpunkt wieder nach Hause entlassen werden können und der Behandlungserfolg weiterhin gesichert ist, erlaubt das Gesetz auch eine zeitlich begrenzte nachstationäre Behandlung (z.B. Verbandswechsel, Fädenentfernung, Kontrolluntersuchungen usw.).

Das Gesundheitsstrukturgesetz erweitert außerdem die Möglichkeit des ambulanten Operierens. Bisher mußten die Kosten für eine Operation bei Kassenpatienten über die Tagessätze eingebracht werden. Eine eigene Vergütung für die Operation gab es, von einigen Ausnahmen abgesehen, nicht. In Zukunft kann das Krankenhaus die ambulanten Operationen gemäß einer ausgehandelten Fallpauschale mit der zuständigen Krankenkasse abrechnen.

Ab 1996 ist für alle Operationen auch bei stationärer Behandlung entsprechend der Schwere des vorliegenden Falles eine Abrechnung nach Fallpauschalen vorgesehen.

Die stationäre konservative Behandlung einer Krankheit wird wohl auch weiterhin bis auf wenige Ausnahmen nach Tagessätzen abgerechnet werden.

Über diese Bestimmungen hinaus regelt das Gesundheitsstrukturgesetz, das zur Kostensenkung im Gesundheitswesen geschaffen wurde, auch die Tätigkeit und Abrechnung der niedergelassenen Kassenärzte.

Budgetbeschränkung

Eine sich für die Versorgung von stationären Patienten möglicherweise negativ auswirkende Neuregelung ist die Deckelung des Budgets im Gesundheitswesen, die 1993 festgelegt wurde. Ein Krankenhaus bekommt jetzt pro Jahr nur eine bestimmte Summe Geld zur Verfügung gestellt und muß damit, ohne mit weiteren Zuschüssen rechnen zu können, bis zum Jahresende seine Kosten decken.

Diese neu aufgezwungene „Wirtschaftlichkeit" kann nur durch deutliche Sparmaßnahmen auch im personellen Bereich erreicht werden und wird künftig zu neuen Betriebsformen auch kommunaler Krankenhäuser (vom „Regiebetrieb" zum „Eigenbetrieb" oder zur „GmbH") führen.

Pflege-Personalregelung

Für Krankenhäuser, die ihre Leistungen weiterhin nach Pflegesätzen und nicht nach Fallpauschalen abrechnen, gilt seit Januar 1993 die *Regelung über Maßstäbe und Grundsätze für den Personalbedarf in der stationären Krankenpflege (Pflege-Personalregelung)*. Die Pflege in Intensiveinheiten, in Dialyseeinheiten und in der Psychiatrie ist von dieser Regelung ausgenommen.

Ziel der Regelung ist, eine ausreichende, zweckmäßige und wirtschaftliche sowie an einem ganzheitlichen Pflegekonzept orientierte Pflege der stationär oder teilstationär behandelten Patienten zu gewährleisten.

Die benötigte Zahl von Fachpersonalstellen für den Regeldienst (täglich 14 Stunden und eine halbe Stunde Übergabezeit an den Nachtdienst) wird auf der Grundlage von **Minutenwerten** ermittelt.

Die Minutenwerte berechnen sich aus einem Pflegegrundwert von 30 Minuten pro Patient und Tag, Fallwerten von 70 Minuten für jede Krankenhausaufnahme und den Minutenwerten der einzelnen Patientengruppen pro Patient und Tag.

Für die Festlegung der **Patientengruppenwerte** müssen alle Patienten entsprechend ihrer Pflegebedürftigkeit einmal täglich in eine von drei Pflegestufen der allgemeinen oder speziellen Pflege eingeordnet werden.

Für tagesklinisch zu behandelnde Patienten, gesunde Neugeborene und die Kinderkrankenpflege gelten andere Minutenwerte und Einordnungsstufen.

Die Pflegegrundwerte, Fallwerte und Minutenwerte müssen für alle Patienten auf Patienten-Erhebungsbögen dokumentiert werden und der Arbeitsgemeinschaft der

Gesundheitswesen

Spitzenverbände der Krankenkassen vierteljährlich vorgelegt werden. Aus diesen Daten wird dann die Zahl der erforderlichen Stellen für Fachpersonal errechnet.

2.3.3 Ambulante Versorgung in Praxis und Krankenhaus

Haus- und Fachärzte

Die ambulante Versorgung des Patienten hat sich in den letzten Jahrzehnten erheblich geändert. Ursprünglich war die hausärztliche Versorgung eine Hauptversorgung. Die mit diesen Aufgaben betrauten Ärzte waren meist ambulant, seltener auch stationär tätig.

Die hausärztliche Versorgung ist in ländlichen Gebieten heute noch die umfassende. Das Vertrauensband zwischen Patient und Arzt, das sich im Lauf der Jahre entwickelt hat, empfiehlt den Arzt immer als ersten Ansprechpartner bei allen gesundheitlichen Problemen.

In den Städten ist die fachärztliche Versorgung mehr in den Mittelpunkt getreten. Über 40 Spezialgebiete prägen die besondere Tätigkeit von Fachärzten. In den Städten ist das Verhältnis zwischen Fachärzten und Hausärzten 60 : 40.

Das Sozialgesetzbuch V gliedert unter Berücksichtigung dieses Unterschiedes auch die vertragsärztliche Versorgung in eine hausärztliche und eine fachärztliche Versorgung. Die **hausärztliche Versorgung** beinhaltet insbesondere:

- Die allgemeine und fortgesetzte ärztliche Betreuung eines Patienten in Diagnostik und Therapie bei Kenntnis seines häuslichen und familiären Umfeldes
- Die Koordination diagnostischer, therapeutischer und pflegerischer Maßnahmen
- Die Dokumentation, insbesondere Zusammenführung, Bewertung und Aufbewahrung der wesentlichen Behandlungsdaten, Befunde und Berichte aus der ambulanten und stationären Versorgung

- Die Einleitung oder Durchführung präventiver und rehabilitativer Maßnahmen, sowie die Integration nichtärztlicher Hilfen und flankierender Dienste in die Behandlungsmaßnahmen.

An der hausärztlichen Versorgung nehmen die Ärzte für Allgemeinmedizin und Ärzte ohne Gebietsbezeichnung teil, sowie diejenigen Internisten und Kinderärzte ohne Teilgebietsbezeichnung, die die Wahrnehmung hausärztlicher Versorgungsaufgaben gewählt haben.

Auch unter den Hausärzten und Fachärzten besteht zunehmend der Wunsch nach gebietsübergreifenden Praxisgemeinschaften und Gemeinschaftspraxen. Auf diese Art können zahlreiche Aufgaben übernommen werden, die bis vor kurzem oder zum Teil noch heute der stationären Krankenversorgung vorbehalten waren bzw. sind.

- Fachübergreifende Operationsmöglichkeiten auch mit Tagesbetten
- Gemeinschaftspraxen und Praxisgemeinschaften mit allen Möglichkeiten moderner bildgebender Verfahren
- Gemeinschaftspraxen für komplizierte Labordiagnostik
- Gemeinschaftspraxen oder Praxisgemeinschaften für invasive Diagnostik

Richtlinien für die ambulante Versorgung

Die ambulante Versorgung der Mitglieder der gesetzlichen Krankenkassen wird von zwei Gesichtspunkten geprägt: Den Patienten müssen einerseits alle zweckmäßigen und ausreichenden Versorgungsmaßnahmen zuteil werden, andererseits darf jedoch das Maß des Notwendigen nicht überschritten werden.

Für die ausreichende und zweckmäßige Versorgung ist der jeweils aktuelle Stand der medizinischen Wissenschaft maßgeblich. Dem Maß des Notwendigen wohnt ein medizinischer und ein wirtschaftlicher Aspekt inne. Das medizinisch Notwendige muß dem Patienten zugute kommen. Das Notwendige darf jedoch wirtschaftlich auch nicht überschritten werden, um die Solidargemeinschaft nicht unnötig zu belasten. Der Arzt sollte aufgrund seiner Ausbildung befähigt sein, das Maß des Notwendigen richtig einzuschätzen. Überdies wird ihm durch den Bundesausschuß der Ärzte und Krankenkassen (☞ 1.5.2) und eine von diesem vorzunehmende Richtliniengestaltung Hilfestellung gegeben.

Der Bundesausschuß der Ärzte und Krankenkassen ist paritätisch besetzt mit Vertretern der Ärzteschaft und Vertretern der gesetzlichen Krankenkassen. Ein dreiköpfiges neutrales Gremium sitzt dem Ausschuß vor. Der Auftrag des Gesetzgebers an den Bundesausschuß ist, Richtlinien zu erarbeiten, welche eine Gewähr für eine ausreichende, zweckmäßige und wirtschaftliche Versorgung der Mitglieder der gesetzlichen Krankenkassen sichern sollen. Insbesondere sollen Richtlinien beschlossen werden über die
- ärztliche Behandlung
- zahnärztliche Behandlung einschließlich der Versorgung mit Zahnersatz sowie kieferorthopädische Behandlung
- Maßnahmen zur Früherkennung von Krankheiten
- ärztliche Betreuung bei Schwangerschaft und Mutterschaft
- Einführung neuer Untersuchungs- und Behandlungsmethoden
- Verordnung von Arznei-, Verband-, Heil- und Hilfsmitteln und Krankenhausbehandlung
- Beurteilungen der Arbeitsunfähigkeit
- Verordnung von im Einzelfall gebotenen medizinischen Leistungen und die Beratung über die medizinischen, berufsfördernden und ergänzenden Leistungen zur Rehabilitation
- Bedarfsplanung
- medizinische Maßnahmen zur Herbeiführung einer Schwangerschaft nach § 27 a Absatz 1.

Die Richtlinien über die Arznei- und Heilmittel sind nach dem Auftrag des Gesetzgebers unter Berücksichtigung von Festbeträ-

gen so zusammenzustellen, daß dem Arzt der Preisvergleich und die Auswahl therapiegerechter Verordnungsmengen ermöglicht wird. Mit diesen Heil- und Hilfsmittelrichtlinien (☞ 1.5.2) werden auch die Leser in ihrem Berufsleben ständig zu tun haben.

Für die ambulante Versorgung von privatversicherten Personen sind ausschließlich die Vertragsinhalte der Verträge dieser Personen mit den privaten Krankenversicherungsgesellschaften (☞ 2.3.1) maßgeblich.

2.3.4 Anteile und Ausgabenvolumen an Heilmitteln in der gesetzlichen Krankenversicherung

Der Begriff der Heilmittel ist legal nicht definiert. Heilmittel im engeren Sinne sind jedoch die persönlichen medizinischen Leistungen, zu denen Maßnahmen der physikalischen Therapie, der Sprachtherapie und der Beschäftigungstherapie gehören (☞ 1.5.2). Die Ausgaben der gesetzlichen Krankenkassen und der privaten Krankenversicherungsgesellschaften für Heilmittel in diesem Sinne sind von Jahr zu Jahr gestiegen. Eine vom Bundesgesundheitsministerium herausgegebene Auflistung verdeutlicht die Ausgabensteigerung der gesetzlichen Kassen. In den alten Bundesländern stiegen die Ausgaben von Heil- und Hilfsmitteln von 761 Mio. DM im Jahre 1975 auf 3.629 Mio. DM im Jahre 1993. In den neuen Bundesländern entwickelten sich die Ausgaben von 196 Mio. DM im Jahre 1991 auf 411 Mio. DM im Jahre 1993.

Dennoch sind die Gesamtanteile der Ausgaben für Heil- und Hilfsmittel durch die gesetzliche Krankenversicherung verhältnismäßig gering.

Gesundheitswesen

2.3.5　Heilberufsträger

Als Heilberufe definiert sind die Berufe des Arztes, Zahnarztes und Apothekers sowie auch des Tierarztes.

Arzt

Ausbildung und Approbation

Sie wird geregelt durch die *Approbationsordnung für Ärzte* und umfaßt theoretische und praktische Teile:

- Studium der Humanmedizin an einer Universität von 6 Jahren = 12 Semester Dauer. Nach zwei Jahren wird die Ärztliche Vorprüfung (Physikum), nach dem 3. Studienjahr der 1. Abschnitt, nach dem fünften Studienjahr der 2. Abschnitt und am Ende des Studiums der 3. Abschnitt der Ärztlichen Prüfung abgelegt. Im letzten Studienjahr, das auch als „Praktisches Jahr" bezeichnet wird, erfolgt die praktische Ausbildung an einer Universitätsklinik oder einem dafür zugelassenen Lehrkrankenhaus
- Ausbildung in Erster Hilfe
- Krankenpflegedienst von 2 Monaten (vor dem Physikum)
- Famulaturen von insgesamt 4 Monaten Dauer an Krankenhäusern und bei einem niedergelassenen Arzt nach dem Physikum und vor dem 2. Abschnitt der Ärztlichen Prüfung.

Im Anschluß an das erfolgreich abgeschlossene Studium wird eine vorläufige Berufserlaubnis als **Arzt im Praktikum** (AiP) erteilt. Dieser kann während 18 Monaten unter Aufsicht eines approbierten Arztes ärztliche Tätigkeiten ausüben und dabei allgemeine ärztliche Erfahrungen sammeln.

Nach erfolgreicher Beendigung dieser Zeit erhält der zukünftige Arzt vom Staat die **Approbation** (Bestallung). Diese erlaubt ihm, seinen Beruf selbständig und eigenverantwortlich auszuüben, vorausgesetzt, er ist Mitglied einer Ärztekammer.

Promotion

Die bestandenen Prüfungen und die Approbation berechtigen zum Führen der Berufsbezeichnung Arzt, aber nicht zum Führen des Titels „Dr. med.".

Hierzu muß der Medizinstudent oder der fertige Arzt unter Betreuung eines Doktorvaters (Universitätsprofessor/in) als Doktorand eine wissenschaftliche Arbeit über ein vom Doktorvater vergebenes Thema anfertigen. Wenn die Doktorarbeit den Anforderungen entspricht und die mündliche Doktorprüfung bestanden ist, wird der Doktorgrad, bestätigt durch eine Urkunde, von der Medizinischen Fakultät der Universität verliehen. Die Doktorarbeit wird veröffentlicht.

Weiterbildung

Die meisten Ärzte streben eine Weiterbildung im Krankenhaus zum Facharzt auf einem bestimmten Gebiet oder Teilgebiet (Schwerpunkt) an.

Je nach Fachrichtung dauert der inhaltlich vorgeschriebene Weiterbildungsgang zwischen vier und sechs Jahren. Nach bestandenem Prüfungsgespräch vor einem Prüfungsausschuß der Landesärztekammer erhält der Arzt die angestrebte *Anerkennungsurkunde*. Er ist damit berechtigt, im ganzen Bundesgebiet die Bezeichnung „*Arzt für .. "* zu führen.

Schwerpunktbezeichnungen

Schwerpunktbezeichnungen können nur von Ärzten, die bereits eine Gebietsbezeichnung führen, erworben werden. Die Gebiete und Schwerpunkte sind: Allgemeinmedizin, Anästhesiologie, Haut- und Geschlechtskrankheiten, Augenheilkunde, Hygiene und Umweltmedizin, Nervenheilkunde (Neurologie, Psychiatrie), Orthopädie mit dem Schwerpunkt Rheumatologie, Frauenheilkunde und Geburtshilfe, Humangenetik, Klinische Pharmakologie und Chirurgie mit den Schwerpunkten Gefäßchirurgie, Thoraxchirurgie, Unfallchirurgie, Viszeralchirurgie. Weitere Gebiete sind Hals-Nasen-Ohrenheilkunde, Arbeitsmedizin, Kinderchirurgie,

Strahlentherapie, Pathologie, Neurologie, Urologie, Pharmakologie mit Toxikologie, Kinder- und Jugendpsychiatrie und psychotherapie, Mikrobiologie und Infektionsepidemiologie, Laboratoriumsmedizin, Neuropathologie, Psychiatrie und Psychotherapie, Rechtsmedizin, Plastische Chirurgie und Neurochirurgie.

Außerdem sind Gebiets- und Schwerpunktbezeichnungen: Diagnostische Radiologie mit den Schwerpunkten: Kinderradiologie und Neuroradiologie, Herzchirurgie mit dem Schwerpunkt Thoraxchirurgie, Innere Medizin mit den Schwerpunkten Angiologie, Endokrinologie, Gastroenterologie, Hämatologie und Internistische Onkologie, Kardiologie, Nephrologie, Pneumologie und Rheumatologie, Kinderheilkunde mit den Schwerpunkten Kinderkardiologie und Neonatologie, Mund-Kiefer- und Gesichtschirurgie , Nuklearmedizin, Öffentliches Gesundheitswesen, Phoniatrie und Pädaudiologie, Physikalische und Rehabilitative Medizin, Psychotherapeutische Medizin und Transfusionsmedizin.

Zusatzbezeichnungen

Weiterhin gibt es die Möglichkeit, auch unabhängig von einer Gebietsbezeichnung Zusatzbezeichnungen zu erwerben. Das Führen einer Zusatzbezeichnung bedeutet, daß der Arzt in einem bestimmten ärztlichen Tätigkeitsfeld, das auch mehreren Fachgebieten zugeordnet werden kann, besondere Kenntnisse und Erfahrungen hat. Um eine Zusatzbezeichnung zu erwerben, muß der Arzt ebenfalls eine vorgeschriebene Weiterbildung durchlaufen und eine entsprechende Prüfung ablegen.

Die entsprechenden Zusatzbezeichnungen sind: Bluttransfusionswesen, Naturheilverfahren, Plastische Operationen, Flugmedizin, Stimm- und Sprachstörungen, Medizinische Genetik, Sozialmedizin, Allergologie, Homöopathie, Umweltmedizin, Betriebsmedizin, Psychoanalyse und Psychotherapie.

Weitere Zusatzbezeichnungen sind Sportmedizin, Medizinische Informatik, Physikalische Therapie, Chirotherapie, Rehabilitationswesen, Balneologie und Medizinische Klimatologie, Handchirurgie, Phlebologie und Tropenmedizin.

Die Einzelheiten ergeben sich aus den *Weiterbildungsverordnungen* und *Kammergesetzen,* die das gesamte ärztliche Standesrecht regeln.

Rechte, Pflichten und Aufgaben des Arztes

Die Berufsausübung des Arztes wird durch eine *Berufsverordnung* geregelt.

Die wichtigsten Grundsätze sind:
- Aufgabe des Arztes ist es, das Leben zu erhalten, die Gesundheit zu schützen und wiederherzustellen sowie Leiden zu lindern
- Der Arzt muß seinen Beruf gewissenhaft und nach den Geboten der Menschlichkeit ausüben
- Er muß sich bei seinem Verhalten innerhalb und außerhalb des Berufs der Achtung und des Vertrauens würdig zeigen, die der ärztliche Beruf erfordert. Der Arzt muß sich über die neuen Erkenntnisse der medizinischen Wissenschaft fortbilden
- Der Arzt darf seinen Beruf nicht im Umherziehen ausüben und nicht für sich werben
- Der Arzt ist in der Ausübung seines Berufes frei. Außer bei dringenden Notfällen, wo er zur Hilfeleistung verpflichtet ist, kann er die Behandlung eines Patienten ablehnen
- Aufzeichnungspflicht: Der Arzt muß ordnungsgemäße Krankenunterlagen führen, die alle Befunde, Untersuchungsergebnisse, Therapien und teilweise auch Begründungen für das Vorgehen enthalten müssen. Diese Aufzeichnungen, sofern es durch andere Gesetze nicht vorgeschrieben ist (RöV, BtMG), müssen nach Behandlungsende zehn Jahre unter Beachtung der Schweigepflicht aufbewahrt werden

Gesundheitswesen

- Bei Arztwechsel oder Überweisung muß der weiterbehandelnde Arzt über bisherige Befunde und Behandlungen informiert werden (außer der Patient wünscht dies nicht).

Nach der Weiterbildung üben ungefähr die Hälfte aller Ärzte ihren Beruf als niedergelassene Ärzte mit eigener Praxis und zumeist als Kassenärzte oder Vertragsärzte der Ersatzkassen aus.

Die andere Hälfte der Ärzte bleibt in den Krankenhäusern tätig. Nur ein kleiner Teil der nicht niedergelassenen Ärzte ist im öffentlichen Gesundheitsdienst, bei der Bundeswehr, in Betrieben als Betriebsärzte oder in Forschungseinrichtungen beschäftigt.

Ärztekammern

Ärztekammern (☞ 1.6) sind *Körperschaften des öffentlichen Rechts*. Ihnen gehören alle Ärzte als Pflichtmitglieder an.

Ihre wichtigsten Aufgaben sind:
- Die Berufspflichten der Ärzte in einer Berufsordnung zu regeln und deren Einhaltung zu überwachen
- Die Weiterbildung der Ärzte in einer Weiterbildungsordnung zu regeln
- Die beruflichen Belange der Ärzte wahrzunehmen und für ein gutes Verhältnis der Ärzte untereinander zu sorgen
- Den Öffentlichen Gesundheitsdienst zu unterstützen
- Zu Gesetzes- und Verordnungsentwürfen Stellung zu nehmen
- Die ärztliche Fortbildung zu fördern
- Eine Einrichtung zur Altersversorgung und eine Fürsorgeeinrichtung für Ärzte zu unterhalten
- Für die Arzthelferinnenausbildung zuständig zu sein.

Bundesärztekammern

Alle Ärztekammern der Länder sind auf Bundesebene zur Bundesärztekammer zusammengeschlossen.

Zu ihren wichtigsten Aufgaben gehört:
- Einen ständigen Erfahrungsaustausch unter den Ärztekammern zu ermöglichen und dadurch möglichst einheitliche Regelungen zu erzielen
- Die Fortbildung zu fördern
- Die beruflichen Belange der Ärzteschaft, die auf Bundesebene entschieden werden müssen, zu wahren.

Zahnarzt

Aufgabe des Zahnarztes ist es, Erkrankungen der Mundhöhle, der Zähne und des Kiefers zu verhüten, zu erkennen und zu behandeln.

Neben der eigentlichen **Zahnheilkunde** (Zahnerhaltungskunde) spielen auch die **Prothetik** (Zahnersatzkunde) und **kieferorthopädische Maßnahmen** (Zahn- und Kieferregulierung) eine wichtige Rolle.

Die Ausbildung umfaßt ein fünfjähriges Studium der Zahnmedizin. Nach bestandenem Staatsexamen wird auf Antrag die Approbation als Zahnarzt durch die zuständige Landesbehörde erteilt. Eine Weiterbildung auf den Gebieten der Kieferorthopädie und der Mund- und Kieferchirurgie ist möglich.

Die meisten Zahnärzte sind in der Praxis tätig.

Die Berufstätigkeit und die Berufsbelange der Zahnärzte werden im *Zahnheilkundegesetz* geregelt. Das Standes- und Kassenrecht entspricht dem der Ärzte (Zahnärztekammer, Bundeszahnärztekammer, Kassenzahnärztliche Vereinigung).

Die Promotion zum „Dr. med. dent." unterliegt den gleichen Bedingungen wie beim Arzt. Sie ist ebenso wie beim Arzt keine Voraussetzung für die Approbation und die Berufsausübung.

Apotheker

Die Aufgaben des Apothekers sind die Herstellung und Abgabe von Arzneimitteln. Da die meisten Medikamente von der pharmazeutischen Industrie bereits als Fertigpräparate in den Handel gebracht werden, ist das Anfertigen von Arzneimitteln in der Apotheke stark zurückgegangen.

Der Apotheker darf einfache medizinische Ratschläge erteilen und nicht rezeptpflichtige Arzneimittel empfehlen, aber die eigentliche Ausübung der Heilkunde steht ihm nicht zu.

Eine Pflicht des Apothekers ist es, die Rezepte und Rezepturen der Ärzte nochmals zu überprüfen und im Falle eines Fehlers das Medikament nicht auszuhändigen oder anzufertigen (z.B. wenn ein nur für Erwachsene zugelassenes Medikament versehentlich für einen Säugling verschrieben wurde).

Die Ausbildung des Apothekers besteht aus einem 3 1/2jährigen Studium der Pharmazie an einer Hochschule und einer anschließenden 12monatigen praktischen Ausbildung in einer Apotheke.

Nach Bestehen der pharmazeutischen Prüfung, die in drei Prüfungsabschnitten abgelegt werden muß, kann die *Approbation* erteilt werden. Die meisten Apotheker arbeiten in Apotheken oder in der pharmazeutischen Industrie.

Tätigkeit, Ausbildung und Approbation werden durch die *Bundesapothekerordnung* geregelt. Die Aufsicht über die Berufstätigkeit der Apotheker führen die Behörden der Gesundheitsverwaltung (z.B. Institut für Arzneimittel und Medizinprodukte, Gesundheitsämter) und die **Apothekerkammer**.

2.3.6 Weitere Berufe im Gesundheitswesen

Technische Assistenten in der Medizin

Die technischen Assistenten in der Medizin (medizinisch-technische Assistenten (MTA)) stellen eine wichtige Hilfe für den Arzt im Labor, bei der Funktionsdiagnostik und in der radiologischen Abteilung dar. Sie arbeiten in diesen Bereichen zwar im Auftrag und

unter Aufsicht des Arztes, aber weitgehend selbständig.

Ausbildung und Prüfung sind in der *Ausbildungs- und Prüfungsordnung für technische Assistenten der Medizin* geregelt. Die dreijährige Ausbildung, bestehend aus theoretischem und praktischem Unterricht und einer praktischen Ausbildung, kann nach Realschulabschluß an einer staatlich anerkannten Lehranstalt durchlaufen werden.

Die Erlaubnis zum Führen der geschützten Berufsbezeichnung wird nach bestandener staatlicher mündlicher, schriftlicher und praktischer Prüfung, wenn keine Berufshindernisse vorliegen, erteilt.

Der Beruf des medizinisch-technischen Assistenten läßt sich unterteilen in:
- **Medizinisch-technischer Laboratoriumsassistent:** Durchführung von labordiagnostischen Untersuchungen in der Klinischen Chemie, der Hämatologie, der Immunologie und der Mikrobiologie sowie Hilfeleistung bei histologischen und zytologischen Untersuchungen
- **Medizinisch-technischer Radiologieassistent:** Durchführung von Untersuchungsgängen in der radiologischen Diagnostik und anderen bildgebenden Verfahren sowie Mitwirkung bei der Erkennung und Behandlung von Krankheiten, in der Strahlentherapie und Nuklearmedizin
- **Medizinisch-technischer Assistent für Funktionsdiagnostik:** Durchführung von Untersuchungsgängen, die den Funktionszustand des zentralen, peripheren und vegetativen Nervensystems, der Sinnesorgane, der Muskulatur, des Herzens und der Blutgefäßdurchströmung sowie der Lungen darstellen
- **Veterinärmedizinisch-technischer Assistent:** Durchführung von labordiagnostischen Untersuchungsgängen in der Lebensmittelanalytik, der Lebensmitteltoxikologie, der Spermatologie, der Klinischen Chemie, Hämatologie, Immunologie und Mikrobiologie.

Gesundheitswesen

Das Berufsrecht regelt das *Gesetz über technische Assistenten in der Medizin (MTA-Gesetz)*, das im Januar 1994 in einer Neufassung in Kraft getreten ist.

Pharmazeutisch-technischer Assistent (PTA)

Dieser Beruf wurde 1968 geschaffen und ist durch ein Berufsgesetz und eine Ausbildungs- und Prüfungsordnung definiert. Die pharmazeutisch-technischen Assistenten dürfen in den Apotheken unter Aufsicht und nach den Bestimmungen der *Apothekerbetriebsordnung* beim Verkauf und der Herstellung der Arzneimittel mithelfen.

Beschäftigte in der Krankenpflege

Mit der Pflege von Kranken sind viele Personen im weiteren oder engeren Sinn beschäftigt.

Zu den durch Bundesrecht geregelten Berufen in der Krankenpflege zählen:
- Krankenschwester – Krankenpfleger
- Kinderkrankenschwester – Kinderkrankenpfleger
- Krankenpflegehelferin – Krankenpflegehelfer.

Die **Ausbildung** besteht aus theoretischem und praktischem Unterricht sowie einer praktischen Ausbildung. Sie muß an staatlich anerkannten (Kinder)-Krankenpflegeschulen und Krankenhäusern durchgeführt werden. Sie dauert drei Jahre und endet mit einer staatlichen Prüfung.

Die Ausbildung soll gerichtet sein auf:
- Die sach- und fachkundige, umfassende, geplante Pflege des Patienten
- Die gewissenhafte Vorbereitung, Assistenz und Nachbereitung bei Maßnahmen der Diagnostik und Therapie
- Die Anregung und Anleitung zu gesundheitsförderndem Verhalten
- Die Beobachtung des körperlichen und seelischen Zustandes des Patienten und der Umstände, die seine Gesundheit be-

einflussen, sowie die Weitergabe dieser Beobachtungen an die an der Diagnostik, Therapie und Pflege Beteiligten
- Die Einleitung lebensnotwendiger Sofortmaßnahmen bis zum Eintreffen des Arztes
- Die Erledigung von Verwaltungsaufgaben, soweit sie in unmittelbarem Zusammenhang mit den Pflegemaßnahmen stehen.

Art, Dauer und Ziel der Ausbildung, sowie die Pflichten bei der Berufsausübung sind im *Gesetz über die Berufe in der Krankenpflege* (Krankenpflegegesetz – KrPflG) festgelegt. Dieses Gesetz wurde in seiner ersten Fassung 1957 und 1959 (Prüfungsordnung) vom Deutschen Bundestag mit Zustimmung des Bundesrats geschaffen. Die heute gültige Form ist am 1. September 1985 in Kraft getreten.

Das neue Gesetz beinhaltet jetzt auch eine Anpassung an die Ausbildungsrichtlinien der Europäischen Gemeinschaft. Dadurch wird die Beschäftigung von Krankenhauspersonal aus allen und in allen Mitgliedsstaaten gleichermaßen ermöglicht. Zusätzlich wird die Ausbildung in den Bereichen der ambulanten Krankenpflege erweitert und verbessert.

Orthoptist

Orthoptisten arbeiten mit einem Augenarzt zusammen. Ihre Aufgabe ist es, bei der Vorbeugung, Feststellung und Behandlung von Störungen des ein- und beidäugigen Sehens, bei Schielerkrankungen, Sehschwächen und Augenzittern mitzuwirken.

Für diesen noch sehr jungen Beruf gibt es seit 1990 ein Berufsgesetz. Darin ist eine dreijährige theoretische und praktische Ausbildung an einer staatlich anerkannten Schule vorgeschrieben. Zur Ausbildung wird zugelassen, wer sich gesundheitlich eignet, Realschulabschluß oder Hauptschulabschluß und eine abgeschlossene mindestens zweijährige Berufsausbildung hat.

Die Erlaubnis zum Führen der Berufsbezeichnung wird demjenigen erteilt, der die Ausbildung abgeleistet und die staatliche

Prüfung bestanden hat, gesundheitlich geeignet ist und sich keines Fehlverhaltens schuldig gemacht hat, aus dem sich die Unzuverlässigkeit zur Ausübung des Berufs ergibt.

Diätassistent

Im Zuge der diätetischen Behandlung und Prophylaxe von Übergewicht, Stoffwechselerkrankungen, Magen-Darm-Erkrankungen und Nierenkrankheiten gewinnt dieser Berufszweig immer mehr an Bedeutung.

Diätassistenten werden meist an großen Krankenhäusern und Kurkliniken eingesetzt, wo sie für folgende Aufgaben zuständig sind:
- *Diätformen zusammenstellen* und die sachgemäße und schmackhafte Zubereitung überwachen
- Diätberatungen und Schulungen durchführen.

Die Berufsausübung ist in dem *Gesetz über den Beruf des Diätassistenten* geregelt, das im Juni 1994 in einer Neufassung in Kraft getreten ist. Dieses Gesetz und die Ausbildungs- und Prüfungsordnung verlangen nach Realschulabschluß und bei gesundheitlicher Eignung eine dreijährige Ausbildung. Diese besteht aus theoretischem und praktischem Unterricht sowie einer praktischen Ausbildung an einer staatlich anerkannten Schule und einem Krankenhaus. Für Umschüler mit abgeschlossener Ausbildung in einem medizinischen Fachberuf kann die Ausbildung verkürzt werden.

Da Diätberatungen meist sehr zeitaufwendig und im Praxisalltag vom Arzt nicht mit der notwendigen Ausführlichkeit durchgeführt werden können, wäre auch die Mitarbeit einer Diätassistentin in der Arztpraxis wünschenswert.

Zusammen mit dem Gesetz über den Beruf der Diätassistentin und des Diätassistenten wurde das *Heilberufsänderungsgesetz (HeilBÄndG)* erlassen.

Dieses Gesetz regelt für die Berufe der Beschäftigungs- und Arbeitstherapeuten, der Logopäden, der Orthoptisten und der Rettungsassistenten die Anerkennung von gleichwertigen Ausbildungsgängen in den anderen Mitgliedsstaaten der Europäischen Gemeinschaft oder in einem anderen Vertragsstaat des Abkommens über den Europäischen Wirtschaftsraum.

Arzthelferin

Die in den *Arztpraxen* tätigen Helfer erfüllen folgende wichtige Aufgaben:
- Organisation des Praxisablaufs
- Verwaltungsarbeiten wie Buchführung, Abrechnung usw.
- Hilfe in der Sprechstunde bei Diagnostik und Therapie
- Pflege der Praxiseinrichtung und des Instrumentariums.

Arzthelferin ist ein seit 1965 anerkannter *Lehrberuf*. Für die Ausbildung, die von der Ärztekammer überwacht wird, schließt die Helferin einen Berufsausbildungsvertrag und besucht während der dreijährigen Lehrzeit neben der praktischen Tätigkeit in der Praxis die Berufsschule zum theoretischen Unterricht.

Zulassungsvoraussetzung zur Ausbildung ist der Hauptschulabschluß. Die neue Ausbildungs- und Prüfungsordnung sieht eine Zwischen- und eine Abschlußprüfung vor. Nach bestandener Abschlußprüfung erhält die Helferin den Helferinnenbrief von der Landesärztekammer und ein Prüfungszeugnis mit Noten.

Nicht nur in Arztpraxen, auch an kleineren Krankenhäusern, Kurkliniken und Einrichtungen des Öffentlichen Gesundheitsdienstes werden Arzthelferinnen zur Unterstützung der dort tätigen Ärzte beschäftigt. Auch Männern steht dieser Beruf offen. Der Arzthelfer ist meist in orthopädischen oder urologischen Praxen beschäftigt.

In einigen Bundesländern, seit 1992 auch in Bayern, besteht die Möglichkeit der Fortbildung zum (zur) *Arztfachhelfer(in)*. Diese Fortbildung kann berufsbegleitend in allen

Gesundheitswesen

oder nur in bestimmten Fachgebieten durch den Besuch von festgelegten Kursen und anschließender erfolgreich abgelegter Prüfung erworben werden.

Zahnarzt- bzw. Tierarzthelferin

Die Mitarbeiterin des Zahn- oder Tierarztes ist die Zahnarzthelferin bzw. Tierarzthelferin. Der Ausbildungsgang ist dem der Arzthelferin ähnlich.

Rettungsassistent

Der Rettungsassistent ist durch seine Ausbildung befähigt, am Notfallort bis zur Übernahme der Behandlung durch den Arzt lebensrettende Maßnahmen bei Notfallpatienten durchzuführen. Er muß die Transportfähigkeit solcher Patienten herstellen und während des Transports zum Krankenhaus die lebenswichtigen Körperfunktionen beobachten und aufrechterhalten können. Er lernt, kranke, verletzte und sonstige hilfsbedürftige Personen unter sachgerechter Betreuung zu befördern.

Die Berufsausbildung ist seit 1989 durch das *Rettungsassistentengesetz* und die dazugehörige Ausbildungs- und Prüfungsordnung geregelt. Voraussetzungen für den Zugang zum Lehrgang sind gesundheitliche Eignung, die Vollendung des 18. Lebensjahres und Hauptschulabschluß.

Der Lehrgang besteht aus mindestens 1.200 Stunden theoretischer und praktischer Ausbildung und dauert, wenn er in Vollzeitform durchgeführt wird, zwölf Monate. Er wird von staatlich anerkannten Schulen durchgeführt und schließt mit der staatlichen Prüfung ab. Nach bestandener staatlicher Prüfung folgt eine zwölfmonatige praktische Tätigkeit von mindestens 1.600 Stunden Dauer an einer ermächtigten Einrichtung des Rettungsdienstes unter Aufsicht eines Rettungsassistenten. Nach erfolgreich abgeschlossener praktischer Tätigkeit und unter der Voraussetzung, daß keine gesundheitlichen oder sonstigen Hinderungsgründe

bestehen, wird die Erlaubnis zum Führen der Berufsbezeichnung erteilt.

Für (Kinder)Krankenschwestern und -pfleger, Angehörige des Sanitätsdienstes von Polizei, Feuerwehr und Bundeswehr und für die vor Inkrafttreten dieses Gesetzes ausgebildeten Rettungssanitäter gelten verkürzte Ausbildungzeiten unter Anrechnung der bisherigen Berufsausbildung.

Hebamme – Entbindungspfleger

Zur Leistung von Geburtshilfe sind außer in Notfällen nur Ärzte/Ärztinnen und Hebammen/Entbindungspfleger berechtigt. Ein Arzt oder eine Ärztin sind durch ein Gesetz verpflichtet, dafür Sorge zu tragen, daß bei einer Entbindung eine Hebamme zugezogen wird. Die Aufgaben der Hebamme oder des Entbindungspflegers umfassen:

- Beratung der Schwangeren
- Überwachung des Geburtsvorgangs vom Beginn der Wehen an
- Hilfe während der Geburt, Dokumentation des Geburtsverlaufs
- Versorgung des Neugeborenen
- Überwachung des Wochenbettverlaufs bei Mutter und Kind.

Bei jeder Geburt muß eine Hebamme/Entbindungspfleger anwesend sein. Die Hebamme darf eine Geburt eigenverantwortlich alleine leiten. Auftretende Komplikationen muß sie rechtzeitig erkennen können und für erforderliche operative Maßnahmen einen Arzt hinzuziehen.

Voraussetzungen für die Ausbildung zur Hebamme oder zum Entbindungspfleger sind die Vollendung des 17. Lebensjahres, gesundheitliche Eignung, ein Realschulabschluß oder gleichwertige zehnjährige Schulbildung oder ein Hauptschulabschluß und mindestens zweijähriger erfolgreicher Besuch einer Pflegevorschule, oder ein Hauptschulabschluß und erfolgreicher Abschluß einer mindestens zweijährigen Berufsausbildung oder Berechtigung als Krankenpflegehelfer(in).

Nach der *Ausbildungs- und Prüfungsordnung für Hebammen* besteht die Ausbildung aus einer dreijährigen theoretischen und praktischen Unterweisung. Dabei muß im dritten Ausbildungsjahr bei mindestens 50 Geburten Beistand und Betreuung geleistet werden und bei 30 Geburten der Dammschutz selbständig ausgeführt werden. Unterricht und praktische Ausbildung werden in staatlich anerkannten Hebammenschulen an Krankenhäusern vermittelt.

Die Prüfung wird vor einem staatlichen Prüfungsausschuß abgelegt. Das Berufsrecht regelt das *Gesetz über den Beruf der Hebamme und des Entbindungspflegers*. Auch Männer, die Entbindungspfleger, werden zur Hebammenausbildung und Berufsausübung zugelassen. Bisher haben allerdings erst wenige Männer von dieser Möglichkeit Gebrauch gemacht.

Die Hebamme kann in einem Krankenhaus oder Entbindungsheim angestellt oder mit besonderer Niederlassungserlaubnis freiberuflich tätig sein.

Heilpraktiker

Aus mangelndem Vertrauen in die wissenschaftliche Medizin oder aus der Erfahrung, daß die dort angewandten Behandlungen nicht den erhofften Erfolg gebracht haben, suchen immer häufiger Patienten mit chronischen oder Krebserkrankungen Heilpraktiker auf.

Ein Heilpraktiker ist *kein* Arzt. Er hat aber eine staatliche Erlaubnis, die Heilkunde unter besonderen diagnostischen und therapeutischen Einschränkungen auszuüben. Die Berufsbezeichnung des Heilpraktikers stützt sich auf das *Heilpraktikergesetz* (☞ 1.1.3) aus dem Jahre 1939, das heute noch in dieser Form Gültigkeit hat.

Eine spezielle Ausbildung oder Prüfung sieht das Gesetz *nicht* vor und auch auf Länderebene gibt es keine rechtsverbindlichen Verordnungen dazu. Jeder Heilpraktiker muß sich die nötige Sachkunde auf nicht näher beschriebene Weise selbst erwerben.

Heute bieten zahlreiche private Heilpraktikerschulen Ausbildungsmöglichkeiten an, die freiwillig wahrgenommen werden können. Eine Ausbildungs- oder Prüfungsordnung gibt es nicht.

Ein Heilpraktiker muß folgende Voraussetzungen erfüllen:
- Vollendung des 25. Lebensjahres
- Abgeschlossene Volksschulbildung
- Es dürfen keine schweren strafrechtlichen oder sittlichen Verfehlungen vorliegen
- Es dürfen keine körperlichen Leiden oder geistige Schwächen oder Sucht vorliegen, die einer Berufsausübung entgegenstehen würden
- Besitz einer *staatlichen Erlaubnis*. Diese Erlaubnis wird vom zuständigen *Gesundheitsamt* erteilt. Zuvor muß sich der Amtsarzt durch eine Überprüfung der Kenntnisse und Fähigkeiten des Antragstellers davon überzeugen, daß die Ausübung der Heilkunde durch den Betreffenden keine Gefahr für die Volksgesundheit bedeuten würde.

Einem Heilpraktiker ist nicht erlaubt:
- Ausübung der Heilkunde im Umherziehen
- Ausübung der Zahnheilkunde
- Geburtshilfe
- Untersuchung und Behandlung von Geschlechtskrankheiten und Krankheiten oder Leiden der Geschlechtsorgane
- Behandlung der im Bundesseuchengesetz genannten, übertragbaren Krankheiten
- Verordnung von verschreibungspflichtigen Arzneimitteln und Betäubungsmitteln
- Anordnung der Anwendung von Röntgenstrahlen auf den Menschen.

Die vom Heilpraktiker angewandten Methoden gehören in den Bereich der **Erfahrungsmedizin**. Dazu gehören teilweise wissenschaftlich nicht begründbare Teile der Medizin wie Naturheilmethoden, Akupunktur, Homöopathie, Neuraltherapie, Irisdiagnostik, Eigenblutbehandlung und andere, auch umstrittene und nicht immer ganz ungefährliche Behandlungsverfahren.

Gesundheitswesen

Der Besuch bei einem Heilpraktiker erfolgt auf eigenes Risiko und, da die Krankenkassen eine derartige Behandlung bis auf ganz wenige Ausnahmen nicht anerkennen, auch auf eigene Kosten. Da die einzelnen Heilpraktiker sehr unterschiedliche Fähigkeiten besitzen, nicht über den Ausbildungs- und Wissensstand eines Arztes verfügen und für ihre Behandlungsmethoden nur bedingt haftbar gemacht werden können, sollte man sich vor dem Besuch eines Heilpraktikers genauestens über ihn informieren. Das Gesetz bietet hier nur einen Minimalschutz.

2.4   Reformen in der Gesundheitspolitik

Im Gesundheitswesen hat es eine Vielzahl von Reformen gegeben, die alle nur im Wesentlichen dem einen Zweck dienen sollten: der Kostenexplosion im öffentlichen Gesundheitswesen entgegenzuwirken.

2.4.1   Ausgabensteigerungen im Gesundheitswesen

Durch die enormen Fortschritte der medizinischen Wissenschaft ist die Sterblichkeitsgrenze in den letzten 50 Jahren gewaltig gestiegen. Der statistische Wert liegt heute bei durchschnittlich über 70 Jahren. Alte Menschen werden in der Regel häufiger krank als junge. Durch die Erfolge der medizinischen Wissenschaft ist also der Anteil der behandlungsbedürftigen Personen gestiegen. Dies verursacht auch einen Ausgabenanstieg für die Krankenkassen. Arbeitslose werden von der gesetzlichen Krankenversicherung nicht als Beitragspflichtige erfasst. Dadurch fließt weniger Geld in die Kassen.

Weitere Kostenfaktoren sind die durch neue Reformen bedingten steigenden Sozi-

alleistungen. Die wichtigsten diesen Markt tangierenden Gesetzesreformen sind nachfolgend dargestellt.

1970
- Gesetz über die Fortzahlung des Arbeitsentgelts im Krankheitsfalle und über die Änderung des Rechts der gesetzlichen Krankenversicherung
- Gesetz über den Wegfall des von Rentnern für ihre Krankenversicherung zu tragenden Beitrages.

1972
Gesetz über die Rückzahlung der einbehaltenen Beiträge zur Krankenversicherung der Rentner.

1973
Verordnung über die pauschale Berechnung und die Zahlung der Beiträge zur gesetzlichen Krankenversicherung für die Dauer eines aufgrund gesetzlicher Pflicht zu leistenden Dienstes.

1975
Gesetz über die Sozialversicherung Behinderter.

1979
- Gesetz zur Einführung eines Mutterschaftsurlaubs
- Gesetz über die unentgeltliche Beförderung Schwerbehinderter im öffentlichen Personenverkehr.

1984
Gesetz zur Erleichterung des Übergangs vom Arbeitsleben in den Ruhestand (Vorruhestandsgesetz).

1986
Gesetz zur Verbesserung der ambulanten und teilstationären Versorgung psychisch Kranker.

1987
Gesetz zur finanziellen Sicherung der Künstlersozialversicherung.

1991

3. Verordnung zur Anpassung der Renten. Die stets wachsenden Ausgaben verlangten naturgemäß nach einer stets neuen Regelung der Haushaltmittel der gesetzlichen Krankenkassen. Dennoch blieb die Ertrags-Aufwandsentwicklung immer nur für wenige Jahre stabil.

2.4.2   Gesundheitsstrukturgesetz vom 05.11.1992

Ziele des *Gesundheitsstrukturgesetzes* waren die Abkehr vom Selbstkostendeckungsprinzip im Krankenhausbereich, die Einführung einer leistungsorientierten Vergütung, eine bessere Verzahnung von ambulanter und stationärer Versorgung und die Planung einer Budgetierung der Ausgaben.

Niederlassungsbeschränkung für Ärzte

Bei der ärztlichen und zahnärztlichen Versorgung plante der Gesetzgeber mit dem Gesundheitsstrukturgesetz erstmalig die Begrenzung der Zahl der zugelassenen Ärzte und Zahnärzte. Diese Maßnahme schien bei der Schaffung des Gesetzes heikel. Im Bereich der Apotheken hatte das Bundesverfassungsgericht zu einem früheren Zeitpunkt bereits festgestellt, daß eine solche gesetzliche Einmischung in Berufsausübungsfreiheit verfassungswidrig sein könnte. Da jedoch die Begrenzung der Zahl der zugelassenen Vertragsärzte nicht ohne Einschränkung für das ganze Gebiet der Bundesrepublik Gültigkeit hat, sondern immer noch Ausweichgebiete für einen niederlassungswilligen Arzt zu finden sind, wurde durch diese Gesetzesbestimmung keine Verfassungsverletzung offenkundig.

Altersgrenze

Gleichzeitig wurde für Vertragsärzte und Vertragszahnärzte eine Altersgrenze eingeführt. Vertragsärzte, die am 01.01.1999 das 68. Lebensjahr vollenden, beenden gleichzeitig zu diesem Zeitpunkt ihre Kassenzulassung. Für bestimmte Ärzte wird eine längere Arbeitszeit möglich, aber nur, wenn diese Ärzte weniger als 20 Jahre Vertragsarzt waren und ihre Zulassung vor dem 01.01.1953 erfolgte.

Reformen im Arznei- und Heilmittelbereich

Im Arzneimittelbereich wurden tiefgreifende Reformen durch das Gesundheitsstrukturgesetz vorgesehen. Hier fand vor allen Dingen die **Budgetierung** statt, die als Maßnahme sofort griff. Als Maßstab für das Ausgabenvolumen für Arzneimittel wurde das Jahr 1991 festgesetzt. Verbindlich wurde dieses Maß für die kommenden Jahre, wobei lediglich ein Prozentsatz hinzugerechnet werden durfte, der sich aus der gestiegenen Anzahl von Ärzten ergab und einem Faktor, der der allgemeinen Preisentwicklung Rechnung trug. Gleichzeitig wurde die Zuzahlungspflicht für Versicherte der gesetzlichen Krankenkassen eingeführt.

Die Budgetregelung galt ebenso für den **Heilmittelsektor**. Arzneimittel und Heilmittel wurden von einem Budget erfaßt und zwangen die Ärzte, bei der Verordnung von Heilmitteln die Ausgaben des Vorjahres zu beachten und nicht zu übersteigen, wollten sie sich nicht der Gefahr des sog. Regresses aussetzen. Diese Regelung befriedigte nur bedingt, weil die Ärzte sich zu Recht darüber beklagten, daß ihnen die Vorjahreszahlen nie genau bekannt gemacht werden konnten.

Risikostrukturausgleich

Den Versicherten der gesetzlichen Krankenkassen wurde die Wahlfreiheit zwischen den Kassenarten ermöglicht. Ein wesentliches Element der gesetzlichen Neuordnung war der Risikostrukturausgleich. Es gab seinerzeit Beitragsunterschiede, die zwischen 8 und 16,8 % des Beitragsentgelts schwankten. Der Risikostrukturausgleich sollte die sehr unterschiedlichen Ausgangssituationen der einzelnen gesetzlichen Krankenkassen berücksichtigen und hier einen Ausgleich schaffen, der jedoch keineswegs das Ziel

Gesundheitswesen

Gesundheitswesen

verfolgte, die Beitragssätze einheitlich zu gestalten.

2.4.3 Neuordnung des öffent lichen Gesundheitswesens

Die Situation der gesetzlichen Krankenkassen spitzte sich im Jahre 1997 zu: Über mehrere Jahre hatten sich Defizite von jährlich über 10 Milliarden Deutsche Mark angesammelt. Eine Neuordnung des öffentlichen Gesundheitswesens war dringend erforderlich. Diese fand statt durch das *erste und zweite Gesetz zur Neuordnung von Selbstverwaltung und Eigenverantwortung in der gesetzlichen Krankenversicherung* (1. GKV-Neuordnungsgesetz und 2. GKV-Neuordnungsgesetz).

Kostenerstattung

Die Neuordnung sah zunächst vor, daß der Versicherte anstelle der Sach- oder Dienstleistungen der gesetzlichen Krankenkasse auch einen Kostenersatz von der Kasse fordern kann. Die Sach- und Dienstleistungen, die die Krankenkasse als Pflichtleistung zu erbringen hat, sind geregelt in den §§ 69–140 Sozialgesetzbuch V. Sie betreffen alle ambulanten und stationären medizinischen Leistungen der kassenärztlichen und kassenzahnärztlichen Versorgung. Bislang hatten nur freiwillige Mitglieder der gesetzlichen Krankenkassen und ihre mitversicherten Familienangehörigen die Möglichkeit, anstelle der Sachleistung Kostenerstattung zu wählen. Pflichtmitglieder erhielten grundsätzlich und ausschließlich Leistungen nach dem Sach- und Dienstleistungsprinzip. Hierdurch kam den Versicherten der gesetzlichen Krankenkassen zwar im Prinzip die gleiche Leistung zugute, aber der Abrechnungsweg änderte sich durch die neue gesetzliche Bestimmung erheblich.

Zuzahlungen

Zwei gesetzliche Neuordnungen haben zumindest vorübergehend die hohen Defizite der gesetzlichen Krankenkassen beseitigt. Hierzu ist einerseits die **Zuzahlung für Arzneimittel**, andererseits die **Zuzahlung für Heilmittel** zu rechnen. Die **Heilmittelselbstzahlungspauschale** wurde von 10 % auf 15 % erhöht. Durch diese Mehrbelastung der Patienten fand eine wesentlich geringere Beanspruchung der gesetzlichen Kassen statt, so daß das Einnahmen-Ausgaben-Verhältnis wieder ins Gleichgewicht kam. Hierzu trug auch die **Hilfsmittelregelung** bei, die nach der Neuregelung den Patienten verpflichtete, 20 % für bestimmte Hilfsmittel wie Bandagen oder orthopädische Einlagen zuzuzahlen. Nicht ohne Einfluß war auch die **Krankenhauskostenregelung**, die für den Patienten für längstens 14 Tage pro Tag nunmehr eine Zuzahlung von 17,– DM statt bislang 12,– DM beträgt (neue Bundesländer 14,– DM). Der Krankenhausfinanzierungsbeitrag sah eine Erhöhung ab dem Jahre 1998 bis zum Jahre 2014 von 8,– DM auf 11,– DM vor.

Falls die gesetzliche Krankenkasse eine entsprechende Regelung in ihre Satzung aufnimmt, kann nach gesetzlicher Vorgabe derjenige, der ein Jahr lang keine Leistung der Krankenkasse in Anspruch nimmt, eine Art Beitragsrückvergütung verlangen.

Auch die **Krankentransportkosten** wurden erhöht. Die Zuzahlung beträgt 25,– DM statt bislang nur 20,– DM. Dafür gibt es jedoch auch Härtefallregelungen, die teilweise oder gänzliche Befreiung von einem Festgeldzuschuß vorsehen. Tiefgreifende Änderungen wurden vom Gesetzgeber nur eingeleitet und müssen im Wege der Selbstverwaltung durchgeführt werden. Sie betreffen die Richtliniengebung des Bundesausschusses der Ärzte und Krankenkassen und anderer im Gesundheitswesen tätiger Organisationen.

3 Staatskunde

3.1 Die Bundesrepublik und ihr Staatsaufbau

3.1.1 Historische Wurzeln

Die Entstehung der „alten" Bundesrepublik, ihre Entwicklung und die Grundentscheidungen ihrer Verfassung sind nur aus der historischen Situation im Zusammenhang mit dem Zweiten Weltkrieg verständlich.

Weimarer Republik

Innenpolitisch war die Weimarer Republik (1919–1933) in der meisten Zeit ihres Bestehens durch politische Zerrissenheit und wirtschaftlichen Niedergang (Inflation bis 1923, Weltwirtschaftskrise 1929) gekennzeichnet. Fehler der Weimarer Verfassung begünstigten bei diesen Verhältnissen den Aufstieg Hitlers:

- Eine Sperrklausel für kleine Parteien (wie z.B. die 5 %-Klausel) kannte die Weimarer Verfassung nicht. Die Folge war eine starke Zersplitterung des Parlaments, weil viele Interessengruppen „ihre" Partei wählten. Die größeren Parteien erreichten deshalb keine regierungsfähigen Mehrheiten. So kam es zur Bildung umfassender Koalitionsregierungen oder zur Bildung von Minderheitsregierungen. Beide waren in ihrer Handlungsfähigkeit sehr eingeschränkt
- Weiter erlaubte die Weimarer Verfassung ein „*negatives Mißtrauensvotum*" gegen den Reichskanzler und auch gegen einzelne Minister: Es genügte, wenn sich eine Mehrheit fand, die gegen etwas war. Zur

Wahl eines neuen Kanzlers kam es dagegen oft nicht, weil hierfür keine Gemeinsamkeit mehr vorhanden war. Die Folge einer solchen Lage war dann regelmäßig ein Land ohne Regierung
- Diese Schwäche der parlamentarisch kontrollierten Regierung stärkte auf unheilvolle Weise die ohnehin schon herausgehobene Stellung des Reichspräsidenten. Er konnte in derartigen Situationen mit Notverordnungen regieren.

Herrschaft der Nationalsozialisten

Die zweite Grundlage für die Wertentscheidungen des Grundgesetzes bildeten die Erfahrungen mit der Schreckensherrschaft des Nationalsozialismus und seiner menschenverachtenden Politik. Dem wollte das Grundgesetz begegnen, indem es Macht beschränkte und die Rechtsstellung des einzelnen Menschen stärkte.

Endgültig sicherte Hitler seine Macht am 24.3.1933 durch das sogenannte *Ermächtigungsgesetz* („Gesetz zur Behebung der Not von Volk und Reich"). Hierdurch wurde auf formell legale Weise die Herrschaft der Nationalsozialisten begründet. Die Reichsregierung mit ihrem Kanzler Hitler an der Spitze war nun ermächtigt, als Regierung Gesetze zu erlassen. Diese Schwächen sollten nach dem Ende des Nationalsozialismus durch die Abfassung des Grundgesetzes der Bundesrepublik vermieden werden.

Teilung Deutschlands

Die Teilung Deutschlands nach dem 2. Weltkrieg ist durch den Ost-West-Konflikt und die geographische Lage zu erklären. Deutschland in der Mitte Europas stellte in der Einschätzung seiner Nachbarn als

Machtfaktor immer eine gewisse Gefahr dar. Nachdem die ursprüngliche Übereinstimmung von Ost und West, diesen Staat insgesamt durch geeignete Maßnahmen kontrollierbar zu halten, an der sowjetischen Machtpolitik scheiterte, kam es zur Teilung. Ein ungeteiltes Deutschland in der Machtsphäre des jeweils anderen Blocks erschien beiden Seiten zu gefährlich. So sicherte jede Seite ihren Einflußbereich und nahm die Teilung in Kauf. In der Folge entstanden zwei deutsche Staaten, die Bundesrepublik Deutschland (BRD) und die Deutsche Demokratische Republik (DDR). Nur für die frühere Reichshauptstadt Berlin erhielt sich ein Sonderstatus, der aber im Ostsektor der Stadt immer stärker zurückgedrängt wurde, bis durch den Mauerbau 1961 auch die Teilung Berlins besiegelt war.

Beide deutsche Staaten mußten im Inneren nach dem Krieg große Probleme bewältigen: Wohnungen und Fabriken waren in erheblichem Umfang zerstört. Neben dem Wiederaufbau mußten noch Millionen Deutsche integriert werden, die nach dem Ende des 2. Weltkriegs aus ihrer Heimat vertrieben wurden. In den sechziger Jahren begann der Wohlstand in der Bundesrepublik zu steigen, während in den osteuropäischen Staaten weiterhin schlechte Lebensbedingungen herrschten. Dies führte dazu, daß von dort viele Aussiedler deutscher Abstammung in die Bundesrepublik kamen. Durch eine günstige wirtschaftliche Lage und durch eigenen Fleiß gliederten auch sie sich rasch ein.

Die Bundesrepublik sah sich jedoch immer nur als „vorläufiger" Staat, dessen Ziel es war, die Teilung Deutschlands zu überwinden. Deshalb war in der Präambel des Grundgesetzes das schon erwähnte Wiedervereinigungsgebot festgeschrieben.

Deutsche Wiedervereinigung

Im Jahr 1985 wurde MICHAEL GORBATSCHOW in der Sowjetunion zum Generalsekretär der Kommunistischen Partei der Sowjetunion (KPdSU) gewählt. Diese Entscheidung öff-

nete letztlich den Weg zur Wiedervereinigung Deutschlands. Gorbatschow ermöglichte nicht nur den Entspannungsprozeß zwischen Ost und West, sondern leitete auch den allmählichen Rückzug der Sowjetunion aus ihrem osteuropäischen Vorfeld ein. Damit ließ es die Sowjetunion zu, daß sich in vielen dieser Länder – zuerst in Ungarn und Polen – reformerische und später auch demokratische Kräfte durchsetzten.

In der DDR herrschte dagegen noch – scheinbar unangefochten – die Sozialistische Einheitspartei Deutschlands (SED). Mit dem „Reißen" des Eisernen Vorhangs verfiel ihre Macht jedoch rasch: Seit dem 2. Mai 1989 beseitigte Ungarn den Stacheldraht an der Grenze zu Österreich. Für die Bewohner der DDR, die nach Ungarn reisen durften, bot sich damit plötzlich eine günstige Gelegenheit zur Flucht in den Westen. Tausende nahmen sie den Sommer über wahr. Diese Entwicklung führte dazu, daß sich Ungarn schließlich nicht mehr an vertragliche Abmachungen mit der DDR hielt, und ab 11. September 1989 die legale Ausreise erlaubte. Die DDR versuchte zwar noch, die Fluchtwelle zu stoppen und ließ ihre Bürger nicht mehr nach Ungarn reisen. Doch der Damm war gebrochen: Tausende flüchteten in Botschaften der Bundesrepublik – hauptsächlich in Prag – und erzwangen so ihre Ausreise. Auch innerhalb der DDR wurde jetzt der Widerstand immer deutlicher: Am 9. Oktober 1989 fand in Leipzig eine erste große Demonstration mit der Forderung nach durchgreifenden Reformen statt. Weitere Demonstrationen, auch in anderen Städten, folgten.

Vergeblich versuchte die SED, ihre Macht zu erhalten: Am 18. Oktober 1989 wurde Erich Honecker als Parteivorsitzender durch Egon Krenz abgelöst, der die „Wende" versprach. In der Folge wurde die Ausreise aus der DDR über das Gebiet der damaligen CSSR erlaubt. Doch für die Fortführung der Herrschaft der SED war es zu spät: Die Menschen in der DDR wollten mehr als nur eine Fluchtmöglichkeit; sie wollten Änderungen im eigenen Land.

Am 8. November 1989 trat unter dem Eindruck weiterer Demonstrationen die gesamte Führung der SED, das Politbüro, zurück. Am **9. November 1989** fielen dann Mauer und Stacheldraht: Die Reise von Deutschland nach Deutschland wurde – zunächst nur für die Bewohner der DDR – wieder ungehindert möglich. In der Folge kam es in der DDR rasch zu demokratischen Entwicklungen: Der Führungsanspruch der SED wurde aus der Verfassung gestrichen; alle Parteien sollten sich frei entfalten können. Meinungs- und Pressefreiheit setzten sich durch, und der noch vor kurzem allmächtige Staatssicherheitsdienst („Stasi") wurde entmachtet.

Freie Wahlen – im März 1990 zur Volkskammer und im Mai 1990 zu den Kommunalparlamenten – fanden statt und bestätigten überall den Machtverlust der SED. Doch auch als demokratischer Staat blieb die DDR nicht bestehen: Bereits im November 1989 wurde bei den „Leipziger Montagsdemonstrationen" der Ruf nach der Wiedervereinigung laut. Die Bundesregierung erkannte rasch die Chance, die sich bot. Verhandlungen mit der DDR, vor allem aber mit den Siegermächten des 2. Weltkriegs über die deutsche Wiedervereinigung begannen. Zuerst wurde sie auf wirtschaftlichem Gebiet erreicht: Am **1. Juli 1990** trat die Währungs-, Wirtschafts- und Sozialunion in Kraft. Durch sie wurde auch in der DDR die Deutsche Mark zur Währung. Im Juli 1990 gab die Sowjetunion letzte Vorbehalte gegen die politische Wiedervereinigung auf. Sie stimmte einer weiteren Mitgliedschaft des vereinten Deutschland in der NATO – dem westlichen Verteidigungsbündnis – zu.

Im August 1990 beschloß die Volkskammer der DDR den Beitritt zur Bundesrepublik mit Wirkung zum 3. Oktober 1990. Am 12. September 1990 gaben die Siegermächte des 2. Weltkriegs endgültig sämtliche Besatzungsrechte auf; Deutschland erkannte im Gegenzug die Oder-Neiße-Grenze zu Polen an.

Staatskunde

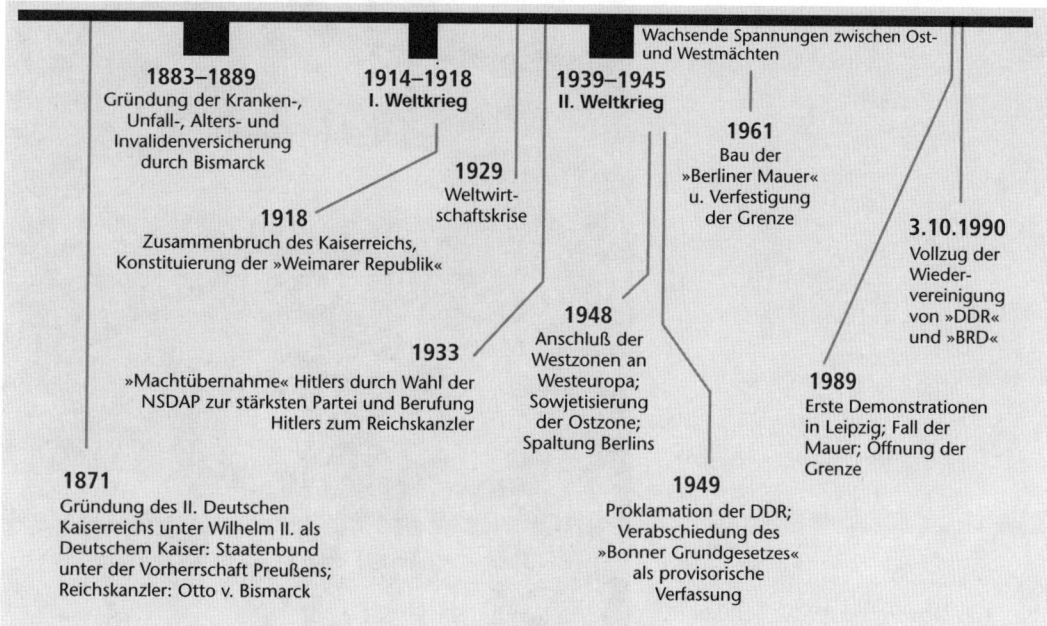

Abb. 3.1: Wichtige Ereignisse in der Geschichte Deutschlands bis zur Wiedervereinigung [O352]

Am **3. Oktober 1990** war die Wiedervereinigung Deutschlands vollzogen. Der von der
DDR vorgenommene Beitritt führte zu einer
fast vollständigen Übernahme der Rechtsordnung der Bundesrepublik im Gebiet der
bisherigen DDR. Das Grundgesetz, das sich
in der Bundesrepublik ausgezeichnet be-
währt hatte, wurde als Verfassung des ge-
einten Deutschland beibehalten. In seiner
Präambel konnte das Wiedervereinigungsgebot gestrichen und stattdessen der Vollzug
der Einheit aufgenommen werden.

Auch ein anderes Provisorium – Bonn –
wurde aufgegeben: Neue Bundeshauptstadt
wurde Berlin. Der 3. Oktober wurde als *Tag
der Deutschen Einheit* an Stelle des 17. Juni,
der an den Volksaufstand des Jahres 1953
in der DDR erinnern sollte, gesetzlicher
Feiertag. Fast ein Jahrzehnt nach der Wiedervereinigung ist die Einheit aber noch
nicht erreicht. Vor allem die Umgestaltung

der Wirtschaft in der ehemaligen DDR ist
schwierig und von hoher Arbeitslosigkeit
begleitet. Politisch entwickeln sich dort teilweise andere Strukturen als in der „alten"
Bundesrepublik. Auch im gegenseitigen Verständnis der Bevölkerung müssen Vorbehalte abgebaut werden. Trotz allem aber ist
heute schon selbstverständlich, was vor Jahren noch Utopie war: das Fehlen der inner-
deutschen Grenze.

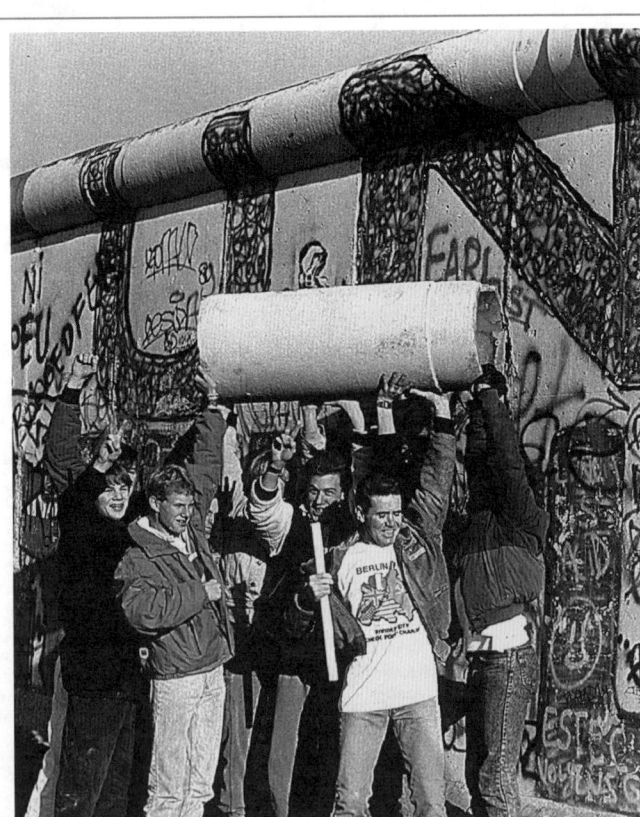

Abb. 3.2: November 1989: Schüler
sichern sich ein Stück Mauerkrone
der Berliner Mauer [J560/200]

Staatskunde

3.1.2 Der Staatsbegriff

Staat und Staatsvolk, Staatsgebiet und Staatsgrenzen sind unterschiedliche Begriffe.

> 30 Therapeutenschüler beschließen, in die Südsee auszuwandern. Sie finden dort sogar eine Insel, die bislang auf keiner Karte verzeichnet ist und auf die kein Staat Anspruch erhebt. So gründen sie die „Republik Freie Südsee".
> Als sie nach einigen Jahren einen Botschafter zu den Vereinten Nationen entsenden wollen, meint man dort nur, die „Republik Freie Südsee" sei ja wohl kein Staat.
> Ist das Ihrer Ansicht nach richtig?

Ein Staat wird durch drei Kriterien bestimmt: das *Staatsvolk*, das *Staatsgebiet* und die *Staatsgewalt*.

- Zum **Staatsvolk** zählen alle Staatsangehörigen. Man geht also davon aus, daß sich in einem Gebiet ein abgrenzbarer Bevölkerungsteil herausgebildet hat, der dieses Gebiet für sich in Anspruch nimmt. Dabei ist es für die Staatsangehörigkeit nicht ausreichend, daß sich jemand in einem bestimmten Gebiet aufhält. Hier muß man nur an Auslandsreisen denken, die ja auch nicht dazu führen, daß man im Ausland Staatsangehöriger wird. Die Erlangung der Staatsangehörigkeit ist verschieden geregelt. Es gibt das Abstammungsprinzip, die Anknüpfung an den Ort der Geburt oder die Verleihung. In der Bundesrepublik kann die Staatsangehörigkeit durch Abstammung (mindestens ein Elternteil muß Deutscher sein) und durch Verleihung erlangt werden. Dagegen erhält man allein durch die Eheschließung mit einem Deutschen noch nicht die Staatsangehörigkeit
- **Staatsgebiet** ist derjenige Teil der Erdoberfläche, der durch Anerkennung oder langdauernde tatsächliche Herrschaft einem Staatsvolk zugeordnet wird

- Unter **Staatsgewalt** versteht man, daß innerhalb des Staatsgebiets eine organisierte Herrschaftsausübung möglich ist.

Für die „Republik Freie Südsee" führen diese Grundsätze dazu, daß sie keinen Staat darstellt. Selbst wenn man die Bewohner dieser Insel als Staatsvolk betrachten würde, würde es noch an einer Staatsgewalt fehlen.

Staatsformen

Der Begriff „*Republik*" führt gleich zur nächsten Frage: Welche Staatsformen gibt es eigentlich? Dabei muß vorausgeschickt werden, daß Staatsformen kaum in der hier beschriebenen, reinen Typisierung auftreten, sondern fast immer gewisse Mischelemente aufweisen. Die Einteilung der Staatsformen erfolgt nach der Herrschaftsform. Dabei gibt es die Herrschaft des Einzelnen (Aristokratie), die Herrschaft Weniger (Oligarchie) und die Herrschaft des Volkes (Demokratie).

Bei der **Einzelherrschaft** unterscheidet man weiter danach, wie dieser Einzelne an die Macht gelangt ist: Hat er die Macht selbst erobert, spricht man von *Diktatur*. Beruht die Machterlangung auf Erbfolge oder auf einer sonstwie getroffenen Regelung, so spricht man von *Monarchie*.

Bei der **Demokratie** gibt es die Demokratien nach westlichem Verständnis. Hier übt das Volk in seiner Gesamtheit, meist mittelbar über Vertretungskörperschaften (Parlamente), die Herrschaft aus. In der Volksdemokratie wird die vorherrschende Stellung einer bestimmten gesellschaftlichen Gruppe (z.B. Arbeiter- und Bauernstaat) zugeschrieben. Die Herrschaft dieser Gruppe soll durch eine Partei gesichert werden, die intern – auf dem Papier – durchaus demokratisch strukturiert sein kann. In der historischen Entwicklung haben sich diese Staaten aufgrund ihrer Herrschaftsverhältnisse allerdings zu Diktaturen oder Oligarchien umgestaltet.

Sozialismus ist keine der oben genannten Staatsformen. Dennoch taucht der Begriff häufig auf. Man versteht darunter, daß innerhalb einer Staatsform mehr oder minder stark auf den Abbau sozialer Schranken hingearbeitet wird.

Republik ist begrifflich eine Bezeichnung für einen demokratischen Staat. Daraus ergibt sich, daß die Bezeichnung „Demokratische Republik" eine unnötige Doppelbenennung ist.

Unter der **Nation** ist im Gegensatz zur Republik die historisch bedingte Zusammengehörigkeit eines Volkes ohne Berücksichtigung der staatlichen Organisation zu verstehen.

3.1.3 Strukturprinzipien der staatlichen Ordnung

Rechtsstaatsprinzip

Das Grundgesetz umschreibt den Begriff des Rechtsstaates in Artikel 28. Definiert wird er dort nicht. Das Rechtsstaatsprinzip ist das beherrschende und unmittelbar verbindliche höchstwertige Rechtsgut unserer Rechtsordnung. Dieses Prinzip des Rechtsstaates steht im Zusammenhang mit der schon im Grundgesetz verwirklichten Idee des Staates in seiner dienenden Funktion gegenüber dem Recht. Es ist höchste Aufgabe des Staates, dem Recht zur Verwirklichung zu verhelfen. Mit dieser Aussage sind alle staatlichen Funktionen dem Recht unterworfen: die Gesetzgebung, die Verwaltung und die Rechtsprechung.

Materielles und formelles Recht

Recht läßt sich jedoch nur verwirklichen, wenn zwei Aufgaben erfüllt werden. Dazu müssen zunächst zwei Begriffe erklärt werden: *Materielles* Recht ist am besten erklärt mit *Gerechtigkeit*. *Formelles* Recht steht für den Begriff der *Rechtssicherheit*. Die Vermittlung von Rechtssicherheit erfordert die Einführung von Fristen, mit deren Ablauf die materielle Seite des Rechts willkürlich beendet wird. Der Ruf nach Gerechtigkeit bleibt ab einem bestimmten Zeitpunkt ungehört. Diese formelle Seite des Rechts kann mit der materiellen in einen Konflikt treten. Dies ist schon dann gegeben, wenn einem anerkennungswürdigen Anspruch wegen Ablauf von Verjährungsfristen eine Durchsetzung verweigert werden muß.

Recht und Macht

Das Rechtsstaatsprinzip gewährt auch Rechtsansprüche des Bürgers gegenüber der öffentlichen Gewalt und zwar unter Wahrung aller politischer und weltanschaulicher Neutralität. Das Rechtsstaatsprinzip fordert im übrigen die Abkehr von jedwelcher Spekulation auf Machtstaat oder Polizeistaat, weil Macht und Recht sich einander begrifflich ausschließen und Recht und Polizei im Rechtsstaat notwendigerweise ein Über-Unterordnungsverhältnis einnehmen müssen, welches auch die Polizei dem Rechtsstaatsgedanken unterwirft.

Sozialstaatlichkeit

Ein zweiter tragender Gedanke der staatlichen Ordnung ist die Sozialstaatlichkeit. Sie ist in Artikel 20 des Grundgesetzes festgeschrieben, indem sie die Bundesrepublik Deutschland als einen *„demokratischen und sozialen Bundesstaat"* definiert. Die Sozialstaatlichkeit wendet sich in erster Linie an die gesetzgebenden Funktionen des Staates. Sie ergreift darüber hinaus jedoch auch alle staatlichen und außerstaatlichen Funktionen. Sie bindet die Verwaltung und die judikative Gewalt ebenso wie Gewerkschaften und Arbeitgeberverbände. Die Sozialstaatlichkeit ist die Pflicht des Staates, den Rechtsstaat auch im sozialen Bereich zu verwirklichen. Die Herstellung einer gerechten Ordnung erfordert auch die gerechte Regelung der sozialen Verhältnisse durch gesetzliche Maßnahmen, Verwaltungshandeln und Rechtsprechung.

Bedeutung des Sozialstaatsbegriffs

Die Sozialstaatsbestimmung ist neu in der deutschen Verfassung. Deshalb ist der Begriff ungleich konturenschwächer als beispielsweise der Begriff des demokratischen

Bundesstaates in Artikel 20 GG. Dennoch hat der Sozialstaatsbegriff konkret faßbaren Inhalt. Er entstand in der Abkehr vom bürgerlich-liberalen Rechtsstaat, der zwar rechtssichernd war und auch eine materielle Güterverteilung absicherte. Der bürgerlich-liberale Rechtsstaat verzichtete jedoch auf jeden sozialen Ausgleich dieser Güter. Durch die Aufnahme des Begriffs *sozialer* Bundesstaat in unsere Verfassung sind die Staatsorgane aufgefordert, für Leistungsverwaltung, Daseinsvorsorge, Subventionspläne und verwandte Tätigkeiten Sorge zu tragen, um den Sozialstaat zu verwirklichen. Dabei ist der Staat jedoch nicht berechtigt, die sozialen Strukturen zu beeinflussen, beispielsweise soziale Ungleichheit abzubauen. Der Staat hat Chancengleichheit in Bildung und Ausbildung und natürlich das soziale Netz herzustellen, welches vor dem Herausfallen aus dem sozialen System schützt. Was dabei im einzelnen sozialstaatlich geboten ist, bestimmt in erster Linie der Gesetzgeber.

Freiheitliches Prinzip

Eine dritte Stütze der staatlichen Ordnung ist das freiheitliche Prinzip, welches in den Artikeln 18 und 21 des GG angesprochen wird. Artikel 18 des GG bestimmt, daß ein Mißbrauch der Freiheit der Meinungsäußerung, insbesondere der Pressefreiheit, der Lehrfreiheit, der Versammlungsfreiheit, der Vereinigungsfreiheit, des Brief-, Post- und Fernmeldegeheimnisses, des Eigentums- oder Asylrechts oder die Aufforderung zum Kampf gegen die freiheitliche demokratische Grundordnung eine Verwirkung der Grundrechte zur Folge hat. In Artikel 18 spürt man unüberhörbar den Willen des Verfassungsgebers, gegen zerstörerische Entwicklungen, die sich in der Weimarer Republik und in der nationalsozialistischen Zeit herausbilden konnten, vorzubeugen. Der grundgesetzliche Freiheitsraum soll unter allen Umständen erhalten bleiben. Dabei soll jedoch die Freiheit aller vor der Freiheit des Einzelnen den höheren Rechtswert darstellen.

Demokratisches Prinzip

Ein viertes Strukturprinzip der staatlichen Ordnung ist die Ernennung der Demokratie zum tragenden Staatsgrundsatz. Artikel 20 Grundgesetz formuliert diesen Grundsatz des demokratischen Prinzips, wonach alle staatliche Gewalt auf den Volkswillen zurückführbar sein muß. Staatliche Gewalt muß vom Volke durch Wahlen und Abstimmungen hervorgehen. Der Begriff Volk erfaßt die Gesamtheit aller wahlberechtigten Bürger.

Bundesstaatliches Prinzip

Ein fünftes Strukturprinzip der staatlichen Ordnung ist das in Artikel 20 GG beschriebene bundesstaatliche Prinzip. Dort wird die Bundesrepublik Deutschland als „*Bundesstaat*" bezeichnet. Ein Bundesstaat ist eine Verbindung von Staaten, bei der die einzelnen Mitglieder bereits Staaten sind und der Zusammenschluß neue Staatlichkeit erlangt.

Die Bundesstaatlichkeit hat durchaus föderalistische Züge. Das Grundgesetz betrachtet die verbundenen Staaten, die Länder der Bundesrepublik als Staaten mit eigener, wenn auch gegenständlich beschränkter, nicht vom Bund abgeleiteter, sondern von ihm anerkannter staatlicher Hoheitsmacht. Historisch gesehen bestand die Staatlichkeit der Länder vor der Bundesstaatlichkeit.

Aufgabenverteilung zwischen Bund und Ländern

Aus dem Prinzip der Anerkennung der Länder als Gebilde mit Staatlichkeit folgt die notwendige Übertragung aller die Länder betreffenden Aufgaben, insbesondere die Aufgaben der inneren Organisation, in die Zuständigkeit der Länder. Diese Befugnis der Länder ist jedoch nicht unbeschränkt. Der Bund ist den Ländern generell übergeordnet, wo ihm gegenüber den Ländern Weisungsbefugnisse grundgesetzlich zugeordnet sind. Insoweit können durchaus Spannungsfelder zwischen Bund und Ländern entstehen. Es ist die Aufgabe des

Grundgesetzes und der Verfassungsgerichtsorgane, solche Spannungen zu beseitigen. Dies führt beispielsweise dazu, daß Länder, sollten sie die ihnen überlassenen Freiräume beispielsweise in der Gesetzgebung überschreiten, durch das Bundesverfassungsgericht an das auch sie beherrschende Bundesrecht gebunden werden.

Gewaltenteilung

Die Gewaltenteilung ist das sechste Strukturprinzip der staatlichen Ordnung. In Artikel 20 GG ist die Gewaltenteilung manifestiert. Artikel 20 Abs. 2 bestimmt: *„Alle Staatsgewalt geht vom Volke aus. Sie wird vom Volke in Wahlen und Abstimmungen und durch besondere Organe der Gesetzgebung, der vollziehenden Gewalt und der Rechtsprechung ausgeübt.“* Das Prinzip der Gewaltenteilung wird auf Montesquieu *(de l'esprit des lois)* zurückgeführt.

Tatsächlich gab es jedoch Gewaltenteilung schon in frühen mittelalterlichen Staaten, so daß die Lehren Montesquieus im frühen 18. Jahrhundert als eine Fortsetzung und Erläuterung der schon früheren faktischen Gewaltenteilung in Staaten angesehen werden (Montesquieu war Schriftsteller und Staatstheoretiker, 1726 Präsident des Parlaments von Bordeaux und Mitglied der Académie francaise).

Legislative, Exekutive und Judikative

Der Gedanke der Gewaltenteilung ist bestrebt, unerwünschte Machtkonzentration im Staat zu verhindern und die staatlichen Aufgaben in unterschiedliche Funktionen zu unterteilen. Die Gewaltenteilung gliedert die staatlichen Aufgaben in Legislative, Exekutive und Judikative.

- **Legislative** ist der Begriff für die gesetzgebende Gewalt. Von dieser Seite werden also die gesetzlichen Regelungen beschlossen
- **Exekutive** ist der Begriff für die ausführende Gewalt. Die Verwaltung, an deren Spitze die Regierung steht, übernimmt die Durchführung der beschlossenen Geset-

zesbestimmungen. Sie wacht dabei über deren Einhaltung
- **Judikative** ist der Begriff für die rechtsprechende Gewalt, d.h. die Gerichte. Ihr obliegen die Entscheidungen in allen Konfliktfällen.

Das Grundgesetz geht von der Gleichwertigkeit der drei Gewalten aus. Dies erfordert, daß die eine Gewalt die anderen und ihre Grenzen zu respektieren hat. Während noch in der Weimarer Republik die Auffassung vorherrschte, daß die Gesetzgebung nur an die Schranken der Verfassung gebunden sei, so nimmt die heutige Auffassung an, daß die Gesetzgebung an bestimmte beherrschende leitende und vollziehbare allgemeine Rechtsgrundsätze gebunden ist. Hierbei sind die Gesetze auch an die Grundsätze von Treu und Glauben gebunden und finden ihre Zulässigkeitsgrenze dort, wo gegen das Sittengesetz verstoßen werden würde.

Die Judikative wurde in ihren Rechten gestärkt, einerseits durch das **Bundesverfassungsgericht** als wichtigstes Verfassungsorgan, andererseits auch durch die durch Artikel 19 GG geschaffene **Rechtsweggarantie:** *„Wird jemand durch die öffentliche Gewalt in seinen Rechten verletzt, so steht ihm der Rechtsweg offen.“*

3.1.4 Bundesstaatlicher Aufbau

Die Bundesrepublik Deutschland ist ein demokratischer und sozialer Bundesstaat. Die **Länder** haben Staatsqualität und sind dem Eingriff durch den Bund entzogen, so lange sie ihre Tätigkeit in den Grenzen der verfassungsmäßigen Ordnung entfalten. Die Bundesländer haben ebenso eine demokratische Verfassung wie der Bundesstaat. Die Länder tragen wesentlich dadurch zum föderalistischen Aufbau der Bundesrepublik bei, daß neben dem Bundestag als Parlament, dem Bundespräsidenten als Staatsoberhaupt und dem Bundeskanzler als Leiter der Bundesregierung, der Bundesrat als Vertreter der Länder geschaffen worden ist. Im Bundesrat arbeiten die Länder bei der Gesetzgebung und bei der Verwaltung des Bundes mit.

Aufbau der Landesregierungen

Landesministerien
Die unmittelbare Staatsverwaltung der Länder erfolgt durch die Ministerien. Die Aufgaben werden je nach Zuständigkeit einem Ministerium zugeordnet. In den Ländern bestehen als solche Zuordnungsadressaten die Innenministerien, Justizministerien, Finanzministerien, Wirtschaftsministerien, Verkehrsministerien, Arbeitsministerien, Sozialministerien und die Kultusministerien. Ein Spitzenministerium, welches gleichsam alle Aufgaben zu delegieren oder in letzter Instanz zu entscheiden hätte, gibt es nicht. Fragen, die alleine dem Bund zugeordnet sind, werden nicht durch Länderministerien bearbeitet. Hier fehlt sogar ein entsprechender Aufgabenadressat auf Länderebene. Es gibt beispielsweise keine Länderministerien für innerdeutsche Fragen oder wirtschaftliche Zusammenarbeit.

Landesregierungen
Die **Regierungen**, an deren Spitze der Regierungspräsident steht, sind für die Aufgaben zuständig, die nicht durch besondere Verwaltungsbehörden wahrgenommen werden.

Verwaltung
Die Unterstufe der allgemeinen Staatsverwaltung wird gebildet aus den kreisfreien Städten, den Landkreisen und den Landratsämtern als untere staatliche Verwaltungsbehörden sowie den (kreisangehörigen) Gemeinden. Die kreisfreie Stadt verwaltet ihre Angelegenheiten in eigener Verantwortung. Die Landkreise werden gebildet aus Kommunalverbänden und haben ebenfalls das Recht der Selbstverwaltung. Neben diesem Recht müssen die Landkreise die ihnen durch Gesetz übertragenen staatlichen Verwaltungsaufgaben wahrnehmen. Die

kreisangehörigen Gemeinden haben auch Aufgaben der Staatsverwaltung wahrzunehmen. Daneben obliegen ihnen Selbstverwaltungsaufgaben im Rahmen der Verwaltung eigener Aufgaben. Die Landratsämter sind die unteren staatlichen Verwaltungsbehörden. Ihnen obliegt in erster Linie die Aufgabe, Aufsicht zu führen über die kreisangehörigen Gemeinden in den Angelegenheiten des Naturschutzes, des Straßenverkehrs und des Baurechts.

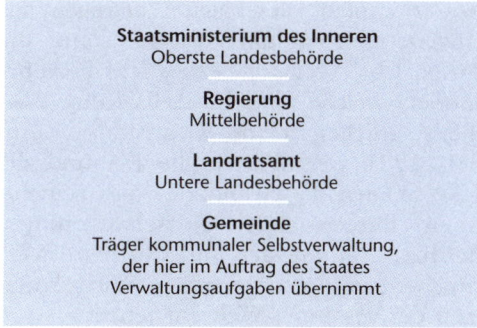

Staatsministerium des Inneren
Oberste Landesbehörde

Regierung
Mittelbehörde

Landratsamt
Untere Landesbehörde

Gemeinde
Träger kommunaler Selbstverwaltung, der hier im Auftrag des Staates Verwaltungsaufgaben übernimmt

Abb. 3.3: Aufbau der Verwaltung

3.1.5   Europäischer Gedanke

Die Wiedervereinigung Deutschlands führt nicht zurück zum isolierten Nationalstaat. Vielmehr setzt sich die Eingliederung Deutschlands in ein vereintes Europa fort.

Europäische Gemeinschaft
Was 1957 mit einem Vertrag zwischen 6 Staaten in Rom (der Bundesrepublik Deutschland, Frankreich, Italien, den Niederlanden, Belgien und Luxemburg) unter wirtschaftlichen Gesichtspunkten begonnen hatte, erreicht heute im Rahmen der **Europäischen Gemeinschaft** (EG) eine politische Einheit zwischen 15 Staaten Europas. Ziel der Europäischen Gemeinschaft ist eine Integration der Staaten Europas auf wirtschaftlichem und politischem Gebiet. Hiermit soll ein Block gebildet werden, der den superstarken Wirtschaftsmächten der Welt

ein Gegengewicht entgegensetzt. Ein erster Schritt wurde getan 1968 mit der Zollunion. Die Europäischen Gemeinschaften hatten sich durch den Beitritt neuer Mitgliedstaaten bis zum Jahre 1986 auf insgesamt 12 Mitgliedstaaten vergrößert (Dänemark, Großbritannien und Irland 1973, Griechenland 1981, Spanien und Portugal 1986).

Großbritannien hatte bei der Unterzeichnung der römischen Verträge dem Gedanken einer Europäischen Integration ablehnend gegenübergestanden. Stattdessen wurde von Großbritannien, Dänemark, Norwegen, der Schweiz, später Finnland und Island die Europäische Freihandelszone (EFTA) begründet, welche eine Liberalisierung zwischenstaatlichen Handels anstrebte. Am 22.10.1991 vereinbarten die EG und die EFTA-Staaten die Gründung eines gemeinsamen Europäischen Wirtschaftsraumes. Hierdurch konnte der mit 380 Mio. Verbrauchern größte organisierte Wirtschaftsraum der gesamten Welt entstehen.

Europäische Union

Das Europa-Parlament setzte im Jahre 1981 den „Institutionellen Ausschuß" ein und beschloß im folgenden Jahr auf dessen Vorschlag die „Leitlinien für die Reform der Verträge" und die Verwirklichung der „Europäischen Union" (EU). 1983 beschloß das Europa-Parlament einen Vorentwurf für eine EU in 152 Punkten. Der institutionelle Ausschuß wurde mit der weiteren Ausarbeitung beauftragt. In diesem Ausschuß tat sich der Abgeordnete Spinelli besonders hervor, so daß der endgültige Entwurf eines Vertrages zur Gründung einer EU seinen Namen trägt. Die EU entstand als neue eigene Rechtspersönlichkeit, weil es sinnvoller erschien, in einer neuen Rechtsform den europäischen Gedanken durch beispielsweise ein einheitliches Währungssystem und politische Zusammenarbeit abzuschließen als die Europäische Gemeinschaft von innen heraus zu reformieren. So entstand der EU-Vertrag sozusagen als Verfassungsur-

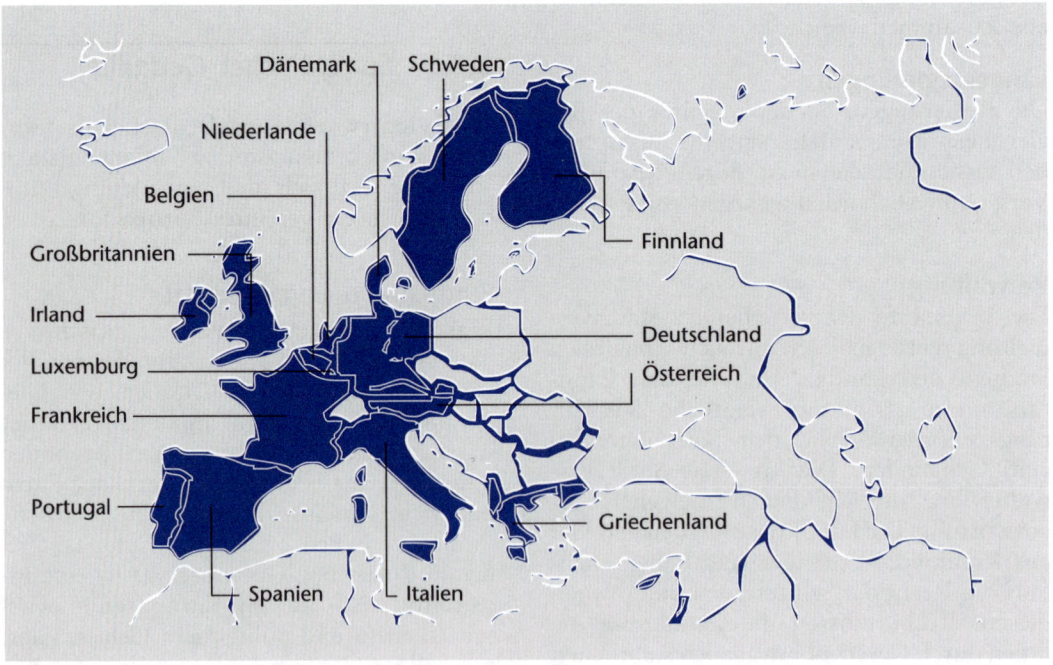

Abb. 3.4: Die EG-Staaten

Staatskunde

kunde einer europäischen Rechtsgemeinschaft. Die EU hat den gemeinsamen Besitzstand der EG.

Organisation der Europäischen Gemeinschaft/Europäische Union

Die EG schuf schon eigene Organe:

- Die **Kommission** besteht aus unabhängigen Mitgliedern, die von den Regierungen der Mitgliedstaaten ernannt werden. Die Kommission kann man als Hauptorgan der EG betrachten
- Der **gemeinsame Rat** (Ministerrat) besteht je aus einem Fachminister der nationalen Regierung. Er ist das gesetzgebende Organ der Gemeinschaft und hat die Funktion, die Gemeinschaft nach außen zu vertreten
- Vom **Europäischen Rat** stammen die allgemeinen Leitlinien für die Verschweißung der Europäischen Staaten
- Der **Europäische Gerichtshof** hat seinen Sitz in Luxemburg und nimmt die Aufgabe wahr, bei Auslegungsfragen und unterschiedlichem Verständnis für die Gemeinschaftsverträge, die vom Rat oder der Kommission erlassen wurden, Recht zu sprechen. Er besitzt noch weitere judikative Funktionen, einschließlich der des Vorabscheidungsverfahrens, in dem der Gerichtshof auf Vorlage eines nationalen Gerichts über gemeinschaftsrelevante Fragen Entscheidungen zu fällen hat
- Das **Europäische Parlament** besteht aus Vertretern der Völker, die in der Gemeinschaft vertreten sind. Die Anzahl der jeweiligen Mitglieder richtet sich nach der Größe des vertretenen Staates. Die Mitglieder des Europäischen Parlaments dürfen der Regierung ihres eigenen Mitgliedstaates nicht angehören. Das Europäische Parlament hat in erster Linie beratende Funktion und gewisse Kontrollaufgaben zu erfüllen. Seine Befugnisse werden jedoch zunehmend ausgedehnt

- Der **Europäische Rechnungshof** hat die Aufgabe eines jeden Rechnungshofes: Er überprüft Einnahmen und Ausgaben aller EG-eigener Organe auf Rechtmäßigkeit, Ordnungsmäßigkeit und Wirtschaftlichkeit.

Gemeinschaftsrecht

Es herrscht allgemein Unsicherheit über die Wirkung von EU-Recht. Man unterscheidet zwischen dem sog. primären und sekundären Gemeinschaftsrecht. Hierunter ist das sich aus dem EWG-Vertrag selbst ergebende Europäische Recht zu verstehen, zu dem natürlich auch das Recht aller entsprechenden Nachträge zählt. Sekundäres Gemeinschaftsrecht entsteht durch Verordnungen, Richtlinien und andere hoheitliche Entscheidungen der Organe der EU. Diese können unmittelbar in das Recht der Mitgliedstaaten eingreifen und das Recht der Mitgliedstaaten binden, ohne daß hierbei eine Beteiligung der Rechtssetzungsorgane der Mitgliedstaaten erforderlich wäre. In diesen Fällen spricht man von integriertem Gemeinschaftsrecht. Andere Akte der EU greifen dagegen nicht in das Recht der Mitgliedstaaten ein, sondern verpflichten die Mitgliedstaaten lediglich, das Europäische Gericht in einer meist von dessen Organen bestimmten Frist zu verwirklichen.

Staatskunde

3.2 Wahlrecht und politische Meinungsbildung

Die politische Meinungsbildung der Bundesrepublik Deutschland erfolgt durch demokratische Prinzipien.

3.2.1 Grundgedanken des Wahlrechts

In die Grundentscheidungen des geltenden Wahlrechts sollen die beiden nachstehenden Fälle einführen:

> **Fall 1:** Sie sollen die Grundlagen eines neuen Wahlrechts erarbeiten. Dabei tauchen Begriffe wie Mehrheitswahl, Verhältniswahl, Listenwahl und Persönlichkeitswahl auf.
> Was verstehen Sie darunter?
>
> **Fall 2:** Ein Wahlgesetz sieht vor, daß die Stimmen offen abgegeben werden müssen und daß pro angefangener 1.000 DM gezahlter Einkommensteuer dem Wähler eine Stimme zusteht.
> Wäre dieses Gesetz Ihrer Ansicht nach mit dem Grundgesetz vereinbar?

Mehrheitswahlrecht

Mehrheitswahlrecht bedeutet, daß in jedem Wahlbezirk derjenige Kandidat siegt, der die meisten Stimmen bekommt. Die Stimmen für die übrigen Bewerber finden bei der Zusammensetzung des Parlaments keine Berücksichtigung. Es gilt etwa in Frankreich und Großbritannien.

Absolute und relative Mehrheit

Das Mehrheitswahlrecht kann als *absolutes* und *relatives* Modell ausgestaltet werden.

Bei der Notwendigkeit einer **absoluten Mehrheit** siegt nur derjenige Bewerber, der mehr als die Hälfte aller abgegebenen Stimmen bekommt. Bei einer **relativen Mehrheit** genügt für einen Wahlsieg, daß ein Kandidat mehr Stimmen als jeder der anderen hat. Bei dem System eines absoluten Mehrheitswahlrechts werden meist in den Wahlkreisen, in denen beim ersten Wahlgang kein Bewerber mehr als die Hälfte der Stimmen bekommen hat, in einem zweiten Wahlgang Stichwahlen zwischen den beiden Bewerbern mit der höchsten Stimmenzahl abgehalten. Damit ist sichergestellt, daß jetzt einer der Bewerber die absolute Mehrheit erhält. Man kann für den zweiten Wahlgang aber auch mehrere Bewerber zulassen und dann die relative Mehrheit genügen lassen. Der Vorteil des Mehrheitswahlrechts liegt darin, daß es klare Mehrheiten im Parlament ermöglicht. Sein Nachteil besteht darin, daß das Parlament auch nicht annähernd die wirklichen Stimmenverhältnisse wiedergibt. Denn auch relativ bedeutende Gruppen können oft nur in wenigen Wahlkreisen eine Mehrheit erreichen. Sie sind dann im Parlament stark unterrepräsentiert.

Verhältniswahlrecht

Verhältniswahlrecht bedeutet, daß die Sitze im Parlament nach dem Verhältnis der Stimmen vergeben werden, die die einzelnen Gruppen bei der Wahl erhalten. Erreicht also die Partei A 45 %, die Partei B 40 % und die Partei C 15 % der Stimmen, so bekommen sie entsprechende Anteile bei den vorhandenen Sitzen. Dieses Prinzip gilt z.B. in Deutschland und Österreich.

Bei der Verhältniswahl ist gewährleistet, daß die Zusammensetzung des Parlaments dem Kräfteverhältnis der Gruppen entspricht, die sich zur Wahl gestellt haben. Als Nachteil ist aber zu sehen, daß eine Gefahr der Zersplitterung des Parlaments droht. Dem kann aber durch „Sperrklauseln" begegnet werden.

Eine **Sperrklausel** bedeutet, daß zum Einzug in ein Parlament ein gewisser Mindestanteil an abgegebenen Stimmen nötig ist. Üblich sind 5 %-Klauseln. Parteien, deren Stimmenanteil diesen Wert nicht erreicht, sind dann im Parlament auch nicht vertreten.

Listen- und Persönlichkeitswahl

Ein weiterer Nachteil bei der Verhältniswahl kann darin liegen, daß wegen der Abwicklung über sogenannte Wahllisten (vgl. unten) wenig Kontakt zwischen Wählern und Kandidaten besteht.

- **Listenwahl** bedeutet, daß die Parteien ihre Kandidaten auf einer Wahlliste aufstellen. Der Wähler kann nur die Partei bestimmen, nicht aber auf ihrer Liste einen bestimmten Kandidaten aussuchen
- **Persönlichkeitswahl** bedeutet dagegen, daß der Wähler einen ganz bestimmten Kandidaten wählen kann. Dies hat den Vorteil eines engeren Kontakts zwischen Wählern und Abgeordnetem.

Grundsätze des Wahlrechts

Das im **Fall 2** genannte Wahlgesetz wäre mit Sicherheit verfassungswidrig. Art. 38 GG schreibt für die Wahl zum Bundestag – dieselben Grundsätze gelten aber auch für alle anderen Wahlen – folgendes vor: Die Wahl muß *allgemein, unmittelbar, frei, gleich* und *geheim* sein.

- **Allgemein** bedeutet, daß das Wahlrecht allen Staatsbürgern zusteht, und daß ohne sachlichen Grund keine Gruppe ausgenommen werden darf. Ein sachlicher Grund ist zum Beispiel die Altersgrenze von 18 Jahren. Man geht davon aus, daß im Regelfall unterhalb dieser Grenze die Bedeutung einer Wahl noch nicht ausreichend erkannt wird
- **Unmittelbar** bedeutet, daß der Wähler seine Stimme direkt abgeben darf. Der Gegensatz wäre die Bestimmung von Wahlmännern, die dann ihrerseits die Abgeordneten wählen, wie z.B. in den USA
- **Frei** bedeutet, daß der Wähler seine Stimme ohne jede Beeinflussung abgeben darf. Jede Einwirkung auf den Wahlvorgang,

sei es durch Druck oder auch das Versprechen von Vorteilen, hat zu unterbleiben
- **Gleich** bedeutet, daß jede Stimme dasselbe Gewicht haben muß. Ein unterschiedliches Gewicht der Stimmen nach irgendwelchen Merkmalen ist generell verboten. Die Unterscheidung in Fall 2 hat freilich ein geschichtliches Vorbild: Das preußische Dreiklassenwahlrecht, bei dem der Wähler je nach gezahlter Steuersumme eine, zwei oder drei Stimmen hatte
- **Geheim** bedeutet, daß die Stimmabgabe nicht kontrolliert werden darf. So soll vermieden werden, daß ein Wähler aus Angst vor den Folgen seiner Entscheidung seine Stimme in eine bestimmte Richtung abgibt.

3.2.2 Praktische Ausgestaltung

Als Beispiel für die praktische Umsetzung dieser Grundsätze soll das *Bundeswahlgesetz* behandelt werden, das die Wahl der Abgeordneten zum Deutschen Bundestag regelt.

Der Bundestag besteht aus 656 Abgeordneten; hinzu kommen unter Umständen Überhangmandate und – in manchen Ländern – Ausgleichsmandate. Die Wahl eines Bundestagsabgeordneten erfolgt jeweils für eine Wahlperiode von 4 Jahren. Die Länder wählen ihre Abgeordneten für 4 oder 5 Jahre. Nach Artikel 38 GG sind die Abgeordneten Vertreter des ganzen Volkes. Sie sind an Weisungen und Aufträge durch Personen oder Institutionen nicht gebunden, auch nicht an Aufträge ihrer eigenen Wähler (sog. auftragsfreie Repräsentation).

Bundeswahlgesetz

Das Bundeswahlgesetz verbindet Mehrheits- und Verhältniswahl ebenso wie Persönlichkeits- und Listenwahl. Dazu wird das Bundesgebiet in 328 Wahlkreise eingeteilt. In jedem dieser Wahlkreise kandidieren Direktbewerber, die mit der sogenannten *Erststimme* gewählt werden. Einen Wahlkreis ge-

Staatskunde

winnt derjenige Bewerber, der dort die relative Mehrheit erhält. Durch die Direktbewerber werden also die Grundsätze der Mehrheits- und Persönlichkeitswahl berücksichtigt. Daneben werden in jedem Bundesland Wahllisten erstellt. Danach werden die übrigen 328 Sitze vergeben. Hierfür gelten die Grundsätze der Verhältniswahl.

Zuordnung der Sitze

Die Zuordnung der Sitze zu den abgegebenen Stimmen erfolgt nach dem System von HARE-NIEMEYER. Die Berechnung wird auf folgende Weise vorgenommen: Die Zahl der Sitze wird mit der Zahl der Stimmen der jeweiligen Landesliste multipliziert. Diese Summe wird durch die Gesamtstimmenzahl aller Landeslisten geteilt, deren Parteien den Einzug in das Parlament geschafft haben. Jede Landesliste erhält nun Sitze entsprechend der Zahl, die bei dieser Rechnung vor dem Komma steht. Restliche Sitze werden nach den höchsten Bruchteilen zugeordnet. Ein Beispiel soll dies verdeutlichen:

> Im Land X sind 10 Sitze zu vergeben. Die Partei A hat 10.000 Stimmen, Partei B 5.800 und Partei C 4.200.
> Die Rechnung sieht wie folgt aus:
> Für A: 10 x 10.000 = 100.000
> Für B: 10 x 5.800 = 58.000
> Für C: 10 x 4.200 = 42.000
> Gesamtstimmenzahl: 20.000
>
> Für A: 100.000 : 20.000 = 5,00
> Für B: 58.000 : 20.000 = 2,90
> Für C: 42.000 : 20.000 = 2,10
>
> Zunächst erhalten also:
> A: 5 Sitze
> B: 2 Sitze
> C: 2 Sitze.
>
> Der letzte noch zu vergebende Sitz fällt B zu, weil diese Partei hinter dem Komma jetzt die höchste Zahl hat.

> Die endgültige Sitzverteilung lautet also
> A: 5 Sitze
> B: 3 Sitze
> C: 2 Sitze.

Die Funktionsfähigkeit des Bundestages wird schließlich über eine 5 %-Sperrklausel gesichert. Für Parteien, die mindestens 3 Direktmandate erringen, gibt es davon aber eine Ausnahme.

Überhang- und Ausgleichsmandate

Nun sind noch die Begriffe Überhang- und Ausgleichsmandat kurz zu erklären: Gewinnt eine Partei in einem Land alle Direktmandate, so besitzt sie damit 50 % der für dieses Land zugeteilten Bundestagssitze. Hat sie nun aber nur einen Zweitstimmenanteil von 40 %, so sind ihr mehr Mandate zugefallen als ihr eigentlich zustehen. Diese Mandate nennt man Überhangmandate. Weil es jeweils einen direkt gewählten Bewerber gibt, nimmt man diese überzähligen Mandate auch nicht weg. Damit aber die Zusammensetzung des Parlaments dem rechnerischen Wert der *Zweitstimmen* entspricht, erhalten in vielen Landtagen – nicht aber im Bundestag – die anderen Parteien ebenfalls zusätzliche Mandate. Diese Mandate werden als Ausgleichsmandate bezeichnet.

3.2.3 Andere Formen der politischen Meinungsbildung

> Eine Bürgerinitiative will durch einen Volksentscheid erreichen, daß die Lehrpläne aller Volksschulen zukünftig in der gesamten Bundesrepublik einheitlich gestaltet werden.
> Hat dieses Vorhaben Ihrer Ansicht nach Aussicht auf Erfolg?

Volksbegehren und Volksentscheid

Die politische Meinungsbildung findet nicht abschließend durch Wahlen statt. Eine direkte Einwirkung der Bürger auf die Gesetzgebung durch Volksbegehren und Volksentscheid ist zwar in der Bundesrepublik weitgehend nicht vorgesehen, aber auf Bundesebene ist ein Volksentscheid nur für eine Neugliederung des Bundesgebiets vorgesehen (Art. 29 GG). Unsere Bürgerinitiative würde mit ihren Plänen also keinen Erfolg haben, auf Landesebene sind Volksbegehren und Volksentscheide von größerem politischen Gewicht. Die Bayerische Verfassung sieht beispielsweise Volksbegehren und Volksentscheid vor. Ein Volksbegehren ist der von einer bestimmten Mindestzahl von Wahlberechtigten vorgetragene Wunsch, ein bestimmtes Gesetz zu erlassen. In Bayern müssen dazu zunächst mindestens 25.000 Wahlberechtigte den Antrag auf Zulassung eines Volksbegehrens unterschreiben. Wird der Antrag zugelassen, so muß er innerhalb einer bestimmten Frist von einem Zehntel der Stimmberechtigten unterstützt werden. Gelingt dies, so muß über den Gesetzentwurf dann durch einen Volksentscheid abgestimmt werden.

Bürgerentscheid

Einige Bundesländer, am stärksten ausgeprägt ist dies in Bayern, kennen auf kommunaler Ebene auch noch den Bürgerentscheid. Hierdurch erhalten die Wahlberechtigten einer Gemeinde oder eines Kreises die Möglichkeit, in Angelegenheiten der kommunalen Selbstverwaltung eigenständig Entscheidungen zu treffen.

Öffentlichkeit und außerparlamentarische Organisationen

Politische Meinungsbildung gibt es vor allem durch die Öffentlichkeit und durch Organisationen außerhalb der Parlamente (☞ 3.2.4). Anliegen können durch Presse, Rundfunk oder Fernsehen vorgetragen werden. Außerdem können sich Bürger zu Vereinen, Zweckgemeinschaften oder Bürgerinitiativen zusammenschließen und auf vielfältigen Wegen ihre Interessen vertreten.

Besondere Bedeutung kommt schließlich den Parteien zu, auf deren Stellung im nächsten Kapitel eingegangen wird.

Diese vielfältigen Wege der politischen Meinungsbildung sorgen für stete Diskussionen. Sie geben in weitem Umfang die Möglichkeit, Anliegen vorzubringen und sich Gehör zu verschaffen. Sie erschweren aber auch Entscheidungsprozesse, verschleiern Verantwortlichkeiten und geben dem Geschickteren große Vorteile.

3.2.4 Politische Parteien und andere politische Organisationen

Politische Parteien

Nur in kleinen Gemeinschaften beschreibt der unmittelbare Wille des Volkes das politische Ziel staatlichen Handelns (beispielsweise in den Kantonen der Schweiz). Größere Gemeinschaften erfordern Repräsentanten als Volksvertretung. Ursprünglich wurde die Gruppe dieser Personen aus beruflichen Interessenvertretern gebildet. Von England ausgehend gründeten sich politische Parteien und bildeten die Repräsentanten der Volksvertretung nach der Auswahl politischer Ziele.

Im Bundestag waren bisher folgende Parteien vertreten:
- CDU/CSU (Christlich Demokratische Union/Christlich Soziale Union)
- SPD (Sozialdemokratische Partei Deutschlands)
- FDP (Freie Demokratische Partei)
- Die Grünen
- PDS (Partei des demokratischen Sozialismus)
- Bündnis 90/Grüne.

Staatskunde

Organisation der Parteien

Die Mitwirkung der Parteien bei der politischen Willensbildung ist nach Artikel 21 GG garantiert. Um als Partei anerkannt zu werden, muß eine Organisation gewisse Grundvoraussetzungen erfüllen. Es muß eine Parteisatzung vorliegen, die Namen, Rechte und Pflichten der Mitglieder und andere Einzelheiten der Organisation erfaßt, ähnlich wie die Satzung eines Vereins. Die Parteien sind organisatorisch untergliedert. Das oberste Organ ist die Mitglieder- oder Vertreterversammlung. Sie bildet den Parteitag. Dort wird über die Ziele der Partei, die Beiträge der Mitglieder und alle sonstigen wesentlichen Dinge entschieden. Die Parteien unterstehen in einzelnen Dingen einer strengen staatlichen Aufsicht.

Die Verfassung billigt den Parteien eine unmittelbare politische Meinungsbildung zu. Dies führt so weit, daß Parteien Wahlkampfkosten erstattet bekommen.

Andere Großgruppierungen

Andere Großgruppierungen in der Bundesrepublik Deutschland verfolgen nicht unmittelbar immer parteipolitische Ziele. **Gewerkschaften** beispielsweise sind Arbeitnehmerverbände, die die wirtschaftlichen Anliegen ihrer Mitglieder betreuen. Arbeitgeberverbände sind Zusammenschlüsse von Arbeitgebern und verfolgen die Interessen der Arbeitgeber und ihrer Organisationen. Auch von solchen Organisationen werden politische Aussagen gemacht und politische Meinungen gebildet, wenngleich die von diesen Organisationen ausgehende Politik eher sozial- und arbeitspolitische Ergebnisse schafft. Gewerkschaften und Berufsverbände sind Sozialpartner und werden auch tariffähige Verbände genannt.

Unterhalb dieser großen Organisationen haben sich kleinere beruflich organisierte, religiös formierte oder nur durch gemeinsame Interessen zusammengefügte Organisationen gebildet. Hierzu gehören beispielsweise die **Berufsverbände.** Auch diese Organisationen formulieren ihren politischen Willen der die im Vordergrund stehenden Fragen des Berufsrechts stets begleitet.

Im Laufe der Nachkriegsjahre ist das Verbandswesen so erstarkt, daß es wesentlich den Begriff der **Lobby** *(engl. = Vor- oder Wandelhalle des Parlaments)* mitgeprägt hat. In der Lobby werden also sinngemäß Anliegen und Wünsche an die Volksvertreter herangetragen, über die dann im Parlament entschieden wird. Ob die Anträge oder Wünsche Beachtung finden, ist eine weitere Frage, da die Abgeordneten als Vertreter des Volkes nach Artikel 38 GG nur ihrem Gewissen unterworfen sind.

3.3   Grundrechte

Ein türkischer Staatsbürger hat mit Erfolg die Prüfung für das Schreinerhandwerk abgelegt. Als er bei der zuständigen Behörde um eine entsprechende Arbeitserlaubnis nachsucht, wird sie ihm verweigert, weil kein Bedarf bestehe.
Als sich der Türke auf seine Berufsfreiheit nach Art. 12 GG beruft, entgegnet ihm der Sachbearbeiter, diese Bestimmung gelte nur für Deutsche.
Hat er Ihrer Meinung nach Recht?

Die Grundrechte haben zentrale Bedeutung für die Stellung des einzelnen Menschen im Staat. In erster Linie sind die Grundrechte **Abwehrrechte**. Sie sollen Schutz vor staatlichen Eingriffen geben. Daneben haben sie aber auch Bedeutung als **Teilhaberrechte.** Das bedeutet für den Einzelnen, daß er einen Anspruch auf bestimmte staatliche Leistungen haben kann. So sichert der Schutz der Menschenwürde (Art. 1 GG) letztlich den Anspruch auf Sozialhilfe. Die Berufsfreiheit aus Art. 12 GG gibt dem Einzelnen einen Anspruch darauf, daß vorhandene Kapazitäten für eine Ausbildung (z.B. Medizinstudium) so weit wie möglich nutzbar gemacht werden. Die Grundrechte haben aber nicht nur Bedeutung im Verhältnis des Einzelnen zum Staat. Auch auf anderen Rechtsgebieten (z.B. im Arbeitsrecht) sind ihre Grundentscheidungen zu beachten. So muß etwa ein Arbeitgeber gegenüber seinen Arbeitnehmern den Gleichheitssatz einhalten. Für gleiche Arbeit muß er zum Beispiel auch gleichen Lohn bezahlen.

Bürger- und Menschenrechte

Die Grundrechte teilen sich in Bürger- und Menschenrechte auf. **Bürgerrechte** stehen nur Deutschen zu. **Menschenrechte** gelten dagegen für jeden Menschen, also auch für Ausländer. In unserem Fall gilt der Schutz der Berufsfreiheit aus Art. 12 GG für einen türkischen Staatsbürger tatsächlich nicht, denn Art. 12 GG ist als Bürgerrecht ausgestaltet. Das hat aber nicht zur Folge, daß ein Ausländer auf diesem Gebiet überhaupt keinen Grundrechtsschutz hätte. Für ihn kommt vielmehr als Auffangbestimmung die allgemeine *Handlungsfreiheit* zum Tragen. Art. 2 Abs. 1 GG gewährt hierbei das Recht, alles zu tun, was nicht ausdrücklich verboten ist. Nun können Grundrechte wie andere Rechte auch nicht völlig uneingeschränkt gelten. Welche Grenzen bei ihrer Beschränkung zu beachten sind, soll der nachstehende Fall zeigen:

Um wirksamer gegen Trunkenheitsfahrten im Straßenverkehr vorgehen zu können, will der Bundestag folgendes Gesetz beschließen: „Beim Verdacht einer Trunkenheitsfahrt dürfen Polizeibeamte dem Verdächtigen eine Blutprobe entnehmen."

Der Autofahrer Alfons Alt meint, dieses Gesetz verstoße gegen sein Grundrecht auf körperliche Unversehrtheit (Art. 2 Abs. 2 GG). Gegen seinen Willen dürfe ihm niemand Blut abnehmen. Hat er Ihrer Meinung nach Recht?

Bei vielen Grundrechten vermerkt das Grundgesetz ausdrücklich, daß sie durch ein einfaches Gesetz eingeschränkt oder in ihrem Geltungsbereich näher bestimmt werden dürfen. Wo dies nicht der Fall ist (z.B. bei der durch Art. 4 Abs. 1 GG gewährleisteten Religionsfreiheit), gibt es für die Grundrechte sogenannte *immanente Schranken*. Darunter versteht man, daß ein Grundrecht nicht zu Lasten der Rechte anderer Personen und nicht zu Lasten des Gemeinwohls ausgeübt werden darf. In unserem Fall steht das Recht auf körperliche Unversehrtheit unter einem Gesetzesvorbehalt. Man könnte also meinen, die Blutabnahme durch Polizeibeamte sei dadurch erlaubt. Bei dieser Auffassung würde man aber Art. 19 Abs. 2 GG übersehen. Diese Bestimmung verbietet in jedem Fall, den *Wesensgehalt* eines Grundrechts anzutasten. Ein Polizeibeamter hat nun einmal keine medizinische Ausbildung. Wenn er Blutproben abnehmen dürfte, wäre damit die Gefahr erheblicher gesundheitlicher Schäden verbunden. Der Kernbereich des Rechts auf körperliche Unversehrtheit wäre dadurch verletzt. Nimmt dagegen ein Arzt eine Blutprobe ab, so sind damit keine unverhältnismäßigen gesundheitlichen Gefahren verbunden. Die zur Zeit geltende Regelung, die dies erlaubt, steht also mit Art. 2 Abs. 2 GG in Einklang.

Die wichtigsten Grundrechte

- Art. 2 Abs. 1 GG gibt die schon erwähnte „allgemeine Handlungsfreiheit"
- Art. 2 Abs. 2 GG gewährt den **Schutz von Leben, körperlicher Unversehrtheit und Freiheit einer Person.** Der Schutz der Freiheit wird durch Art. 104 GG ergänzt. Danach darf Freiheitsentzug nur aufgrund eines Gesetzes erfolgen. In aller Regel hat spätestens bis zum Ablauf des nachfolgenden Tages die Entscheidung eines Richters über die Zulässigkeit eines weiteren Freiheitsentzugs zu erfolgen
- Art. 3 GG garantiert den **Gleichheitssatz**

Staatskunde

- Art. 5 GG gewährt das Recht der freien Meinungsäußerung und der freien Information, Pressefreiheit und Wissenschaftsfreiheit
- Art. 6 GG gibt dem Staat die Aufgabe, **Ehe und Familie** besonders zu schützen
- Art. 12 GG gibt das **Recht auf Berufsfreiheit.** Soweit die Voraussetzungen für die Aufnahme eines Berufes erfüllt sind, darf jeder Deutsche die Tätigkeit ausüben, die er möchte. Die staatliche Bestimmung eines Berufes für den Einzelnen wäre unzulässig
- Art. 14 GG gewährleistet **Eigentum und Erbrecht**
- Art. 103 GG schließlich gibt einen umfassenden **Anspruch auf rechtliches Gehör.** Danach ist jeder Betroffene grundsätzlich vor einer gegen ihn ergehenden Entscheidung anzuhören. Wo dies ausnahmsweise nicht durchführbar ist (z.B. bei Erlaß eines Haftbefehls), besteht ein Anspruch auf nachträgliche Anhörung.

3.4 Verfassungsorgane und ihre Aufgaben

3.4.1 Die Bundesregierung

> Die Amtsführung eines Bundesministers findet nicht nur das Mißfallen der Opposition, sondern zunehmend auch das seiner eigenen Parteifreunde. Schließlich stimmt eine Mehrheit von Abgeordneten dafür, daß dieser Minister zu entlassen sei.
> Muß der Bundeskanzler Ihrer Meinung nach diesem Antrag folgen?

Aufbau der Bundesregierung

Die Bundesregierung besteht aus dem *Bundeskanzler* und den *Bundesministern* (Art. 62 GG). Die Bundesregierung, die gleichzeitig die Spitze der Bundesverwaltung darstellt, ist das Organ der Exekutive. Maßgeblich ist innerhalb der Bundesregierung der **Bundeskanzler.** Er bestimmt die Richtlinien der Politik und trägt die Verantwortung dafür (Art. 65 GG). Die **Bundesminister** werden nicht vom Bundestag bestimmt, sondern auf *bindenden* Vorschlag des Bundeskanzlers vom Bundespräsidenten ernannt und entlassen (Art. 64 GG). In unserem Fall muß der Bundeskanzler also dem Ansinnen des Bundestages nicht folgen. Aus eigener Kraft können die Abgeordneten den ungeliebten Minister nicht entlassen.

Der Bundeskanzler

Der Bundeskanzler wird vom Bundestag gewählt (Art. 63 GG). Zunächst ist für eine Wahl zum Bundeskanzler die absolute Mehrheit notwendig. Führt dieser Weg im ersten Wahlgang und bei weiteren Wahlgängen in den folgenden 14 Tagen nicht zum Erfolg, so genügt die relative Mehrheit. Dies würde eine vom Grundgesetz nicht erwünschte Minderheitsregierung bedeuten.

Staatskunde

Der Bundespräsident muß deshalb – im Gegensatz zu einer Wahl mit absoluter Mehrheit – den mit relativer Mehrheit Gewählten nicht zum Bundeskanzler ernennen. Er kann den Bundestag auch auflösen, was zu Neuwahlen führt. Um im Gegensatz zur Weimarer Verfassung eine handlungsfähige Regierung zu sichern, erlaubt es das Grundgesetz dem Bundestag auch nicht, einen Bundeskanzler nur abzuwählen.

Erforderlich zum „Kanzlerwechsel" ist vielmehr das sogenannte *(konstruktive Mißtrauensvotum)*. Das bedeutet, daß der Bundestag mit Mehrheit einen neuen Bundeskanzler bestimmen muß. Erst dann kann der alte Kanzler vom Bundespräsidenten entlassen werden. Das einzige erfolgreiche konstruktive Mißtrauensvotum in der Geschichte der Bundesrepublik fand 1982 statt. Die FDP wechselte damals den Koalitionspartner und ermöglichte so die Mehrheit für Helmut Kohl als neuen Bundeskanzler.

3.4.2 Der Bundestag

Aufgaben des Bundestages

Der Bundestag ist im Rahmen der Gewaltenteilung das **Organ der Legislative**. Er beschließt die Gesetze des Bundes. Entscheidungen des Bundestages werden grundsätzlich mit einer einfachen Mehrheit der abgegebenen Stimmen, unabhängig von der Anzahl der anwesenden Mitglieder, getroffen. Bei verschiedenen Gesetzen ist jedoch eine absolute Mehrheit notwendig. Das bedeutet, daß die Anzahl der Zustimmenden 50 % der Mitgliederzahl des Bundestages überschreiten muß. Schließlich bedürfen eine Reihe von Entscheidungen, vor allem Verfassungsänderungen, einer 2/3-Mehrheit.

Neben der Gesetzgebung sind weitere wichtige Aufgaben des Bundestages die Wahl des Bundeskanzlers und die Bildung von Untersuchungsausschüssen. Gerade bei dem Antrag auf Einsetzung eines Untersuchungsausschusses zeigt sich die starke Stellung der Opposition: Einem solchen Antrag muß gefolgt werden, wenn ihn mindestens 1/4 der Mitglieder des Bundestages beantragen.

Die Abgeordneten

Die Abgeordneten des Bundestages schliessen sich nach ihrer Parteizugehörigkeit zu **Fraktionen** zusammen. Eine Fraktion umfaßt mindestens 5 % der Mitgliederzahl des Bundestages. Sie ist durch die Geschäftsordnung des Bundestages gegenüber dem einzelnen Abgeordneten mit zusätzlichen Rechten ausgestattet.

Die persönliche Stellung der Abgeordneten ist durch *Indemnität, Immunität* und ein umfassendes *Zeugnisverweigerungsrecht* abgesichert (Art. 46, 47 GG).

- **Indemnität** bedeutet, daß ein Abgeordneter wegen seiner Tätigkeit im Parlament nicht verfolgt werden darf
- **Immunität** bedeutet, daß die Strafverfolgung eines Abgeordneten grundsätzlich der Genehmigung des Bundestages bedarf. Ordnungswidrigkeiten sind davon nicht erfaßt. Der Abgeordnete, der falsch parkt, zahlt sein Bußgeld wie jeder andere Bürger auch
- Das **Zeugnisverweigerungsrecht** schützt die Informationstätigkeit des Abgeordneten. Er ist nicht gezwungen, Informanten anzugeben.

3.4.3 Der Bundesrat

Ein Gesetzesbeschluß des Bundestages sieht vor, für die Ausbildung zur Arzthelferin ein Mindestalter von 18 Jahren zu verlangen. Das Bundesland Hessen erklärt, es werde diesem Entwurf seine Zustimmung verweigern.
Was bedeutet das?

Mitwirkung bei der Gesetzgebung

Durch den Bundesrat wirken die Bundesländer an der Gesetzgebung des Bundes mit. Das kann einmal in Form einer Gesetzes-

Staatskunde

initiative geschehen. Zum anderen erfolgt diese Mitwirkung während des laufenden Gesetzgebungsvorgangs und bei der Abstimmung. Dort ist die Mitwirkungsbefugnis des Bundesrates unterschiedlich stark ausgestaltet: Es gibt *Einspruchs-* und *Zustimmungsgesetze.*

- Bei einem **Einspruchsgesetz** kann eine Entscheidung des Bundesrates gegen ein Gesetz vom Bundestag überstimmt werden
- Bei einem **Zustimmungsgesetz** bedeutet eine Entscheidung des Bundesrates gegen das Gesetz, daß dieses Gesetz endgültig nicht wirksam werden kann.

Als Gesetzgebungsorgan der Länder setzt sich der Bundesrat aus Vertretern aller Bundesländer zusammen. Insgesamt hat er 69 Stimmen und entscheidet im Regelfall mit Stimmenmehrheit. Jedes Land kann seine Stimme nur einheitlich abgeben. Die Vertreter im Bundesrat sind dabei an die Weisungen ihrer jeweiligen Regierung gebunden. Jedes Bundesland hat mindestens 3 Stimmen. Länder mit mehr als 2 Millionen Einwohnern haben 4 Stimmen, Länder mit mehr als 6 Millionen Einwohnern 5 und Länder mit mehr als 7 Millionen Einwohnern 6 Stimmen. Dies ergibt folgende Aufteilung:

- *3 Stimmen:* Bremen, Hamburg, Mecklenburg-Vorpommern und Saarland
- *4 Stimmen:* Berlin, Brandenburg, Rheinland-Pfalz, Sachsen, Sachsen-Anhalt, Schleswig-Holstein und Thüringen
- *5 Stimmen:* Hessen
- *6 Stimmen:* Baden-Württemberg, Bayern, Niedersachsen und Nordrhein-Westfalen.

Im oben genannten Beispiel wird es sich um ein Zustimmungsgesetz handeln. Das Land Hessen kündigt also an, daß es sich im Bundesrat gegen das Gesetz entscheiden wird. Ob es damit das Gesetz verhindern kann, hängt vom Abstimmungsverhalten der übrigen Länder und den sich daraus ergebenden Mehrheiten ab.

3.4.4 Der Bundespräsident

Aufgaben des Bundespräsidenten
Der Bundespräsident hat nach dem Grundgesetz hauptsächlich *Repräsentationsaufgaben*. Er nimmt die völkerrechtliche Vertretung der Bundesrepublik wahr. Das bedeutet, daß er Staatsverträge abzuschließen und die Botschafter anderer Staaten in deren Funktion anzuerkennen hat. Über die gesellschaftlichen Konflikte hinweg soll er weiter ausgleichend und vermittelnd wirken, ohne sich aber in die Tagespolitik einzuschalten.

Daneben hat er aber auch noch wichtige innenpolitische Funktionen: Er überprüft Bundesgesetze auf ihr verfassungsmäßiges Zustandekommen (Art. 82 GG). Nur ordnungsgemäß zustande gekommene Gesetze unterzeichnet er und ermöglicht damit ihre Verkündung und ihr Inkrafttreten. Weiter wirkt er durch ein Vorschlagsrecht bei der Wahl des Bundeskanzlers mit (Art. 63 GG) und hat gewisse Entscheidungsbefugnisse bei einer vorzeitigen Auflösung des Bundestages.

Wahl des Bundespräsidenten
Zum Bundespräsidenten kann für eine Amtszeit von 5 Jahren jeder mindestens 40 Jahre alte Deutsche gewählt werden. Eine erneute Wahl ist nur noch einmal zulässig. Gewählt wird der Bundespräsident durch die Bundesversammlung (Art. 54 GG). Die Bundesversammlung setzt sich aus allen Bundestagsabgeordneten und einer gleichen Anzahl von Mitgliedern zusammen, die die Landesparlamente bestimmen. Gewählt ist, wer die absolute Mehrheit der Stimmen erhält. Findet sich eine solche Mehrheit in zwei Wahlgängen nicht, so genügt die relative Mehrheit.

3.5   Weg und Zuständigkeit für die Gesetzgebung

Das Gesetz durchläuft bis zu seiner Wirksamkeit verschiedene Stationen. Üblicherweise wird es beim Bundestag eingebracht und der Gesetzesinhalt durch den Bundestag festgestellt. Der Bundesrat ist beteiligt und nach Ausfertigung des Gesetzes durch den Bundespräsidenten, nach Gegenzeichnung durch den Bundeskanzlers wird es im Bundesgesetzblatt verkündet. Der Gesetzgebungsweg ist jedoch etwas differenzierter, je nach dem, ob es sich um verfassungsändernde Gesetze, föderative Gesetze oder einfache Bundesgesetze handelt.

Verfassungsändernde Gesetze

Verfassungsändernde Gesetze sind solche Gesetze, die das Grundgesetz abändern. Sie sind nur möglich, wenn der Bundestag mit einer Mehrheit von 2/3 der gesetzlichen Mitgliederzahl das Gesetz beschließt.

Föderative Gesetze

Föderative Gesetze sind solche, die das Grundgesetz inhaltlich nicht abändern, aber dennoch die bundesstaatliche Grundordnung des Bundes berühren. Es handelt sich bei diesen Gesetzen um die sog. Zustimmungsgesetze, d.h. sie sind abhängig von der Zustimmung des Bundesrates. Im Bundestag genügt ein Beschluß mit einfacher Mehrheit, der Bundesrat muß mit absoluter Mehrheit das Gesetz beschließen. Der Bundesrat kann auch den Vermittlungsausschuß anrufen, wenn er inhaltliche Änderungen des Gesetzes durchsetzen möchte. Der Vermittlungsausschuß besteht aus je 11 Mitgliedern des Bundestages und des Bundesrates.

Angerufen werden kann der Vermittlungsausschuß auch vom Bundestag und von der Bundesregierung. Dieses Verfahren vor dem Vermittlungsausschuß ändert jedoch nichts an der absoluten Notwendigkeit der Zustimmung durch den Bundesrat.

Einfache Bundesgesetze

Einfache Bundesgesetze sind alle nicht verfassungsändernden oder föderativen Gesetze. Sie bedürfen nicht der Zustimmung des Bundesrates. Der Bundesrat hat auf dem Weg des Zustandekommens des Gesetzes lediglich ein Einspruchsrecht. Dieser Einspruchseinlegung muß jedoch die Anrufung des Vermittlungsausschusses stets vorangehen. Kommt der Vermittlungsausschuß nicht zu einem akzeptablen Vermittlungsergebnis, d.h. die aus beiden Organen bestehenden Vertreter können sich nicht einigen, so hat der Bundesrat binnen zwei Wochen ein Einspruchsrecht. Diesen Einspruch kann der Bundestag jedoch dann zu Fall bringen, wenn er einen Beschluß mit der Mehrheit faßt, mit der der Bundesrat den Einspruch beschlossen hatte. Auf diese Art kam es zwar nicht zu einer umfassenden Änderungen der Struktur des Gesundheitsmarktes, wohl aber zu einer stellenweisen Änderung des Sozialgesetzbuches V (☞ 2.4.3).

Die einfachen Gesetze beginnen meist mit der Feststellung des Gesetzgebers: *„Der Bundestag hat das folgende Gesetz beschlossen."* Zustimmungsbedürftige Gesetze beginnen hingegen mit folgender Feststellung: *„Der Bundestag hat mit Zustimmung des Bundesrates folgendes Gesetz beschlossen."*

Zuständigkeiten von Bund und Ländern

Die Verfassung hat die Zuständigkeiten für Gesetzgebungskompetenz zwischen dem Bund und den Bundesländern geregelt. Art. 70 Grundgesetz verleiht den Ländern ein Recht der Gesetzgebung, soweit das Grundgesetz nicht dem Bunde die Gesetzgebungsbefugnis zuerkannt hat. Es gibt also Bereiche der ausschließlichen Gesetzgebung des Bundes. Aber auch diese Gesetzgebungsbefugnis kann durch ein Bundesgesetz den Ländern übertragen werden. Die Zuständigkeit für die Gesetzgebungsbefugnis ist also zwischen Bund und Land verhältnismäßig einfach

Staatskunde

geregelt und könnte so ausgedrückt werden: *„Alles, was nicht dem Bund durch die Verfassung ausdrücklich zuerkannt ist, wird durch die Länder geregelt."*

Es gibt jedoch auch die konkurrierende Gesetzgebung und diese läßt eine Gesetzgebungskompetenz sowohl beim Bund als auch bei den Ländern. Bei den Ländern ist die Befugnis der Gesetzgebung *„so lange und so weit der Bund von seinem Gesetzgebungsrecht keinen Gebrauch gemacht hat"*. Auch im Bereich der konkurrierenden Gesetzgebung gibt es wieder eine ausschließliche Regelung zugunsten des Bundes, wenn ein Bedürfnis nach bundesgesetzlicher Regelung besteht, weil

- Eine Angelegenheit durch die Gesetzgebung einzelner Länder nicht wirksam geregelt werden kann oder
- Die Regelung einer Angelegenheit durch ein Landesgesetz die Interessen anderer Länder oder der Gesamtheit beeinträchtigen könnte oder
- Die Wahrung der Rechts- oder Wirtschaftseinheit, insbesondere die Wahrung der Einheitlichkeit der Lebensverhältnisse über das Gebiet eines Landes hinaus sie erfordert.

3.6 Wirtschaftsordnung der Bundesrepublik

Die Verfassung der Bundesrepublik Deutschland favorisiert kein bestimmtes Wirtschaftssystem. Man spricht von der sog. *„offenen Wirtschaftsverfassung"*.

3.6.1 Entstehung

Unsere Wirtschaftsordnung ist geschichtlich gewachsen. Vor 1914 bestand in Deutschland überhaupt keine direkte Wirtschaftslenkung. Auf dem Markt wurde der Austausch von Leistungen und Waren nur gesteuert von dem Prinzip Angebot und Nachfrage. Der Wettbewerb war völlig frei. In der Volkswirtschaftslehre dieser Zeit sprach man von der *freien Marktwirtschaft*. Staatliche Eingriffe in diese Wirtschaftsvorgänge waren unbekannt, allenfalls entstanden sie durch indirekte Einflußnahme.

Solche Wirtschaftssysteme neigen jedoch zu einer kapitalistischen Struktur, d.h. das Kapital gewinnt marktbeherrschenden Einfluß. Hierunter kann die Gesamtwirtschaft durchaus leiden. In der freien Marktwirtschaft sind Monopolstellungen situationsgegeben.

Wenn Kapitalhäufungen stattfinden, finden automatisch Monopolisierungen statt. Es entstehen Kartelle, die für die Gesamtwirtschaft schädlich sind.

3.6.2 Freiheitliches und soziales Prinzip

Planwirtschaft und Marktwirtschaft

Die Planwirtschaft war das Wirtschaftssystem der ehemaligen DDR. Sie ist mit dem Staat untergegangen. Die Planwirtschaft will alle Produktionsmittel verstaatlichen und alle Wirtschaftsprozesse innerhalb einer

Staatskunde

staatlichen Zentralinstanz koordinieren. Man nennt sie auch *Zentralverwaltungswirtschaft*. Die Zentralverwaltungswirtschaft kommt in zwei Formen vor:

- Die zentral geleitete Wirtschaft mit freiem Konsumgutaustausch. Diese Form der Zentralplanwirtschaft beabsichtigt, dem Konsumenten ein von der Zentralinstanz determiniertes Konsumgutbündel zuzuleiten, welches dann zu einem Austausch des einzelnen Gutes unter den Mitgliedern der Konsumentengemeinschaft kommen kann
- Die Zentralverwaltungswirtschaft mit Staatseigentum, ähnlich, wie sie in der ehemaligen DDR bestand.

Die **freie Marktwirtschaft** ist begrifflich der Gegensatz zur Zentralverwaltungswirtschaft. Auch als *Manchester-Liberalismus* bekannt geworden, untersagt sie jede staatliche Einmischung in die volkswirtschaftlichen Abläufe. Diese Wirtschaftsform führt jedoch auch zu ungerechten und dadurch instabil werdenden kapitalorientierten Kartellformen.

In der Bundesrepublik Deutschland herrscht die soziale **Marktwirtschaft**, welche einerseits unter dem freiheitlichen und andererseits unter dem Sozialprinzip steht. Die soziale Marktwirtschaft gestattet das freie Spiel der Kräfte auf dem Markt und läßt so im Gegensatz zur Planwirtschaft Initiative, Innovation und Leistungswillen zu Trägern des herrschenden Wirtschaftssystems werden. Soziale Aspekte werden nicht außer acht gelassen und greifen als staatliche Regelungen in das System ein. Dadurch wird einer einseitig kapitalorientierten Marktwirtschaft vorgebeugt.

Verfassungsrechtliche Grundlagen der sozialen Marktwirtschaft

Der verfassungsmäßige Kern dieses Wirtschaftssystems liegt letztlich in den Artikeln 2, 3, 12, 14 und 15 des Grundgesetzes.

Freiheit der Person

Artikel 2 enthält insgesamt vier Grundrechte: das Recht auf freie Entfaltung der Persönlichkeit, das Recht auf Leben, das Recht auf körperliche Unversehrtheit und das Recht auf Freiheit der Person. Zwei Aspekte sprechen für die durch diesen Grundrechtsartikel gestaltete freie Entfaltungsmöglichkeit in der Wirtschaft: die Entfaltung der Persönlichkeit und die Freiheit der Person.

Gleichberechtigung

Artikel 3 des Grundgesetzes postuliert die Gleichheit der Menschen vor dem Gesetz, die Gleichberechtigung von Mann und Frau, das Verbot, jemand wegen seines Geschlechtes, seiner Abstammung, seiner Rasse, seiner Sprache, seiner Heimat oder Herkunft, seines Glaubens oder seiner religiösen oder politischen Anschauung zu benachteiligen. Dieses Grundrecht garantiert die Chancenfreiheit und gibt daher jedem die Möglichkeit der freien Entwicklung auch in allen Zweigen des Wirtschaftsrechts. Eine Gruppe darf nicht durch die Begünstigung einer anderen Gruppe benachteiligt werden. Artikel 3 steht zwar Maßnahmen der Wirtschaftslenkung nicht entgegen, beschränkt aber diese Maßnahmen auf ausschließlich sachdienliche und verfassungskonforme Gestaltungsakte.

Berufsfreiheit

Das Grundrecht der Berufsfreiheit nach Artikel 12 Grundgesetz wirkt sich im gesamten Bereich des Wirtschaftslebens praktisch aus. Insbesondere alle staatlich veranlaßten Maßnahmen der Wirtschaftslenkung durch berufliche Genehmigungsvorbehalte werden durch dieses Grundgesetz einer sehr kritischen Betrachtung unterzogen.

In diesen Problemkatalog gehören beispielsweise Themen wie numerus clausus, Zulassung von Ärzten und Vertragsärzten ab Erreichung des 68. Lebensjahres, Extremisten im öffentlichen Dienst usw.

Eigentum

Artikel 14 Grundgesetz gewährleistet das Eigentum, bestimmt aber auch dessen Schranken. Eigentum verpflichtet. Sein Ge-

Staatskunde

brauch soll zugleich dem Wohle der Allgemeinheit dienen. Hierdurch wird zwar einerseits die Unangreifbarkeit des Eigentums postuliert, aber auch seine Sozialgebundenheit.

Die soziale Komponente greift über das einzelne Eigentum in das gesamte Wirtschaftssystem ein und wird durch Artikel 15 Grundgesetz noch konkretisiert. Dieser Artikel bestimmt: „*Grund und Boden, Naturschätze und Produktionsmittel können zum Zwecke der Vergesellschaftung durch ein Gesetz, das Art und Ausmaß der Entschädigung regelt, in Gemeineigentum oder in andere Formen der Gemeinwirtschaft überführt werden.*" Für die Entschädigung gilt Artikel 14 Abs. 3 Satz 3 und 4 entsprechend. Der Begriff Produktionsmittel dieser verfassungsrechtlichen Bestimmung ist zwar umstritten, wird aber nach einer herrschenden Lehre nicht ausfernd verstanden und soll auf die Begriffe Boden und Naturschätze begrenzt bleiben. Hierdurch werden Handel und Banken nicht in den Kreis der Sozialisierung nach Artikel 15 einbezogen werden.

Eingriffsmöglichkeiten des Staates

Die sozialstaatliche Bindung (☞ 3.1.3) macht im Rahmen der sozialen Marktwirtschaft Eingriffs- und Lenkungsrechte des Staates möglich. Der Staat will einer Monopolisierung oder inflatorischen Tendenzen entgegenwirken.

Stabilitätsgesetz

An der Spitze der staatlichen Lenkungsmechanismen steht das *Gesetz zur Förderung der Stabilität und des Wachstums der Wirtschaft* von 1967. Dieses Gesetz will durch finanzpolitische Mechanismen die Wahrung des Geldwertes fördern, ein stabiles Preisniveau erhalten und ein außenwirtschaftliches Gleichgewicht garantieren. Das Stabilitätsgesetz regelt die Voraussetzung für Subventionen, aber auch die Beschränkung von Kreditaufnahmen und will so im Prinzip das Wirtschaftswachstum der Bundesrepublik Deutschland fördern. Dies ist auch – abge-

sehen von einigen Einbrüchen von Arbeitslosigkeit – auf längere Sicht geschehen. Das Bruttosozialprodukt stieg von 303 DM Mrd. im Jahre 1960 auf 2.260 Mrd. DM im Jahre 1989 (Bruttosozialprodukt ist die Summe des Geldes, welches von inländischen Produzenten erwirtschaftet wurde in einem Jahr abzgl. der für die Herstellung geleisteten Produktionsvorausgaben).

Weitere Verordnungen und Bestimmungen

Staatliche Interventionsmöglichkeiten bestehen außer nach Maßgabe des Stabilitätsgesetzes für alle Bereiche der gewerblichen Wirtschaft durch die nur noch von geringer Bedeutung bestehenden Vorschriften des Preisgesetzes und durch die Verordnung über die staatliche Auskunftspflicht, mit welcher von wirtschaftlichen Unternehmen Auskünfte durch staatliche Behörden eingefordert werden können. Es bestehen Bestimmungen über den Waren-, Dienstleistungs- und Zahlungsverkehr, soweit durch diese Vorgänge marktwirtschaftliche Eckpunkte der Wirtschaftspolitik der Bundesrepublik Deutschland tangiert werden. Daneben bestehen Gesetze über den Groß- und Einzelhandel, die Versicherungsbranche und vor allen Dingen über das Banken- und Kreditwesen.

Die soziale Marktwirtschaft nimmt somit die Aufgabe wahr, sozial unerwünschte Ergebnisse der Marktwirtschaft zu korrigieren. Dies tut sie mit einer Vielzahl von gesetzlichen Einwirkungsmöglichkeiten, die jedoch weitgehend den Kern der Marktwirtschaft unangetastet lassen und nur dort eingreifen, wo die staatliche Lenkung aus sozialen Gründen unerläßlich ist.

3.6.3　Wettbewerb und Markt

Freier Wettbewerb

Der sozialen Marktwirtschaft ist im freien Spiel der Kräfte viel Raum gewährt, dadurch entsteht Wettbewerb. Wettbewerb zielt darauf, überlegene Leistungen und Erzeugnisse zu gestalten, da diese den weniger überlegenen Leistungen und Erzeugnissen gegenüber im Vorteil sind. In dieser Bestimmung wird Wettbewerb zu einem Ausleseprozeß. Der überlegene Wettbewerber gewinnt Kunden, die zwangsläufig ein Mitwettbewerber verliert. Insoweit ist sogar die Verdrängung eines Mitwettbewerbers eine Konsequenz des Wettbewerbs selbst. Dabei ist der Wettbewerb frei, jeder darf sich in einem offenen Markt betätigen. Dieses Recht gilt sogar als verfassungsrechtlicher vom Grundrecht der Berufswahl- und Berufsausübungsfreiheit gesteuerter Rechtsreflex.

Wenn der Wettbewerb gewünscht ist, was wird getan zu seinem Bestand? Es muß gewahrt werden, daß der Wettbewerb dem Prinzip der Lauterkeit entspricht. Desweiteren muß die Funktionsfähigkeit des Wettbewerbs gesichert werden. Es müssen also Mittel aufgeboten werden, um Wettbewerbseinschränkungen illegaler Art zu verhindern. Der gewünschte Wettbewerb wird also aufrechterhalten durch die Entwicklung eines Systems von **Rechtsvorschriften gegen unlauteren Wettbewerb** und durch die Entwicklung eines anderen Systems von **Rechtsvorschriften gegen Wettbewerbsbeschränkungen**.

Schutz vor unlauterem Wettbewerb

Unlauter ist ein Wettbewerb, wenn er gegen die guten Sitten verstößt. Wahrheitswidrige Wettbewerbsaussagen, Übertreibungen und Verzerrungen sind unlauter. Damit ist jedoch nicht jeder nicht unlautere Wettbewerb erlaubt. Daher gehören zum Kreis der unlauteren Wettbewerbsmaßnahmen die unerlaubten.

Schutz gegen Wettbewerbsbeschränkungen

Der Schutz gegen Wettbewerbsbeschränkungen ist für den Wettbewerber ebenso wichtig wie für den Verbraucher. Die gesetzlichen Krankenkassen blickten schon seit Jahren auf eine Ausgabenexplosion zurück, die nicht zuletzt angebotsinduziert war, d.h. viele Leistungsanbieter von Leistungen der gesetzlichen Krankenkassen bedingten auch durch die breit gefächerte Angebotsliste eine erhöhte Nachfrage von Leistungen, die zu einer Ausgabenerhöhung der gesetzlichen Krankenkassen führte. Man stellte fest, daß Werbung diesen Prozeß noch begünstigte. Werbung zielt letztlich auf Umsatzsteigerung, und Umsatzsteigerung im Gesundheitswesen bedeutet Ausgabenmehrung der gesetzlichen Krankenkassen. Man beschäftigte sich auf dem Gesundheitsmarkt mit der Frage, ob Werbung für Leistungen der gesetzlichen Krankenkassen nicht untersagt werden sollte. Bei dem Versuch, diesen Grundsatz durch Verträge zwischen den gesetzlichen Krankenkassen und den Leistungsanbietern zu besiegeln, verstieß man jedoch gegen das Gesetz gegen Wettbewerbsbeschränkungen.

In diesem Falle wurde eine brauchbare Lösung gefunden. Sie bestand darin, daß das Bundeskartellamt die Kostensituation der Krankenkassen als ein Rechtsgut auffaßte und mit der bestehenden Möglichkeit von Ausnahmeregelungen im Gesetz gegen Wettbewerbsbeschränkungen verglich. Die Entscheidung fiel zugunsten der Wettbewerbsbeschränkung aus. Weil dieses Rechtsgut höherwertig erschien, wurde die wettbewerbsbeschränkende Vertragsabrede in den Versorgungsverträgen nach § 125 SGB V geduldet.

Staatskunde

3.6.4 Verbraucherschutz

Dem Gedanken des Verbraucherschutzes wurde schon lange Zeit Rechnung getragen. Die ursprünglichen Möglichkeiten waren jedoch hier nicht wirkungsvoll. Der Gesetzgeber hatte dem Verbraucher z.B. ein Widerrufsrecht eingeräumt, wenn er eine Ware von einem unbestellt auftretenden Anbieter gekauft hatte. Dem Reiseveranstalter wurden weitgehende Informationspflichten gegenüber dem Reisenden auferlegt. Zwingende Vorschriften gab es im Wohnungsmietrecht, und den Richtern war eine weitgehende inhaltliche Inhaltskontrolle von Verträgen übertragen. Bei all diesen Regelungen mußte jedoch vom u.U. geschädigten Verbraucher die Initiative ausgehen. Er mußte seine Rechte geltend machen, Ansprüche, die häufig aus Unsicherheit und Unwissenheit nicht wahrgenommen wurden.

Erwägungen des Rates der Europäischen Gemeinschaften

Der Gesetzgeber, vor allen Dingen aber die Europäische Union als Initiator, stellte den Verbraucherschutz später auf ein äußerst hohes Niveau. Der Rat der Europäischen Gemeinschaften hat nach der Richtlinie 93/13 EWG von 1993 24 Erwägungsgründe für einen hochwertigen Verbraucherschutz aufgestellt, deren wichtigste lauten:
* Die Rechtsvorschriften der Mitgliedstaaten über Vertragsklauseln zwischen dem Verkäufer von Waren oder der Dienstleistungserbringung einerseits und dem Verbraucher andererseits weisen viele Unterschiede auf, wodurch die einzelnen Märkte für den Verkauf von Waren und Erbringung von Dienstleistungen an den Verbraucher uneinheitlich sind; dadurch wiederum können Wettbewerbsverzerrungen bei den Verkäufern und den Erbringern von Dienstleistungen, besonders bei der Vermarktung in anderen Mitgliedstaaten eintreten
* Gemäß den unter dem Abschnitt Schutz der wirtschaftlichen Interessen der Verbraucher festgelegten Prinzipien sind entsprechend diesen Programmen Käufer von Waren oder Dienstleistungen vor Machtmißbrauch des Verkäufers oder des Dienstleistungserbringers, insbesondere vor vom Verkäufer einseitig festgelegten Standardverträgen und vor dem mißbräuchlichen Ausschluß von Rechten in Verträgen zu schützen (allgemeine Geschäftsbedingungen)
* Verträge müssen in klarer und verständlicher Sprache abgefaßt sein. Der Verbraucher muß tatsächlich die Möglichkeit haben, von allen Vertragsklauseln Kenntnis zu nehmen. Im Zweifelsfall ist die für den Verbraucher günstigste Auslegung anzuwenden
* Die Gerichte oder Verwaltungsbehörden der Mitgliedstaaten müssen über angemessene und wirksame Mittel verfügen, damit der Verwendung mißbräuchlicher Klauseln in Verbraucherverträgen ein Ende gesetzt wird.

Allgemeine Geschäftsbedingungen

Die allgemeinen Geschäftsbedingungen waren schon immer ein Ärgernis aus der Sicht des Verbrauchers. Vor allem große Unternehmungen konnten durch inhaltliche Gestaltung der allgemeinen Geschäftsbedingungen Regelungen zu ihren Gunsten wirksam werden lassen, die der Verbraucher aufgrund der Kürze der ihm vor der Unterschrift zustehenden Zeit inhaltlich nicht erfassen und damit erst recht nicht überprüfen konnte. Das *Gesetz zur Regelung des Rechts der allgemeinen Geschäftsbedingungen* stellt daher zunächst hohe Anforderungen an deren Gültigkeitsvoraussetzung. Sie werden nur dann Bestandteil eines Vertrages, wenn der Verwender
* die andere Vertragspartei ausdrücklich oder, wenn ein ausdrücklicher Hinweis wegen der Art des Vertragsschlusses nur unter unverhältnismäßigen Schwierigkeiten möglich ist, durch deutlich sichtbaren

Aushang am Ort des Vertragsabschlusses darauf hinweist und
* der anderen Vertragspartei die Möglichkeit verschafft, in zumutbarer Weise von ihrem Inhalt Kenntnis zu nehmen und
* dann die andere Vertragspartei mit ihrem Inhalt einverstanden ist.

Zweifel an der Auslegung der allgemeinen Geschäftsbedingungen gehen zu Lasten des Verwenders. Gänzlich ungültig sind allgemeine Geschäftsbedingungen, wenn sie den Vertragspartner des Verwenders entgegen den Geboten von Treu und Glauben unangemessen benachteiligen. Unwirksam sind neben fingierten Erklärungen insbesondere folgende Klauseln über:
* Annahme- und Lieferfristvereinbarungen zum Nachteil des Verbrauchers
* Nachfristvereinbarungen zugunsten des Verwenders
* Rücktritts- oder Änderungsvorbehalte des Verwenders
* Fiktionen des Zuganges zum Nachteil des Verbrauchers
* Abwicklung von Verträgen, wenn hierbei eine unangemessen hohe Vergütung zugunsten des Verwenders oder ein unangemessen hoher Ersatz von Aufwendungen zu seinen Gunsten verlangt wird
* Kurzfristige Preiserhöhungen durch den Verwender
* Leistungsverweigerungsrechte (Aufrechnungsverbote) für den Verbraucher
* Pauschalierung von Schadenersatzansprüchen zugunsten des Verwenders
* Vertragsstrafeklauseln für den Fall der verspäteten Abnahme der Leistung oder Zahlungsverzuges durch den Verbraucher
* Haftungsausschluß auch bei grobem Verschulden durch den Verwender
* Ausschluß der Gewährleistung durch Verweisung auf Dritte, Beschränkung auf Nachbesserungen oder Aufwendungen bei Nachbesserungen sowie Ausschlußfrist für eine Mängelanzeige oder Verkürzung von Gewährleistungsfristen gegenüber den gesetzlichen Fristen

* Ausschluß für Haftung für zugesicherte Eigenschaften, Laufzeit bei Dauerschuldverhältnissen über eine Vertragsdauer von zwei Jahren oder Vereinbarung einer stillschweigenden Verlängerung des Vertragsverhältnisses um jeweils mehr als ein Jahr
* Gestattung des Wechsels des Vertragspartners, Änderung der Beweislastregelung, Haftungsabwälzung auf den Abschlußvertreter, Formerschwernisvorschriften von Anzeigen oder Erklärungen.

Brigitte Baumann hat bei einem Neuwagenhändler einer bekannten Marke einen 4 Jahre alten Gebrauchtwagen erworben. Der Händler hatte ihr eine ordnungsgemäße Durchsicht in der Werkstatt zugesichert. Tatsächlich war aber diese Überprüfung so nachlässig gewesen, daß die falsche Größe eines Reifens nicht bemerkt worden war. Als Brigitte Baumann wenige Tage nach Übernahme des Wagens mit diesem Fahrzeug ins Schleudern kommt und Totalschaden (in Höhe von 8.000 DM) erleidet, weil die unrichtige Reifengröße zu einer nicht vorsehbaren Reaktion des Fahrzeugs geführt hat, will sie vom Händler Schadenersatz. Der weigert sich aber und verweist auf das „Kleingedruckte" im Kaufvertrag, wo es heißt: „Jegliche Gewährleistung für Mängel am Fahrzeug, auch wenn sie auf einem Verschulden meiner Bediensteten beruhen, ist ausgeschlossen."
Hat Frau Baumann dennoch Aussicht auf Ersatz ihres Schadens?

Staatskunde

Der Fall führt in das Recht der allgemeinen Geschäftsbedingungen. Darunter versteht man alle Klauseln in Verträgen, die nicht ausgehandelt sind, sondern deren Geltung die eine Seite in einer Mehrzahl von Fällen von ihrem jeweiligen Vertragspartner fordert und die durch die bedingungslose Annahme auch Vertragsinhalt werden. Die große Bedeutung der „allgemeinen Geschäftsbedingungen" liegt einmal in der Ausnutzungsmöglichkeit wirtschaftlicher Machtpositionen. Verfügt ein Anbieter auf dem Markt über eine entsprechend starke Position, so kann er die Bedingungen seiner Verträge weitgehend diktieren. Seine Partner haben ja kaum eine Ausweichmöglichkeit. Durch die Verwendung „allgemeiner Geschäftsbedingungen" erhält er die Möglichkeit, seine Vertragsbedingungen durch eine einmal getroffene Formulierung in allen Fällen von Vertragsabschlüssen zugrunde zu legen. Auch Frau Baumann, die bei einem von vielen Händlern kauft, hat kaum eine Möglichkeit, allgemein einen Gewährleistungsausschluß zu vermeiden, denn er wird ihr, da branchenüblich, bei jedem Händler begegnen. Bestimmte Klauseln, die häufig verwendet worden sind und die für den Kunden besonders ungünstig waren, sind generell unwirksam. Hierunter fällt auch der im Fall von Frau Baumann verwendete Gewährleistungsausschluß, denn er schließt eine Haftung auch bei grober Nachlässigkeit des Händlers oder seiner Bediensteten aus. Dadurch würde der Kunde unangemessen benachteiligt. Da die Klausel unwirksam ist, erhält Frau Baumann den Ersatz ihres gesamten Schadens.

Verbraucherkreditgesetz

Das *Verbraucherkreditgesetz* stammt aus dem Jahre 1990. Mit diesem Gesetz wird der gesamte Verbraucherkreditbereich geregelt und die Abzahlungsgeschäfte in diesen Bereich einbezogen. Das Gesetz gilt für alle Kreditverträge und Kreditvermittlungsverträge zwischen einer natürlichen und juristischen Person (☞ 4.2.1), die in Ausübung ihrer gewerblichen oder beruflichen Tätigkeit einen Kredit gewährt oder vermittelt oder nachweist und einer natürlichen Person (es sei denn, daß der Kredit nach dem Inhalt des Vertrages für ihre bereits ausgeübte gewerbliche oder selbständige berufliche Tätigkeit bestimmt ist). Das Gesetz verfolgt den Verbraucherschutz durch die Forderung

nach Formvorschriften und Aufklärungstätigkeit des Kreditgewährenden oder -vermittelnden, durch Zinsbeschränkungen oder Tilgungsanrechnungsgebote, durch ein dem Verbraucher eingeräumtes Widerrufsrecht und einen Einwendungsdurchgriff bei Beitrittsfinanzierung. Die Kreditvermittlungsverträge werden besonders geregelt, der Schriftform unterworfen und ebenfalls als Voraussetzung ihrer Gültigkeit von einer Aufklärungspflicht begleitet.

Gesetz über den Widerruf von Haustürgeschäften

Das *Gesetz über den Widerruf von Haustürgeschäften* und ähnlichen Geschäften stammt aus dem Jahre 1986 und bestimmt, daß der Geschäftsabschluß eines Vertrages erst wirksam wird, wenn der Kunde nicht binnen einer Frist von einer Woche schriftlich widerruft, sofern er überhaupt auf dieses Widerrufsrecht vom Verkäufer hingewiesen wurde, wenn

* durch mündliche Verhandlungen an seinem Arbeitsplatz oder im Bereich der Privatwohnung der Kunde zum Kaufvertragsabschluß kam
* dieser Kaufvertrag innerhalb einer Freizeitveranstaltung zustande kam oder im Bereich von öffentlichen Verkehrsmitteln oder öffentlich zugänglichen Verkehrswegen.

Herr und Frau Emsig sitzen gerade in ihrer Wohnung beim Abendessen, als es an der Türe klingelt. Davor steht der Vertreter Gustav Gleich, der durch seine Redegewandtheit dem Ehepaar Emsig sofort eines nahebringt: Den Übergang auf das Gymnasium wird der 9jährige Sohn Emil nur mit dem neuen Nachschlagewerk seines Verlages erreichen. Herr und Frau Emsig bestellen das Nachschlagewerk schließlich für 250 DM. Am nächsten Tag finden sie in der Stadt ein wesentlich besseres Buch für 69,– DM.

Können sie den Kauf des Nachschlagewerks noch rückgängig machen?

Dieser Fall führt zu dem seit 1986 geltenden *Gesetz über den Widerruf von Haustürgeschäften und ähnlichen Geschäften.* Durch dieses Gesetz wollte man die Überrumpelungssituation, der ein Käufer häufig ausgesetzt ist, in den Griff bekommen. Denn nicht immer kann die Widerrufsmöglichkeit nach dem Verbraucherkreditgesetz helfen. Unser Fall zeigt ja gerade, daß häufig auch Verträge geschlossen werden, bei denen der Kaufpreis auf einmal zu zahlen ist. Deshalb hat der Gesetzgeber dem Verbraucher auch bei anderen Geschäften eine Rücktrittsmöglichkeit geschaffen. Dazu gelten im einzelnen folgende Voraussetzungen:

Der Kunde darf nicht von sich aus die Initiative zum Vertragsabschluß ergriffen haben, sondern muß angesprochen worden sein. Dieses Ansprechen muß dort erfolgen, wo man es normalerweise nicht erwartet, nämlich

- am Arbeitsplatz, in einer Privatwohnung
- bei einer Freizeitveranstaltung
- in öffentlichen Verkehrsmitteln und auf öffentlichen Verkehrswegen.

Es darf sich nicht um ein Bargeschäft im Bereich bis zu 80,– DM gehandelt haben. Damit werden z.B. das Ansprechen in Geschäften oder unbedeutende, z.B. auf Märkten abgeschlossene Geschäfte nicht erfaßt. Herr und Frau Emsig haben natürlich ein Widerrufsrecht und können den Kaufabschluß innerhalb einer Woche widerrufen.

Gesetz gegen unlauteren Wettbewerb

Das breiteste Feld, welches den Verbraucher vor unlauteren Maßnahmen eines Dienstleistungsanbieters oder Warenverkäufers schützen soll, ist geschaffen worden durch das Gesetz gegen unlauteren Wettbewerb (☞ 3.6.3), das zum Schutz des Verbrauchers und zur Erhaltung eines lauteren und erlaubten Wettbewerbs führt. Damit führt jeder gegen die guten Sitten verstoßende Wettbewerb, jeder Wettbewerb mit irrtumsauslösenden Aussagen zu Sanktionen gegenüber dem Dienstleistungsanbieter oder Verkäufer.

Ein Möbelhaus preist ein Wohnzimmer einem nicht sehr zahlungskräftigen Käufer als einmalige Gelegenheit an: „Sie erhalten dieses Zimmer bei uns für nur 36 x 300 DM." Der Käufer unterschreibt schließlich den Vertrag. Zwei Tage später sieht er das Zimmer im Schaufenster des Möbelhauses wie folgt ausgezeichnet: „Der Preishit: Barzahlungspreis nur 7.500 DM". Nun rechnet er und findet heraus, daß er ja 10.800 DM zahlen muß. Kommt er von dem Vertrag noch los oder kann er das Zimmer auch für 7.500 DM, zu zahlen in 36 gleichen Raten, verlangen?

Dieser Fall zeigt die Wirkungen eines Abzahlungsgeschäfts: Solche Verträge hat der Gesetzgeber als besonders gefährlich für den Verbraucher angesehen. Denn gerade ein wirtschaftlich unerfahrener Kunde verliert leicht den Überblick. Er sieht nur die oft relativ niedrigen Raten und nicht die gesamte Summe. Deshalb sieht das Gesetz eine Reihe von Schutzvorschriften vor:

- Der Vertrag muß schriftlich geschlossen werden
- Im Vertrag müssen die Nettobeträge (also die Darlehenssumme oder der Barpreis), die Gesamtsumme aller Teilleistungen und Kosten (also die insgesamt zurückzuzahlende Summe), Betrag, Zahl und Fälligkeit der einzelnen Teilzahlungen, der effektive Jahreszins, die Kosten einer etwa abgeschlossenen Restschuldversicherung und sonst etwa geforderte Sicherheiten angegeben sein. Dadurch soll der Käufer sofort erkennen, welche Mehrkosten die Ratenzahlung verursacht
- Fehlen diese Erfordernisse, so kommt ein Vertrag erst mit dem Vollzug des Geschäfts und – bei einem Kauf – nur zum Barzahlungspreis zustande. Der Käufer

Staatskunde

kann aber trotzdem in entsprechenden
Raten zahlen, wobei er höchstens den
gesetzlich vorgesehenen Zins (4 % pro
Jahr) zu bezahlen hat
• Schließlich kann der Käufer seine Erklä-
rung binnen einer Woche widerrufen.
Diese Frist beginnt erst nach einer entspre-
chenden Belehrung.

Gewisse Erleichterungen für den Verkäufer
sieht das Gesetz ausschließlich dort vor, wo
dem Käufer ein Prospekt vorliegt oder wo
nur gegen Teilzahlung verkauft wird.

In diesem Fall kann der Käufer seinen
Vertragsschluß noch ohne weiteres widerrufen. Selbst wenn die Belehrung ordnungsgemäß erfolgt wäre, wäre die Wochenfrist
noch nicht abgelaufen. Er kann sich das
Zimmer aber auch liefern lassen und muß
dann nur die 7.500 DM zuzüglich höchstens 4 % Zinsen in 36 gleichen Raten
bezahlen.

4 Gesetzeskunde

4.1 Grundlagen und Aufbau der Rechtsordnung

Grundgesetz

Das Grundgesetz (GG) für die Bundesrepublik Deutschland stammt vom 23.05.1949; es statuiert die Verfassung und enthält die Gesamtheit der als rechtsverbindlich anerkannten Regeln, wodurch die höchsten Organe des Staates bezeichnet und ihre Zuständigkeiten umschrieben sowie ihr Zusammenwirken geordnet wird. Der Verfassung des Bundes folgen die Verfassungen der Bundesländer. Das Grundgesetz weist freilich eine Besonderheit auf. Als Folge der deutschen Teilung war es – worauf sein besonderer Name hinweisen soll – nur als vorläufige Verfassung bis zur Wiedervereinigung in freier Selbstbestimmung erdacht. Das war auch in seiner Präambel – einer Art Vorwort – so beschrieben. Der Verfassung sind alle staatlichen Gesetze nachgeordnet. Eine Kollision eines Gesetzes mit einem Artikel unserer Verfassung bedeutet immer nur die Unwirksamkeit des nachgeordneten Rechts. Artikel 31 GG besagt, daß *Bundesrecht das Landesrecht bricht.* Auch würde Verfassungsrecht des Bundes Verfassungsrecht der Bundesländer aufheben, wenn hier eine Kollision erkennbar wäre.

4.1.1 Gliederung der Rechtsordnung

In welcher Rangfolge stehen der Verfassung nachgeordnete gesetzliche Regelungen zueinander? Dies soll zusammen mit der Erklärung der jeweiligen Begriffe erörtert werden.

Gesetz

Im Rang *nach* der Verfassungsnorm steht das formelle Gesetz. Unter formellen Gesetzen versteht man *abstrakt-generelle Regelungen,* die das dafür zuständige Gesetzgebungsorgan (die Legislative) in einem entsprechend geregelten Verfahren erlassen hat. Diese Definition klingt schwerer, als sie ist:

- **Abstrakte** Regelung bedeutet, daß kein einzelner, bestimmter Fall geregelt wird, sondern daß ein Gesetz für eine (unbestimmte) Vielzahl von Fällen gelten muß
- **Generelle** Regelung bedeutet, daß sich das Gesetz nicht auf eine einzelne, bestimmte Person beziehen darf, sondern daß der Kreis der betroffenen Personen nur nach allgemeinen Merkmalen bestimmt werden darf.

Verwaltungsakt

Es bleibt noch der Begriff des Verwaltungsaktes zu erklären. Er ist im Gegensatz zum Gesetz die *konkret-individuelle* Regelung. Hier wird also ein bestimmter Fall für eine bestimmte Person (oder auch für mehrere, aber jeweils bestimmte Personen) geregelt. Verwaltungsakte erläßt, wie der Name schon sagt, nur die Verwaltung, also die Exekutive.

Rechtsverordnung

Das formelle Gesetz unterscheidet sich von der Rechtsverordnung, die auch eine abstrakt-generelle Regelung trifft. Sie wird aber von der Exekutive, also von der Verwaltung, erlassen und bedarf keines förmlichen Gesetzgebungsverfahrens. Die Exekutive ist allerdings für ihre Regelungen an enge Grenzen gebunden. Sie darf Rechtsverordnungen nur erlassen, wenn ihr dies ein Gesetz gestattet, das *Inhalt, Zweck* und *Ausmaß* dieser Regelungen eindeutig festlegt (Artikel 80 GG). Daraus ergibt sich auch, daß die Rechtsverordnung im Rang *unter* dem Gesetz steht.

Satzung

Eine gewisse Sonderstellung nimmt die **Satzung** ein. Sie enthält ebenfalls abstrakt generelle Regelungen. Sie wird nicht von den Gesetzgebungsorganen der Staaten, sondern von den rechtsfähigen öffentlichen Körperschaften (z.B. den Gemeinden) erlassen. Zum Satzungserlaß bedarf diese Körperschaft aber ebenfalls einer *gesetzlichen* Grundlage. Auch die Satzung steht daher rangmäßig *unter* dem Gesetz.

Gewohnheitsrecht, Rechtsbrauch und Völkerrecht

Weitere Rechtsquellen für abstrakt-generelle Regelungen ergeben sich aus Gewohnheitsrecht und Völkerrecht und rechtlichem Brauch. **Gewohnheitsrecht** ist *ungeschriebenes* Recht, das seine Geltung aufgrund seiner langdauernden, tatsächlichen Ausübung und allgemeiner Übereinstimmung mit der Richtigkeit des betreffenden Verhaltens erlangt hat. Gewohnheitsrecht beruht nicht auf einem verbindlichen Ausspruch der gesetzgebenden Behörde, sondern auf der Anerkennung durch die Gerichte und Verwaltungsbehörden. Von ihm zu unterscheiden ist der **Rechtsbrauch**, der vor allen Dingen bei kaufmännischen Gepflogenheiten vorkommt. Wirksamer Brauch stützt sich auch auf eine lange Tradition gleicherweise qualifizierter Sachverhalte. Das **Völkerrecht** regelt die Beziehungen zwischen Staaten. Seine allgemeinen Regeln (z.B. Immunität der Diplomaten) gelten nach Artikel 25 GG unmittelbar als innerstaatliches Recht.

> **Fall 1:** In der Bundesrepublik Deutschland gibt es einige Berufsverbände der Heilpraktiker. Diese Berufsverbände hatten einheitlich das Werbeverhalten ihrer Mitglieder geregelt und ein allgemeines Werbeverbot der Heilpraktiker postuliert. Die Heilpraktikerin Marion Maier ist nicht Mitglied dieser Verbände. Sie wirbt regelmäßig in der örtlichen Tageszeitung. Die Verbandsorganisationen wollen ihr dies aufgrund der werbebehindernden Satzungsbestimmung und des von der Heilpraktikerschaft angenommenen Verbots der Werbung gerichtlich untersagen lassen.
> Haben sie damit Erfolg?
>
> **Fall 2:** In den Versorgungsverträgen, abgeschlossen zwischen den Verbänden der gesetzlichen Krankenkassen und den Verbänden der Therapeuten, ist in einer Bestimmung festgehalten, daß der Therapeut in seiner Praxis wenigstens an vier Tagen in der Woche präsent sein muß, um die ordnungsgemäße Versorgung der Versicherten der gesetzlichen Krankenkassen garantieren zu helfen. Peter Paulus hat eine zweite Berufstätigkeit beim Olympiastützpunkt übernommen. Diese Tätigkeit nimmt ihn so sehr in Anspruch, daß ihm für den Betrieb seiner Praxis nur noch drei Tage übrig bleiben. Die gesetzlichen Krankenkassen entziehen ihm daraufhin die Kassenzulassung.

Gewohnheitsrecht bildet sich nicht schnell. Obwohl die Heilpraktiker in der Bundesrepublik Deutschland schon seit vielen Jahren auf Werbung verzichten, obwohl die sie vertretenden privaten Berufsorganisationen einen allgemeinen Verzicht auf Werbung durch Heilpraktiker postulierten, und obwohl die Öffentlichkeit ein solches Heilpraktikerwerbeverbot begrüßen würde, reichen diese Umstände in **Fall 1** nicht zur Entstehung von Gewohnheitsrecht. Das Bundesverfassungsgericht hatte sich mit dieser Frage zu beschäftigen und urteilte, daß allenfalls bei der beschriebenen Sachlage ein Werbeverbot entstehen könnte, wenn der Werbeverzicht einem tief sitzenden sittlichen Bedürfnis entspringen würde. Da ein solches Bedürfnis nicht zu erkennen war, wurde das selbst auferlegte und von den Verbänden unterstützte Werbeverbot für Heilpraktiker aufgehoben.

Ein Verwaltungsakt, wie er von den gesetzlichen Krankenkassen gegenüber Peter Paulus in **Fall 2** erlassen wurde, muß immer auf einer gesetzlichen Grundlage beruhen. Das Gesetz wird durch den Verwaltungsakt im Einzelfall umgesetzt. Das Gesetz sagt für den kassenzugelassenen Therapeuten, daß dieser über eine Praxisausstattung verfügen muß, *die eine zweckmäßige und wirtschaftliche Leistungserbringung gewährleistet* (§ 124 Abs. 2 Nr. 3 Sozialgesetzbuch V – SGB V, ☞ 1.5.1). Das Gesetz sagt auch weiter (§ 124 Abs. 4), daß die Spitzenverbände der Krankenkassen gemeinsam Empfehlungen geben für eine einheitliche Anwendung der Zulassungsbedingungen nach Abs. 2. Und das Gesetz sagt schließlich, daß über die Einzelheiten der Versorgung mit Heilmitteln die Krankenkassen mit den Verbänden der Leistungserbringer Verträge abzuschließen haben (☞ 1.5.3). In diesen Verträgen, den sog. Versorgungsverträgen, ist die Präsenzpflicht von vier Tagen in der Woche festgeschrieben. Ein Verwaltungsakt der Krankenkassen beruhte also nicht unmittelbar auf einem Gesetz, sondern auf einem Vertrag, der aufgrund eines gesetzlichen Auftrages entstanden ist, mit welchem die Versorgung der Mitglieder der gesetzlichen Krankenkassen geregelt werden soll. Aufgrund eines Vertrages kann aber ein Verwaltungsakt nicht ergehen. Behält also der Therapeut Peter Paulus seine Zulassung? Das ist nicht wahrscheinlich. Das Gesetz

hatte die Erteilung der Zulassung an die Anerkennung der Versorgungsverträge durch den Zulassungsbewerber geknüpft. In einem solchen Vertrag darf natürlich nicht etwas x-beliebiges geregelt werden. Der gesetzgeberische Wille muß zum Inhalt werden. Wenn durch die vertraglich vereinbarte 4-Tages-Präsenz eine zutreffende Regelung im Sinne des gesetzlichen Vertragsauftrages vorhanden ist, verstößt Peter Paulus nicht nur gegen den Vertrag, sondern gegen eine gesetzlich geregelte Zulassungsbestimmung. Wenn er sich nicht mehr an diese Zulassungsvoraussetzung hält, kann durch Verwaltungsakt die Zulassung wieder entzogen werden.

4.1.2　Organisation der Gerichtsbarkeit

Zunächst sollen zwei Begriffe erklärt werden: Berufung und Revision.

Berufung besagt, daß beim Instanzenzug von einer niedrigeren in eine höhere Instanz der zur Entscheidung anstehende Sachverhalt insgesamt überprüft wird, also die richtige Würdigung von Tatbestand und die zutreffende Anwendung des Gesetzes.

Revision bedeutet, daß vom höheren Gericht eines Instanzenzuges nur noch die richtige Anwendung des Rechts, nicht aber die zutreffende Ermittlung des Sachverhaltes überprüft wird.

Die Gerichtsbarkeit ist horizontal in fünf Gerichtsbarkeitsgruppen gegliedert, und in einer jeden Gruppe gibt es einen Instanzenzug. Der folgende Fall soll dabei zeigen, welche Zweige der Gerichtsbarkeit es gibt, warum diese Unterteilung vorgenommen worden ist und wie das Verfahren in den einzelnen Zweigen der Gerichtsbarkeit abläuft.

Gesetzeskunde

Der beim Kreiskrankenhaus Altburg als Chirurg angestellte Oberarzt Dr. Fröhlich verachtete einen guten Tropfen auch im Dienst nicht. Als er zu seinem Leidwesen am Faschingsdienstag Bereitschaftsdienst hat, verkürzt er sich das Warten mit Alkohol und hat gegen 14.00 Uhr einen Blutalkoholgehalt von 1,3 Promille erreicht. Zu diesem Zeitpunkt wird der bei einem Verkehrsunfall erheblich verletzte Manfred Meier eingeliefert, der sofort operiert werden muß.

Um seinen unerlaubten Alkoholgenuß zu verbergen, macht sich Dr. Fröhlich an die Arbeit. Infolge seiner Trunkenheit macht er aber einen schweren Fehler, der zu weiteren Verletzungen des Manfred Meier führt. Der Vorfall kommt auf und hat für Dr. Fröhlich schwerwiegende Konsequenzen: Die Staatsanwaltschaft erhebt Anklage wegen fahrlässiger Körperverletzung, Manfred Meier verklagt ihn auf 12.000 DM Schmerzensgeld, das Kreiskrankenhaus Altburg entläßt ihn und die Straßenverkehrsbehörde will ihm wegen seiner Alkoholsucht den Führerschein entziehen. Als sich Dr. Fröhlich zu einer Entziehungskur in ein privates Sanatorium begibt, will die gesetzliche Krankenkasse, bei der er noch versichert ist, die Kosten nicht übernehmen. Schließlich erkennt auch das Finanzamt bei der Steuererklärung für das betreffende Jahr entsprechende Ausgaben nicht als „außergewöhnliche Belastungen" an. Mit keiner dieser Maßnahmen ist Dr. Fröhlich einverstanden. Die Sache geht also zu Gericht.

Vor welchen Gerichten werden die entsprechenden Prozesse geführt werden?

In der Bundesrepublik werden fünf Gerichtsbarkeiten unterschieden: die ordentliche Gerichtsbarkeit, die Arbeitsgerichtsbarkeit, die Verwaltungsgerichtsbarkeit, die Sozialgerichtsbarkeit und die Finanzgerichtsbarkeit.

Ordentliche Gerichtsbarkeit

Strafgerichtsbarkeit

Bei der ordentlichen Gerichtsbarkeit unterscheidet man die Strafgerichte und die Zivilgerichte. Strafgerichte kümmern sich um Ordnungswidrigkeiten (z.B. bei einer roten Fußgängerampel die Straße überqueren) und Strafsachen. Diese unterscheiden Vergehen und Verbrechen. **Ordnungswidrigkeiten** werden von Behörden ermittelt und führen bei schuldhafter Begehung eines einfachen Ordnungswidrigkeitstatbestandes zu einem Bußgeldbescheid. Erst der Einspruch des Betroffenen hiergegen eröffnet ein Verfahren vor dem Strafrichter.

In **Strafsachen** ermittelt die Staatsanwaltschaft als Strafverfolgungsbehörde von Amts wegen. Leichte Straftaten, bei denen das öffentliche Interesse nicht tangiert wird (z.B. Beleidigungen im Nachbarschaftsbereich) werden nicht vom Staatsanwalt verfolgt, sondern können von dem Verletzten (dem Beleidigten) im sog. Privatklageverfahren verfolgt werden. Hat der Staatsanwalt einen strafbaren Sachverhalt ermittelt, so beantragt er beim Strafrichter Erlaß eines Strafbefehls oder er stellt den Antrag auf Eröffnung des Hauptverfahrens. Der Strafrichter prüft den mitgeteilten Sachverhalt auf strafrechtliche Relevanz und erläßt den Strafbefehl oder eröffnet das Hauptverfahren. Der Strafbefehl führt zu einer Bestrafung, ohne daß ein Hauptverfahren mit mündlicher Anhörung des Beschuldigten stattfindet.

Strafbefehlssachen sind einfache Strafsachen mit einfachem zum Strafvorwurf führenden Sachverhalt. Der Beschuldigte kann gegen den Strafbefehl Einspruch einlegen und so das zur Hauptverhandlung führende Verfahren mit persönlicher Anhörung eröffnen.

Im Strafrecht gilt das **Legalitätsprinzip**, das die Verfolgung einer jeden Straftat verlangt, im Gegensatz zu dem beispielsweise in den Vereinigten Staaten von Amerika geltenden Opportunitätsprinzip, welches die

Nichtverfolgung einer Straftat unter besonderen Voraussetzungen ermöglicht (wenn beispielsweise ein Straftäter als Kronzeuge gegen andere Straftäter vor Gericht auszusagen bereit ist).

Die Instanzen

Zu den **Amtsgerichten** gehören neben dem Strafrichter auch die **Schöffengerichte** erster Instanz. Die Schöffengerichte, besetzt mit einem Berufsrichter und zwei Schöffen, ermitteln bei schwierigeren Sachverhalten mit schwererem Tatvorwurf.

Gegen die Entscheidungen des Strafrichters und des Schöffengerichts kann zum **Landgericht** Berufung eingelegt werden. Die Strafkammern der Landgerichte überprüfen den Strafvorwurf umfassend. Die Landgerichte werden auch als erste Instanz tätig, wenn es sich um schwere Tatvorwürfe (z.B. Mord) handelt.

Gegen die Entscheidungen der Landgerichte, gleichgültig, ob eine Berufungsentscheidung erging oder ein Urteil in erster Instanz gesprochen wurde, ist nur noch die Revision zum **Bundesgerichtshof** möglich.

In Bayern gibt es eine Besonderheit. Die Funktion des Bundesgerichtshofes übernimmt hier das Bayerische Oberste Landesgericht in allen Strafsachen, die erstinstanzlich beim Amtsrichter oder beim Schöffengericht anhängig waren. Entscheidungen der Landgerichte in erster Instanz gehen bei der Einlegung von Revision zum Bundesgerichtshof. Die Oberlandesgerichte sind bei Strafsachen aus dem Instanzenzug weitgehend ausgeklammert. Sie werden jedoch erstinstanzlich tätig bei Staatsschutzdelikten. Gegen ihre Entscheidung ist nur die Revision zum Bundesgerichtshof möglich.

Zivilgerichtsbarkeit

Zivilgerichte behandeln **bürgerlich rechtliche Streitigkeiten** (z.B. Schadenersatzansprüche, Ehescheidungen, Unterhaltsklagen) einschließlich der **Handelssachen** (Prozesse unter Kaufleuten, Wettbewerbsstreitigkeiten, etc.) und der **Angelegenheiten der frei**willigen Gerichtsbarkeit** (z.B. Vormundschaftssachen, Nachlaßangelegenheiten).

Mit Ausnahme der freiwilligen Gerichtsbarkeit, in der ähnliche Verfahrensgrundsätze wie im Strafrecht gelten, ist der Zivilprozeß ganz anders aufgebaut: Der Staat stellt hier mit den Gerichten nur die Entscheidungsorgane zur Verfügung. Das Vorbringen der Angelegenheit, aber auch die Benennung der Beweise ist immer eine Angelegenheit der prozeßführenden Parteien. Die Parteien sind „Herr des Verfahrens". Ein Kläger kann seinen Antrag zurückziehen, ein Beklagter kann die Klage kommentarlos anerkennen und beide Parteien können vor Gericht einen Vergleich aushandeln und abschließen.

Zivilprozesse dauern oft sehr lange. Ursache sind die überfüllten Terminkalender der Richter. Deshalb haben sich neben den Gerichten Schlichtungsstellen gebildet, die ohne richterliche Autorität und Rechte Streitigkeiten zu einer einvernehmlichen Lösung zu führen versuchen. Im medizinischen Bereich ist besonders auf die Schlichtungsstellen bei den Ärztekammern hinzuweisen. Sie behandeln vor allem Streitigkeiten zwischen Ärzten bzw. Krankenhäusern und Patienten wegen behaupteter Behandlungsfehler und schalten dabei auch die Haftpflichtversicherung gleich mit ein.

Die Instanzen

Im Instanzenzug der Zivilgerichte bilden die **Amtsgerichte** die unterste Stufe. Zu diesen Gerichten führen alle Streitigkeiten mit einem Streitwert bis 10.000 DM. Der Streitwert wird gebildet durch das wirtschaftliche Interesse einer Partei am Prozeßausgang. Entscheidungen des Amtsgerichts mit einem Streitwert bis 1.500 DM sind nicht berufungsfähig und werden vom Amtsrichter in erster und letzter Instanz entschieden. Streitwerte, die darüber liegen, führen bei einer Berufung gegen das Urteil des Amtsgerichts zum Landgericht in Zivilsachen.

Die **Landgerichte** sind in erster Instanz zuständig für alle bürgerlich rechtlichen

Gesetzeskunde

Streitigkeiten mit einem Streitwert über 10.000 DM. Gegen die Entscheidung des Landgerichts ist die Berufung zum **Oberlandesgericht** möglich. Gegen die Berufungsentscheidungen der Oberlandesgerichte ist die Einlegung der Revision zum **Bundesgerichtshof** möglich, wenn die Beschwerde der im Urteil unterlegenen Partei (z.B. eine bestimmte Streitwerthöhe) diesen Instanzenzug noch zuläßt.

Von den hier beschriebenen Zuständigkeiten gibt es (z.B. in Mietsachen) abweichende Zuständigkeitsregeln.

Die Kosten des gesamten Instanzenzuges hat (bis auf wenige Ausnahmen einer u.U. ngeschickten Prozeßführung) die in der letzten Instanz unterlegene Partei zu zahlen, einschließlich der Kosten des gegnerischen Rechtsanwalts.

Arbeitsgerichtsbarkeit

Die Arbeitsgerichte entscheiden **Streitigkeiten aus Arbeitsverhältnissen** (also den Arbeitsverträgen von Arbeitern und Angestellten, nicht aber Beamten mit ihrem Dienstherrn) und **Streitigkeiten zwischen den Tarifvertragsparteien** (also der Gewerkschaft und dem Arbeitgeberverband). Dabei kann es sich etwa um die Rechtmäßigkeit einer Kündigung, um Ansprüche auf Arbeitslohn oder um die Berechtigung von Schadenersatzforderungen gegen einen Arbeitnehmer handeln. Das Verfahren entspricht weitgehend dem Zivilprozeß. Am Beginn eines Arbeitsgerichtsverfahrens zwischen Arbeit-

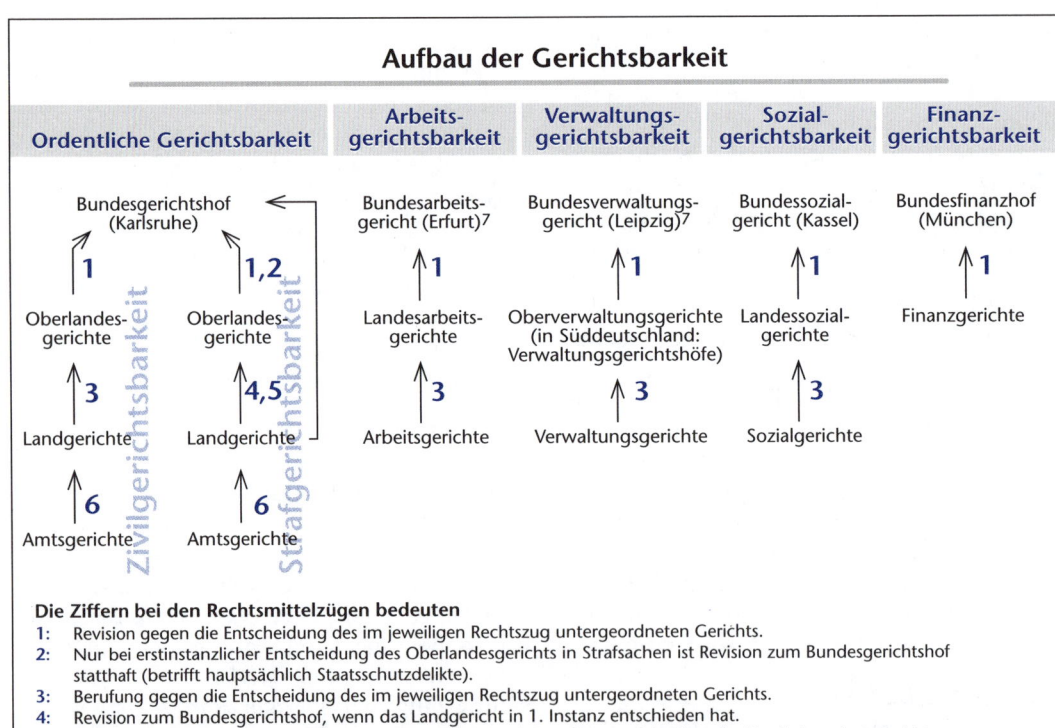

Abb. 4.1: Aufbau der Gerichtsbarkeit [M149]

geber und Arbeitnehmer steht ein Sühnetermin, bei dem vom Gericht eine einvernehmliche Beilegung der Streitigkeiten versucht wird. Im Arbeitsgerichtsverfahren muß eine jede Partei im Verfahren erster Instanz ihre eigenen Rechtsanwaltskosten zahlen.

Die Instanzen
Die Arbeitsgerichte sind auch gegliedert in **Arbeitsgerichte, Landesarbeitsgerichte** und das **Bundesarbeitsgericht**, wobei das Bundesarbeitsgericht Revisions-, die Landesarbeitsgerichte auch Berufungsinstanz sind.

Verwaltungsgerichtsbarkeit
Die Verwaltungsgerichte entscheiden **öffentlich-rechtliche Streitigkeiten**, soweit keine besondere Gerichtsbarkeit zuständig ist oder der Streit verfassungsrechtlicher Art ist.

Öffentlich-rechtliche Streitigkeiten sind dadurch gekennzeichnet, daß mindestens ein Beteiligter ein Hoheitsträger ist, der in dieser Funktion auftritt. (Eine Gemeinde handelt daher im Bereich des Zivilrechts, wenn sie – wie jeder andere Bürger auch – Bleistifte kauft. Sie handelt dagegen hoheitlich – was ihr besondere Vorschriften gestattet – wenn sie den Anschluß an eine Kanalisation verlangt.)

Der Sachverhalt wird vor den Verwaltungsgerichten – wie auch vor den Sozial- und Finanzgerichten – von Amts wegen durch das Gericht ermittelt.

Die Instanzen
In der Verwaltungsgerichtsbarkeit gibt es **Verwaltungsgerichte, Oberverwaltungsgerichte** (in Süddeutschland Verwaltungsgerichtshöfe) und das **Bundesverwaltungsgericht**. Das Oberverwaltungsgericht (Verwaltungsgerichtshof) entscheidet auf Berufung gegen Urteile der Verwaltungsgerichte. Das Bundesverwaltungsgericht ist Revisionsinstanz für Urteile des Oberverwaltungsgerichts (Verwaltungsgerichtshof).

Sozialgerichtsbarkeit
Die Sozialgerichte entscheiden die öffentlich-rechtlichen Streitigkeiten in weiten Be-

reichen des Sozialwesens, wie z.B. der gesetzlichen Krankenversicherung, der Rentenversicherung und der Arbeitslosenversicherung.

Die Instanzen
In der Sozialgerichtsbarkeit gibt **es Sozialgerichte, Landessozialgerichte** und das **Bundessozialgericht**. Das Landessozialgericht (Sozialgerichtshof) entscheidet auf Berufung gegen Urteile der Sozialgerichte. Das Bundessozialgericht ist Revisionsinstanz für Urteile des Landessozialgerichts (Sozialgerichtshof).

Finanzgerichtsbarkeit
Die Finanzgerichte entscheiden über **Streitigkeiten aus dem Bereich des Steuerrechts**.

Die Instanzen
Bei den Finanzgerichten gibt es eine Besonderheit gegenüber dem Instanzenzug der anderen Gerichtsbarkeiten. Urteile der Finanzgerichte können nur angegriffen werden mit einer Revision zum Bundesfinanzhof. Länderfinanzgerichte gibt es nicht.

Oberarzt Dr. Fröhlich macht fast mit jeder Gerichtsbarkeit Bekanntschaft. Der Patient Manfred Meier verklagt ihn vor dem Landgericht in Zivilsachen wegen des von ihm begehrten Schadensersatzanspruches (über 10.000 DM) aus dem Gesichtspunkt des schuldhaft verletzten Behandlungsvertrages (als vertraglicher Anspruch) und wegen unerlaubter Handlung (als deliktischer Anspruch). Der Staatsanwalt ermittelt gegen Dr. Fröhlich, stellt einen Antrag auf Eröffnung des Hauptverfahrens und Zulassung der Anklage – wahrscheinlich vor dem Strafrichter des zuständigen Amtsgerichts –, weil keine vorsätzliche, sondern nur eine fahrlässige Tat (☞ 4.3.2) vorliegen dürfte.

Es wäre verständlich, wenn das Krankenhaus sich von Dr. Fröhlich trennen möchte und das Arbeitsverhältnis mit ihm kündigt. Glaubt Dr. Fröhlich, daß die Kündigung unrechtmäßig ist, so muß er das Arbeitsgericht anrufen.

Gesetzeskunde

Der Entzug des Führerscheins kann nicht Gegenstand eines Strafverfahrens sein, da Dr. Fröhlich ja nicht am Straßenverkehr teilgenommen hat. Wäre er allerdings alkoholabhängig, könnte ihm die Fahrerlaubnis durch die Verwaltungsbehörde entzogen werden. Würde Dr. Fröhlich sich gegen einen solchen Entzug wehren, müßte er nach dem Verwaltungsvorverfahren das Verwaltungsgericht anrufen, denn der Staat ist als Hoheitsträger durch die Straßenverkehrsbehörde gegen den Bürger Dr. Fröhlich aufgetreten.

Soweit Dr. Fröhlich mit der gesetzlichen Krankenkasse über deren Zahlungspflichten streitet, müßte das Sozialgericht entscheiden.

Die steuerlichen Fragen der außergewöhnlichen Belastung sind schließlich Sache des Finanzgerichts.

4.2 Wichtige Bestimmungen des Zivilrechts

Der Therapeut hat tagtäglich Berührung mit Tatbeständen, die der Regelung des Zivilrechts unterworfen sind. Übernimmt er die Behandlung eines Patienten, so schließt er mit dem Patienten einen Behandlungsvertrag, einen Dienstvertrag, nach den Vorschriften des bürgerlichen Gesetzbuches. Dieser Vertrag verpflichtet den Therapeuten zur sorgfältigen Behandlung seines Patienten und verpflichtet letzteren, sofern er als Privatpatient kommt, den vereinbarten oder – falls eine solche Vereinbarung fehlt – den ortsüblichen Vergütungssatz für die Behandlung zu zahlen. Damit sind jedoch nur einige Facetten der Berührung mit zivilrechtlichen Vorschriften dargelegt.

4.2.1 Natürliche und juristische Personen, Rechtsfähigkeit

Natürliche Personen

Rechtsfähigkeit der natürlichen Person
Alle Menschen sind ohne Rücksicht auf ihre Staatsangehörigkeit, ihr Geschlecht oder ihre Herkunft rechtsfähig. Die Rechtsfähigkeit kann den Menschen durch behördliche oder gerichtliche Entscheidungen niemals aberkannt werden. Sie kann auch nicht durch einen etwaigen Verzicht des Rechtsträgers selbst aufgehoben oder beschränkt werden. Die Rechtsfähigkeit des Menschen endet mit seinem Tod.

Die Frage, wann der Tod eintritt, ist in der modernen Medizin problematisch geworden. Reanimation oder der Einsatz von Herz-Lungen-Maschinen spielten hierbei eine große Rolle. Lange Zeit wurde angenommen, daß der Tod des Menschen mit seinem Herz- oder Atemstillstand eintritt. Diese Ansicht ist jedoch überholt. Nach dem heutigen Stand der medizinischen Wissenschaft sind für den Zeitpunkt des Eintritt des Todes die Gehirnfunktionen entscheidend. Hiernach gilt der Mensch als tot, wenn wegen eines irreversiblen Funktionsverlustes des Gehirns keine Gehirnkurven mehr geschrieben werden können.

Der „nasciturus", die erzeugte, aber noch ungeborene Leibesfrucht, ist nach gesetzlicher Definition nicht rechtsfähig, genießt aber eine Vielzahl von Sonderrechten. Hierzu gehört das Recht der Erbfähigkeit, der Schutz vor vorgeburtlicher Schädigung oder beispielsweise die Haftungsfolgen bei der Tötung des Unterhaltspflichtigen für den Täter.

Juristische Personen

Die juristische Person erscheint wie eine Fiktion, wird jedoch vom Recht als ein wirklich vorhandenes Wesen im Rechtssinne betrachtet, welches durch seine Organe handlungsfähig wird. Die juristische Person wird als eine Zweckschöpfung des Gesetzgebers angesehen. Sie ist *„die Zusammenfassung von Personen zu einer rechtlich geregelten Organisation, der die Rechtsordnung Rechtsfähigkeit verleiht und der dadurch Trägereigenschaft eigener Rechte und Pflichten verliehen wird".* Juristische Personen sind beispielsweise die Gesellschaft mit beschränkter Haftung (GmbH, ☞ 4.2.1), die Aktiengesellschaft (AG). Keine juristischen Personen sind die Gesellschaft des bürgerlichen Rechts (BGB-Gesellschaft oder GdbR) oder die Gesellschaft nach dem Partnerschaftsgesellschaftsgesetz (PartnerschaftsgesellschaftsG). Die letztere ist eine rechtliche Mischform, die die Eigenschaften der juristischen Person aufweist, aber dennoch personenrechtliche Grundstrukturen aufweist.

Rechtsfähigkeit der juristischen Person

Auf das Zustandekommen einer juristischen Person nimmt der Staat in unterschiedlicher Art und Weise Einfluß. In den meisten Fällen ist durch das Gesetz festgelegt, welche normativen Voraussetzungen zum Erwerb der Rechtsfähigkeit erfüllt sein müssen (z.B. bei der GmbH ein Gründungskapital von 50.000 DM). In anderen Fällen wird die Rechtsfähigkeit durch eine staatliche Verleihung erworben (z.B. bei der Stiftung). Natürliche Personen und juristische Personen gleichen sich privatrechtlich im Umfange der Rechtmäßigkeit. Versagt bleiben den juristischen Personen die Regelungen des Familienrechts (eine GmbH kann nicht heiraten) und die Positionen, in denen eine besondere Verantwortlichkeit erwartet wird (z.B. in der Funktion des Rechtsanwaltes). Dem Strafrecht sind die juristischen Personen entzogen. Voraussetzungen der Strafbarkeit sind Tatbestand, Rechtswidrigkeit und Schuld. Das letzte Element kann nur von einem mit Verantwortung und freier Entscheidungsgewalt ausgestatteten Menschen erfüllt werden.

Fehlende Rechtspersönlichkeit bei Personengesellschaften

Bei den juristischen Personen steht der Kapitalgedanke im Vordergrund. Bei den Personengesellschaften sind die handelnden Personen bestimmend für den Gesellschaftscharakter. Kapitalgedanken treten zurück. Daher erwirbt beispielsweise beim Kauf eines Hauses die Gesellschaftergemeinschaft und alle Gesellschafter stehen als Eigentümer im Grundbuch. Vergleichbar ist es bei Übernahme von Rechten und Pflichten. Vermögen wird gehalten von der „gesamten Hand".

Sonderstellung der Partnerschaftsgesellschaft

Die Partnerschaftsgesellschaft nimmt eine Zwischenstellung ein. Sie ist einerseits personenrechtlich strukturiert wie die Gesellschaft des bürgerlichen Rechts. Auf der anderen Seite trägt sie durchaus Züge einer juristischen Person, ohne jedoch eine solche zu sein. Wenn sie beispielsweise ein Grundstück erwirbt, wird die Gesellschaft selbst in das Grundbuch eingetragen.

Gesetzeskunde

Die Berufsverbände der Masseure und med. Bademeister, Physiotherapeuten, Logopäden und Ergotherapeuten sind als eingetragene Vereine juristische Personen. Sie handeln durch einen Vorstand.

Gemeinschaftspraxen

Die Gemeinschaftspraxis von einem Masseur und med. Bademeister und einem Physiotherapeuten besteht meist in der Rechtsform einer Gesellschaft (☞ 1.4.3) nach den Vorschriften des Bürgerlichen Gesetzbuches (§§ 705 ff BGB) oder Partnerschaftsgesellschaften (☞ 1.4.3) nach den Vorschriften des Partnerschaftsgesellschaftsgesetzes.

Rechtspersönlichkeit von Gemeinschaftspraxen

Bei solchen Gesellschaften ist meist Vermögen vorhanden; Träger der Rechte und Pflichten sind je nach dem, ob eine Gesellschaft des bürgerlichen Rechts oder eine Partnerschaftsgesellschaft gewählt wurde, die Mitglieder der Gesellschaft oder eine von diesen Mitgliedern begrifflich abgesonderte Gesellschaft, die gleichsam als Hülle der Gesellschaft die Mitglieder einbezieht.

Gemeinschaftspraxis und Praxisgemeinschaft

Die Begriffe Gemeinschaftspraxis und Praxisgemeinschaft stehen für Organisationsformen. Rechtliche Begriffe werden dadurch nicht ausgedrückt. Die **Gemeinschaftspraxis** kennt viele Gemeinsamkeiten der Mitgesellschafter, beispielsweise gemeinsame Patienten, gemeinsame Kosten oder gemeinsames Praxisinventar. Die **Praxisgemeinschaft** besitzt hingegen nur wenig Gemeinsames. Allenfalls die Empfangsräume, Personalräume und Toiletten werden gemeinsam genutzt, ansonsten hat jeder Partner seine eigenen Behandlungsräume, eigene Patienten und eigenes Mobiliar.

Die Masseurin und med. Bademeisterin Waltraud Wunderlich und der Physiotherapeut Frank Fleißig gründen eine Praxisgemeinschaft. Sie überlegen, ob sie die Zusammenarbeit im Rahmen
- einer Gesellschaft des bürgerlichen Rechts
- einer Partnerschaftsgesellschaft nach dem Partnerschaftsgesellschaftsgesetz oder
- einer Gesellschaft mit beschränkter Haftung (GmbH) nach dem GmbH-Gesetz begründen sollen.
- Zur Behandlung ihrer Privatpatienten beabsichtigen sie, ein Fahrzeug anzuschaffen und dem Betriebsvermögen der zu gründenden Gesellschaft einzuverleiben. Für die Praxistätigkeit möchten sie eigene Praxisräume erwerben. Wer steht bei den unterschiedlichen Gesellschaftsformen als Halter im Kraftfahrzeugbrief und als Eigentümer im Grundbuch?

Die Mitglieder einer Gesellschaft des bürgerlichen Rechts nach den Regeln des bürgerlichen Gesetzbuches bilden eine Gemeinschaft zur gesamten Hand. Der BGB-Gesellschaft fehlt die Rechtsfähigkeit und die Eigenschaft als juristische Person. Daher müssen die Gesellschafter Wunderlich und Fleißig gemeinsam als Halter des Praxisfahrzeuges in den Kraftfahrzeugbrief eingetragen werden. Gleiches gilt beim Erwerb eines Grundstücks oder Sondereigentums zum Betrieb der Praxis. Im Grundbuch sind alle Mitgesellschafter eingetragen.

Die Partnerschaftsgesellschaft nimmt eine Zwischenstellung ein. Sie ist zwar keine juristische Person, weil die vertragspartnerschaftlichen Beziehungen den Kapitalgedanken überlagern. Sie ist aber dennoch möglicher Träger von Rechten und Pflichten. Im Kraftfahrzeugbrief und im Grundbuch wäre also die Eintragung möglich: „Wunderlich & Partner, Masseurin und med. Bademeisterin und Physiotherapeut".

Gesetzeskunde

Die GmbH ist eine juristische Person mit Rechtsfähigkeit. Sie wird Eigentümer des Kraftfahrzeuges und Eigentümer des Grundstücks bzw. des Sondereigentums. Mit diesem Recht ist sie im Kraftfahrzeugbrief und im Grundbuch eingetragen.

4.2.2 Geschäftsfähigkeit, Volljährigkeit, Deliktfähigkeit

Geschäftsfähigkeit

Die Geschäftsfähigkeit ist die Fähigkeit, rechtlich bedeutsame Handlungen vorzunehmen und Willenserklärungen in rechtsbeständiger Form abzugeben. Das Gesetz geht grundsätzlich davon aus, daß alle Menschen geschäftsfähig sein können. Es regelt in diversen gesetzlichen Bestimmungen, wann die Geschäftsfähigkeit beschränkt oder ausgeschlossen ist.

Geschäftsunfähigkeit

§ 4 BGB bestimmt, daß geschäftsunfähig ist, wer das 7. Lebensjahr nicht vollendet hat oder wer sich in einem die freie Willensbestimmung ausschließenden Zustand der krankhaften Störung der Geistestätigkeit befindet, sofern nicht der Zustand seiner Natur nach ein vorübergehender ist. Damit gibt es zunächst einmal eine Geschäftsunfähigkeit wegen Alters. Von ihr werden alle Kinder vom Zeitpunkt ihrer Geburt bis zum Zeitpunkt der Vollendung des 7. Lebensjahres erfaßt. Hiervon gibt es auch keine Ausnahmen.

Ein sechsjähriger Knirps, der seinem äußeren Erscheinungsbild nach eher einem Zehnjährigen gleicht, geht in ein Sportgeschäft und kauft zu dem extrem günstigen Preis von 80,– DM Rollerblades. Als er damit nach Hause kommt und die Eltern den Kaufgegenstand entdecken, wenden sie sich an den Inhaber des Sportgeschäfts und fordern von diesem Rückzahlung des Kaufpreises und Rücknahme der Rollerblades.

Zum Kauf eines Gegenstandes müssen übereinstimmende Willenserklärungen abgegeben werden. Der Käufer bekundet dabei, die Ware kaufen und als Eigentum übernehmen zu wollen, der Verkäufer erklärt seine Verkaufs- und Eigentumsübertragungsabsicht und fordert die Zahlung des Kaufpreises. Ein Kaufvertrag erfordert also immer auch eine Willensentscheidung des Käufers. Ohne eine solche gültige Willenserklärung kann der Kauf nicht zustande kommen. Der sechsjährige – wenn auch älter erscheinende – Knirps kann eine im Kaufvertrag bildende Willenserklärung nicht abgeben, da er geschäftsunfähig ist und nach § 105 BGB die Willenserklärung eines Geschäftsunfähigen nichtig ist. Es kommt also kein Kaufvertrag zustande. Die Frage ist, ob sich der Verkäufer u.U. wegen des äußeren Erscheinungsbildes des Käufers über dessen wirkliches Alter geirrt haben könnte und dieser Irrtum keine nachteiligen geschäftlichen Folgen für ihn auslöst. Dies ist nicht der Fall. Im Fall des §§ 104 und 105 BGB zählt nur das absolute Alter. Ein einziger Tag vor der Vollendung des 7. Lebensjahres ist eine Person noch geschäftsunfähig, gleichgültig, ob ihr äußeres Erscheinungsbild ein höheres Alter vorzutäuschen vermag.

Beschränkte Geschäftsfähigkeit

Gleiches gilt jedoch nicht für Personen, die das 7. Lebensjahr vollendet haben, aber noch nicht nach § 2 BGB volljährig sind. Volljährigkeit tritt mit der Vollendung des 18. Lebensjahres ein. Personen zwischen sieben und 18 Jahren sind *„beschränkt geschäftsfähig"*.

Ein etwas älterer Knirps von neun Jahren hat fleißig gespart und von seinem Taschengeld im Sportgeschäft ebenfalls zum günstigen Preis von 80,–DM Rollerblades gekauft. Er kommt damit

Gesetzeskunde

nach Hause. Seine Eltern wollen den Erwerb nicht akzeptieren und wenden sich an den Inhaber des Sportgeschäfts mit der Forderung, den Kaufpreis zurückzuzahlen und den gekauften Gegenstand zurückzunehmen.
Wie verhält sich der Verkäufer und Geschäftsinhaber des Sportgeschäfts richtig?

Für die beschränkt geschäftsfähigen Personen gelten folgende Sonderregeln. Ein beschränkt Geschäftsfähiger, der eine Willenserklärung abgibt, durch die er nicht lediglich einen rechtlichen Vorteil erlangt, bedarf hierzu der Einwilligung seines gesetzlichen Vertreters. Das sind im Zweifel die Eltern. Die Einwilligung seiner Eltern hatte der Neunjährige jedoch nicht, weil Einwilligung immer eine Erklärung ist, die vor der Handlung liegt, zu der eingewilligt wird. Im Fall fehlender Einwilligung kann der Vertrag dennoch zustande kommen, wenn der gesetzliche Vertreter ihn genehmigt. Eine Genehmigung findet immer zeitlich nach der Handlung statt, die genehmigt werden kann. Schließt also der beschränkt Geschäftsfähige, der auch Minderjähriger genannt wird, einen Vertrag ohne die erforderliche Einwilligung des gesetzlichen Vertreters, so hängt die Wirksamkeit des Vertrages von der Genehmigung des Vertreters ab (§ 108 BGB).

Wenn die Eltern des Neunjährigen zum Inhaber des Sportgeschäfts kommen und die Rückabwicklung des Kaufs fordern, so erklären sie hiermit die Ablehnung der Genehmigung und machen damit den Vertrag unwirksam. Bis zu diesem Zeitpunkt war der Vertrag schwebend unwirksam. Lassen sich die Eltern des Minderjährigen vom Inhaber des Sportgeschäfts dazu überreden, ihre Genehmigung zu erteilen, so wird der Vertrag des Minderjährigen mit dieser Erklärung wirksam.

Der Inhaber des Sportgeschäfts kann die Eltern zur Abgabe einer Erklärung auffordern. Die Genehmigung des schwebend un-wirksam abgeschlossenen Geschäfts kann dann bis zum Ablauf von zwei Wochen nach dem Empfang dieser Aufforderung erklärt werden. Wird sie nicht erklärt, so gilt sie als endgültig verweigert.

Taschengeldparagraph

Es gibt jedoch noch eine weitere Möglichkeit, wie der Neunjährige seine Rollerblades sogar ohne die Einwilligung oder Genehmigung seiner Eltern wirksam erwerben kann. § 110 BGB ist der sog. „Taschengeldparagraph". Ein von einem Minderjährigen ohne Zustimmung des gesetzlichen Vertreters geschlossener Vertrag gilt als von Anfang an wirksam, wenn der Minderjährige die vertragsgemäße Leistung mit Mitteln bewirkt, die ihm zu diesem Zweck oder zu freier Verfügung von dem Vertreter oder mit dessen Zustimmung von einem Dritten überlassen worden sind. Hat der Neunjährige sein Taschengeld gespart oder kleine Geldgeschenke angesammelt bis der Kaufpreis von 80,– DM erreicht war, so ist die Verfügung über diese Beträge ihm anheim gestellt und bedarf nicht mehr der Zustimmung seiner Eltern.

Volljährigkeit

Mit der Vollendung des 18. Lebensjahres tritt die Volljährigkeit ein. Der 18jährige darf alle Handlungen und Erklärungen im Rechtsleben verbindlich durchführen oder abgeben.

Deliktfähigkeit

Geschäftsfähigkeit und Volljährigkeit sind zu unterscheiden von der Deliktfähigkeit. Eine Deliktfähigkeit gibt es im Zivilrecht und Strafrecht. Im Strafrecht ist die Deliktfähigkeit gleichbedeutend mit Strafmündigkeit (☞ 4.3.2). Im Zivilrecht setzt eine zum Schadenersatz verpflichtende unerlaubte Handlung Verschulden des Handelnden voraus. Schuldhaft handeln kann aber nur derjenige, der im Sinne der gesetzlichen Vorschriften deliktfähig ist.

Deliktunfähigkeit und beschränkte Deliktfähigkeit

Wie im Falle der Geschäftsfähigkeit sind Personen bis zum vollendeten 7. Lebensjahr deliktunfähig. Ebenso wie bei der Geschäftsfähigkeit ist auch nicht deliktfähig, wer im Zustand nicht selbst verschuldeter Bewußtlosigkeit oder einem die freie Willensbestimmung ausschließenden Zustand krankhafter Störung der Geistestätigkeit handelt. Die Haftungsfolgen bei der Deliktunfähigkeit sind jedoch nicht so konsequent, wie die rechtlichen Konsequenzen von Handlungen geschäftsunfähiger Personen. § 829 BGB bestimmt, daß auch Personen, die noch nicht das 7. Lebensjahr vollendet haben oder aus den anderen genannten Gründen deliktunfähig sind, gleichwohl einen entstandenen Schaden zu ersetzen haben, wenn dies nach allen Umständen, insbesondere nach den Verhältnissen der beteiligten Personen angezeigt erscheint. In diesem Falle darf jedoch nicht Schadenersatz von einem aufsichtspflichtigen Dritten, also beispielsweise den Eltern verlangt werden.

Nach Vollendung des 7. Lebensjahres, aber vor Vollendung des 18. Lebensjahres sind Personen „beschränkt deliktfähig". Sie müssen einen einem anderen zugefügten Schaden nicht ersetzen, wenn sie bei der Begehung der schädigenden Handlung nicht die zur Erkenntnis der Verantwortlichkeit erforderliche Einsicht hatten. Gleiches gilt für Taubstumme.

4.2.3 Vertragsfreiheit

Abschlußfreiheit

Im deutschen Zivilrecht gilt der Grundsatz umfassender Vertragsfreiheit. Die Vertragsfreiheit ist verfassungsrechtlich garantiert durch das geschützte Recht auf freie Entfaltung der Persönlichkeit. Die Vertragsfreiheit gilt jedoch nicht ohne Rechtsgrenzen. Dort, wo soziales und wirtschaftliches Ungleichgewicht entstehen könnte, hat der Gesetzgeber die Aufgabe, der Vertragsfreiheit entgegenzusteuern. Dies manifestiert sich in der Sozialstaatsklausel, welche die Gerichte und die gesetzgebenden Organe verpflichtet, einer mißbräuchlichen Ausnutzung der Vertragsfreiheit entgegenzuwirken.

Abschlußzwang

Die Abschlußfreiheit von Verträgen ist begrenzt durch den Abschlußzwang (sog. Kontrahierungszwang). In den Fällen von Abschlußzwang soll der Bürger davor geschützt werden, durch den Nichtabschluß eines Vertrages erhebliche Nachteile zu riskieren. Es gibt einen unmittelbaren Abschlußzwang und einen mittelbaren Abschlußzwang. Für viele Bereiche der Daseinsvorsorge ist eine Abschlußpflicht ausdrücklich vorgesehen. So hat der Mieter einer Wohnung, der seinen Strom bezahlt, einen Anspruch darauf, daß das Elektrizitätswerk ihn auch beliefert.

> **Fall 1:** Der Ergotherapeut Manfred Meier möchte zu einer Fortbildung. Die Fortbildungsstätte muß er mit dem Inter-City erreichen. Da er verschlafen hat, läuft er zum nächsten Taxistand und bittet den Taxifahrer, ihn zum nahegelegenen Bahnhof zu fahren. Dieser lehnt die Fahrt ab, weil der Bahnhof nur 10 Minuten vom Taxistand entfernt ist. Meier beharrt jedoch auf der Beförderung, weil er zu Fuß seinen Zug nicht mehr erreichen wird. Muß der Taxifahrer die Fahrt unternehmen?

Gesetzeskunde

Fall 2: Die Physiotherapeutin Hanna Höcht möchte einem Berufsverband beitreten, um in den Genuß für Verbandsmitglieder verbilligter Fort- und Weiterbildung zu kommen. Sie hat zwei Verbände zur Auswahl, die in etwa gleichwertige Fort- und Weiterbildungsmaßnahmen anbieten und hierfür für Mitglieder vergleichbare Ermäßigungen berechnen. Sie entscheidet sich für einen der beiden Verbände.
Muß der auserwählte Verband Hanna Höcht als Mitglied aufnehmen?

Viele Betriebe im Bereich des Personenbeförderungswesens unterliegen einem Kontrahierungszwang, so mit geringen Einschränkungen auch Taxiunternehmer. Sie können nicht willkürlich die Beförderung einer Person ablehnen, auch dann nicht, wenn mit der Beförderung ein nur unbedeutendes Geschäft verbunden sein sollte. Andererseits sind sie natürlich nicht verpflichtet, Personen, die etwa explosive Artikel mit sich führen, zu befördern. Für den eiligen Ergotherapeuten in **Fall 1** ergibt sich eine Beförderungspflicht durch den Taxiunternehmer.

Verbände können, wenn sie marktbeherrschend sind und keine mit vergleichbaren Leistungen ausgestatteten Konkurrenzverbände besitzen, als sog. Monopolvereine für beitragswillige Personen abschlußpflichtig sein. Es kommt also in **Fall 2** nur darauf an, ob die von einem Verband angebotenen Leistungen in gleicher oder vergleichbarer Weise auch von anderen Verbänden angeboten werden. Sollte dies der Fall sein, so entfällt die Monopolvereinseigenschaft und der hieraus sich ergebende mittelbare Abschlußzwang. Sollte dies nicht sein, so besteht für den Verband Aufnahmepflicht.

Inhaltsfreiheit

Auch die inhaltliche Gestaltung von Verträgen ist grundsätzlich vom Prinzip der Vertragsfreiheit geprägt. Vertragsfreiheit endet jedoch dort, wo eine **Vertragsgerechtigkeit** nicht mehr zu erkennen ist. Daher hat der Gesetzgeber zahlreiche Schutzvorschriften geschaffen, mit welchen in die Freiheit inhaltlicher Gestaltung von Verträgen eingegriffen wird. Durch die Auferlegung weitgehender Informationspflichten (beispielsweise seitens des Reiseveranstalters), durch Hinweise auf Vertragswiderrufsmöglichkeiten (bei Haustürgeschäften) wurde dem Gedanken des Verbraucherschutzes Rechnung getragen. Kartellabsprachen (beispielsweise über einheitliche Preise von Mineralölen) oder wettbewerbsbeschränkende Verträge sind verboten.

Eine absolute Grenze für Vertragsgestaltung ist im Bürgerlichen Gesetzbuch verankert. Danach dürfen Verträge keine Inhalte haben, die den guten Sitten oder den Vorschriften geltenden Rechts zuwiderlaufen.

4.2.4 Zustandekommen eines Vertrages

Dem eigentlichen Vertragsabschluß gehen in der Regel sog. Vertragsverhandlungen voraus, welche noch nicht bindend sind, aber u.U. für die spätere Auslegung des Vertrages herangezogen werden können. Der Vertrag kommt zustande durch die Annahme einer einseitigen Willenserklärung bestimmten Inhaltes, dem Angebot. Das Vertragsangebot muß grundsätzlich so eindeutig sein, daß es mit einem einfachen „ja" angenommen werden kann. In manchen Verträgen sind dem annehmenden Vertragspartner jedoch Gestaltungsfreiräume überlassen. Oft wird ein Vorvertrag geschlossen, der eine Verpflichtung zum Abschluß eines Hauptvertrages begründet. Mit einem Vorvertrag wird meist in einzelnen Punkten eines vorgestellten Hauptvertrages eine vorzeitige Bindung eines Vertragspartners bezweckt. Verträge binden grundsätzlich nur die vertragsschließenden Parteien. Eine Ausnahmeerscheinung ist der Vertrag zugunsten

Gesetzeskunde

Dritter, der zwischen zwei Parteien abgeschlossen wird und unabhängig hiervon eine andere Partei begünstigt (Lebensversicherungsvertrag mit Zuweisungsklausel an eine dritte Person).

Stillschweigendes Zustandekommen eines Vertrages

Die Vertragsschließenden sind sich selten bewußt, daß durch den Vertragsabschluß inhaltlich übereinstimmende Willenserklärungen ausgetauscht werden. Welcher Masseur und med. Bademeister denkt schon daran, daß er mit einem Patienten einen Vertrag schließt, wenn dieser in seine Praxis kommt, vom Therapeuten empfangen und in die Behandlungskabine eingewiesen wird.

Das förmliche Zustandekommen eines Vertrages durch Abgabe eines Angebotes und Annahme dieses Angebotes durch den Angebotsempfänger ist im Alltagsleben eher die Ausnahme. Bei stillschweigendem Zustandekommen von Vertragsverhältnissen hat man früher von *faktischen Vertragsverhältnissen* gesprochen und damit gemeint, daß unabhängig von irgendeinem Erklärungswillen einer Partei allein durch das tatsächliche Verhalten von Personen Verträge entstehen können. Selbst der Bundesgerichtshof hat diese Ansicht jahrelang vertreten, bis im Jahre 1985 festgestellt wurde, daß Verträge nur durch gegenseitige inhaltsgleiche Willenserklärungen zustandekommen und ohne diese Willenserklärungen der Vertrag begrifflich gar nicht möglich ist. Die Willenserklärungen sind in den Fällen, in denen faktische Vertragsverhältnisse angenommen wurden, nur stillschweigend oder konkludent abgegeben worden.

So ist denn auch jeder Patient, der sich in die Praxis des Therapeuten begibt und sich dort behandeln läßt, Vertragspartei des Therapeuten. Beide Personen sind sich darüber einig, daß der Patient eine Leistung entgegennimmt, hierfür im Rahmen der sich an ihn richtenden Pflichten der Solidargemeinschaft Beiträge zu seiner Krankenkasse zahlen muß oder direkt als Privatpatient gegenüber dem Therapeuten honorarpflichtig wird. Im modernen Wirtschaftsleben kommen viele Verträge zustande, ohne daß es einer ausdrücklichen Erklärung bedarf oder eine solche überhaupt möglich ist. Wer mit der Straßenbahn fährt oder sein Kraftfahrzeug im Parkhaus abstellt, schließt einen Beförderungs- bzw. zeitlich begrenzten Nutzungsvertrag. Das Aufstellen eines Automaten ist ein Angebot, das durch die Eingabe der Münze angenommen wird.

Manchmal ist es schwierig zu entscheiden, ob bereits ein annehmbares Vertragsangebot vorliegt oder ob erst für die Abgabe eines solchen Angebots geworben wird.

> Der Patient Ludwig Lässig hat bei einem Masseur und med. Bademeister auf eine ärztliche Verordnung hin sechs Behandlungstermine an bestimmten Wochentagen und Behandlungszeiten fest vereinbart. Er ist bei den gesetzlichen Krankenkassen versichert, die gemäß den geltenden Preisabsprachen in § 125 SGB V verpflichtet sind, die Dienstleistung des Masseurs und med. Bademeisters zu bezahlen. Der Patient Lässig erscheint zu den beiden ersten vereinbarten Behandlungsterminen und bleibt dann ohne Angabe von Gründen den weiteren Behandlungen fern. Kann der Masseur und med. Bademeister dennoch die gesetzlichen Krankenkassen in Anspruch nehmen?

Es bestehen folgende Rechtsbeziehungen:
- Ein dem Sozialgerichtsbarkeitswesen unterliegender privatrechtlicher Vertrag zwischen der gesetzlichen Krankenkasse und dem Masseur und med. Bademeister
- Ein durch das System des Solidarwesens bestehendes Rechtsverhältnis zwischen den Versicherten der gesetzlichen Krankenkasse und der gesetzlichen Krankenkasse
- Ein zivilrechtlicher Behandlungsvertrag zwischen dem Patienten und dem Masseur und med. Bademeister.

Gesetzeskunde

Der Vergütungsanspruch des Masseurs und med. Bademeisters richtet sich gegen die gesetzliche Krankenkasse. Vom Patienten kann er lediglich die aufgrund gesetzlicher Vorschriften vorgeschriebene Selbstbeteiligung in Höhe von 15 %, jedoch keinen hierüber hinausgehenden Betrag fordern, da die zwischen den gesetzlichen Krankenkassen und den Heilmittelanbietern vereinbarten Preise nach § 125 SGB V Höchstpreise sind (☞ 1.5.3). Der Therapeut hat die vereinbarten Termine nicht anderweitig besetzen können und hatte gewisse Leistungen (z.B. Wasser für eine medizinische Badebehandlung) bereits vorbereitet. Die gesetzlichen Krankenkassen werden den entgangenen Gewinn und den entstandenen Schaden des Masseurs und med. Bademeisters kaum bezahlen, weil sie nur die erbrachten Leistungen zu vergüten verpflichtet sind. Der Therapeut, der grundsätzlich gegenüber dem Patienten Lässig keinen Anspruch hat, bekommt jedoch durch dessen Fernbleiben gegen diesen einen Vergütungsanspruch, der darauf gerichtet ist, dem Masseur und med. Bademeister den entgangenen Gewinn und einen Ersatz für die entstandenen Kosten zu erstatten, sofern dieser den Schaden nicht dadurch mindern konnte, daß er einen anderen zufällig anwesenden oder bestellten Patienten in die Behandlungslücke aufnahm.

4.2.5 Pflichten aus dem Behandlungsvertrag

Pflichten des Arztes
Die Behandlung des Patienten beginnt nicht beim Therapeuten, sondern in aller Regel beim Arzt. Ein jeder Arzt ist verpflichtet, über die mit seiner Behandlung verbundenen speziellen Risiken aufzuklären. Erforderlich ist immer eine Grundaufklärung, die dem Patienten Einblick in die vorgesehene Behandlungsmethode und die ggf. hierdurch entstehenden Belastungen vermittelt. Allgemein angenommen wird sogar die Notwendigkeit einer Diagnoseaufklärung, sofern erkennbar ist, daß der Patient hierauf Wert legt.

Pflichten des Therapeuten
Eine so weitgehende Aufklärungspflicht trifft den Therapeuten nicht, schon weil seine Aufgaben in einem engeren Rahmen abgesteckt sind. Er hat die ärztliche Verordnung, ggf. aufgrund näherer ärztlicher Anweisung, auszuführen. Diese Ausführung muß jedoch genauso gründlich und fachlich qualifiziert sein, wie die Tätigkeit des Arztes. Es gibt keine Nachsicht für geringere Qualifikation oder weniger Erfahrung. In seinem Fachgebiet muß jeder optimal arbeiten, nach modernen medizinischen Erkenntnissen und ohne Unterschied auf Erfahrung. Den jungen Therapeuten ist nicht der geringste Qualitätsnachlaß zugebilligt gegenüber dem erfahrenen Therapeuten. Dies gilt auch unterschiedslos für den Einsatz von Mitarbeitern.

4.2.6 Haftungsfolgen bei Pflichtverletzungen

Der mit dem Patienten zustandegekommene Behandlungsvertrag ist, in der Systematik des Bürgerlichen Gesetzbuches, ein Dienstvertrag. Er zwingt den Therapeuten zur Abgabe einer mangelfreien Leistung.

Mängel der therapeutischen Leistung
Mängel in der therapeutischen Leistung können sich zeigen durch ausbleibenden therapeutischen Erfolg, aber auch durch verursachte Körperschäden beim Patienten. Der Erfolg ist im Dienstvertrag nicht gefordert, sondern nur die Dienstleistung selbst. Daher begründet ausbleibender Erfolg noch keine Haftungsfolgen. Die Gesundung des Patienten wird also vom Therapeuten nicht geschuldet, nur die fachmännische Behandlung.

Erleidet ein Patient als Folge einer Behandlung einen Körperschaden, so ist dieser Schaden nicht vom Behandlungsvertrag gedeckt. Bei sehr schweren Operationen, bei denen es um alles oder nichts geht, kann die Alternative eines Mißlingens vom Vertrag noch gedeckt sein; der Masseur und med. Bademeister, Physiotherapeut, Logopäde oder Ergotherapeut wird mit solchen Aufgaben nicht konfrontiert. Das soll nicht heißen, daß er keine schwierigen Aufgaben zu erledigen hat, beispielsweise bei der Behandlung eines multimorbiden Patienten. Er kann diese Fälle dem verordnenden Arzt melden und dessen konkrete Handlungsanweisung abwarten. Bei ernsthafter Gefahr für einen Patienten kann er die Behandlung auch ablehnen. Er steht nicht unter Kontrahierungszwang. Sollte dennoch ein Patient zu Schaden kommen, so stellt sich als nächstes die Frage, ob der Therapeut schuldhaft diesen Schaden herbeigeführt hat.

Vorsatz und Fahrlässigkeit

Schuld wird unterteilt in Vorsatz und Fahrlässigkeit (☞ 4.3.2). **Vorsatz** erfaßt den bewußten Willen zu schädigen, beispielsweise bei einem handgreiflichen Streit. Diese Schuldform ist für Therapeuten normalerweise auszuschließen. **Fahrlässig** handelt nach § 276 BGB, *„wer die im Verkehr erforderliche Sorgfalt außer acht läßt".* Fahrlässigkeit setzt Voraussehbarkeit und Vermeidbarkeit des schädigenden Erfolges voraus. Es gibt verschiedene Arten von Fahrlässigkeit. Bei bewußter Fahrlässigkeit hat der Handelnde mit dem möglichen Eintritt des schädlichen Ereignisses gerechnet, aber fahrlässig darauf vertraut, daß der Schaden doch nicht eintreten werde. Die bewußte Fahrlässigkeit grenzt dicht an den bedingten Vorsatz an. Bei diesem sieht der Handelnde einen möglichen Schaden und nimmt aber dessen Eintritt billigend in Kauf.

Dem Masseur und med. Bademeister Ludwig Leicht gelingt es nicht, die Nackenmuskelverspannung seines Patienten zu lockern. Er hat einen Freund, der als Arzt Chiropraktik anwendet, häufig bei der Ausübung chiroprakti-scher Maßnahmen beobachtet. Er wendet bei seinem Patienten einen chiropraktischen Griff an. Dieser mißlingt jedoch und der Patient nimmt körperlichen Schaden. Wie beurteilt ein Richter diese Situation?

Der geschädigte Patient kam mit einer ärztlichen Verordnung zu Ludwig Leicht und bat diesen um eine Behandlung. Der Behandlungsvertrag zwischen Patient und Masseur und med. Bademeister erstreckte sich auf die Anwendung der ärztlich verordneten Heilbehandlung. Eine andere Leistung wurde vom Therapeuten nicht geschuldet und vom Patienten nicht gewünscht. Durch die Anwendung eines chiropraktischen Griffes veränderte Ludwig Leicht die verordnete Maßnahme und wandte eine nicht verordnete und vom Patienten nicht gewünschte Maßnahme an. Dies war Leicht auch bewußt. Er hoffte jedoch, der Patient werde geheilt und nicht geschädigt. Er handelte mit bewußter Fahrlässigkeit. Diese ist im geschilderten Fall sogar nahe an der Grenze von bedingtem Vorsatz angesiedelt. Die Fahrlässigkeit ist auch als *grob* zu bezeichnen, da die im Verkehr erforderliche Sorgfalt in *besonders schwerem Maße* verletzt worden ist.

Haftung

Die Haftung des Masseurs und med. Bademeisters Leicht ergibt sich aus dem Behandlungsvertrag.

Die Schadensersatzpflicht ergibt sich auch aus einem anderen Vorschriftenkomplex des Bürgerlichen Gesetzbuches. Derjenige, der seinen Vertrag nicht ordnungsgemäß erfüllt, haftet beim Eintritt eines sich hieraus ergebenden Schadens für den Ersatz, er ist schadensersatzpflichtig. Die §§ 823 ff BGB beschreiben die deliktische Haftung. Die rechtswidrige und schuldhafte Verletzung der Gesundheit eines anderen verpflichtet zum Schadensersatz. Die Vorschriften über die unerlaubte Handlung sind vor allem bedeutsam, wenn ein schädigendes

Gesetzeskunde

Ereignis eintritt, ohne daß ein Vertrag vorliegt, so etwa bei der rechtswidrigen und schuldhaften Verletzung im Straßenverkehr.

Schadensersatz

Aus vertraglichem und deliktischem Rechtsgrund ist der Masseur und med. Bademeister Leicht zum Schadensersatz verpflichtet. Worin besteht der Schaden? Der Schaden besteht einerseits in den aufzuwendenden Heilbehandlungskosten und Nebenkosten wie Taxifahrten zum Arzt (falls die öffentlichen Verkehrsmittel nicht zumutbar sind). Der Patient hat darüber hinaus einen Schmerzensgeldanspruch, dessen Höhe sich nach der Heftigkeit und Dauer der erlittenen Verletzung und dem Maß der Schuld des Therapeuten bestimmt. Neben diesen beschriebenen zivilrechtlichen Haftungsfolgen (☞ 4.2.6) kann es durchaus strafrechtliche (☞ 4.3) und öffentlich rechtliche (☞ 4.5) geben.

4.2.7 Haftung für eingebrachte Sachen

Es ist vorstellbar, daß Patienten nach dem Besuch beim Therapeuten wertvollen Schmuck, den sie vor der Behandlung abgelegt haben, vermissen, oder daß ein teurer Pelzmantel aus der Garderobe verschwunden ist. Haftet der Therapeut in diesen Fällen?

Der Patient wird oft in unbekleidetem Zustand behandelt. Daher muß die Möglichkeit bestehen, Kleidungsstücke abzulegen und sicher aufzubewahren. Besteht diese Möglichkeit, so hat der Therapeut das seinerseits Mögliche getan. Das vom Verschuldensprinzip ausgehende Bürgerliche Gesetzbuch sieht eine über das Verschuldensprinzip hinausgehende Gefährdungshaftung nur in bestimmten gesetzlichen Tatbeständen (der Wirt haftet in einem gewissen Umfang für eingebrachte Sachen des Gastes). Den Masseur und med. Bademeister und Physiotherapeuten trifft für das Ver-

schwinden von Schmuck oder Kleidungsstücken keine Haftung, wenn er dem Patienten die Möglichkeit der sicheren Verwahrung – beispielsweise durch Mitnahme in die Behandlungskabine – ermöglicht hat. Eine Haftung besteht nicht, weil kein Verschulden vorliegt. Der Therapeut sollte im Warteraum noch einen Hinweis anbringen, daß Kleider und Wertgegenstände mit in die Kabine genommen werden können. Sodann ist ein Verschulden ausgeschlossen.

4.2.8 Verkehrssicherungspflichten

Die Verkehrssicherungspflicht beruht auf dem Gedanken, daß jeder, der im Verkehr eine Gefahrenquelle schafft, auch die notwendigen Vorkehrungen zu treffen hat, daß Dritte nicht zu Schaden kommen. Verkehrssicherungspflichten bestehen als Nebenpflichten zu vertraglichen Schutzpflichten. Es gibt mehr Gefahrenquellen als Verkehrssicherungspflichten, also nicht jeder Gefahr steht eine Gefahrenabwehrpflicht gegenüber, so daß es für den, der durch eine bestehende Gefahr zu einem Schaden kommt, nicht immer einen haftenden Gegenüber gibt. Haftungsbegründend wird eine Gefahr erst dann, wenn sich nach sachlichen Feststellungen eine naheliegende Möglichkeit ergibt, daß geschützte Rechtsgüter Schaden nehmen können.

Fall 1: Katja Killer betreibt eine Praxis für Physiotherapie in einem attraktiven Bungalow. Sie wohnt im selben Haus. In einer Nacht von Samstag auf Sonntag setzt gegen 2.00 Uhr heftiges Schneetreiben ein. Ein zu dieser Zeit heimkehrender Kneipengast rutscht vor Katja Killers Haus aus und bricht sich einen Fuß.
Haftet Frau Killer?

Fall 2: Die Logopädin Yvonne Innig hat eine Praxis in einem Altbau mit herrlichen Parkettböden, die sie mit großem Fleiß pflegt. Eine Patientin mit nagelneuen Schuhen rutscht auf diesem Parkett aus und verletzt sich.
Haftet Frau Innig?

Wir hatten schon gesehen, daß nicht für jeden auftretenden Unfall Verkehrssicherungspflichten gegeben sind. Wenn nachts, wie in **Fall 1** ein Schneesturm einsetzt, kann es einem Hausbewohner, der ansonsten eine Verkehrssicherungspflicht für das sichere Betreten des Bürgersteigs vor seinem Haus hat, nicht zugemutet werden, ggf. aus dem Bett aufzustehen und zu streuen. Wie soll auch die bereits schlafende Therapeutin Katja Killer bemerken, daß ein plötzlicher Schneesturm eingesetzt hat.

Bei einem gebohnerten Parkettboden, der für abgelaufene oder gummibesohlte Schuhe völlig ungefährlich ist, kann jemand mit neuen Schuhen und glatten Ledersohlen durchaus ausrutschen und sich verletzten. Das muß die Praxisinhaberin Yvonne Innig in **Fall 2** auch voraussehen und in ihre Pflegebemühungen einbeziehen. Das Parkett darf nicht so glatt werden, daß man auch mit ungewöhnlichem Schuhwerk erst zu Fall kommen und sich verletzen kann. Verkehrssicherungspflichten sind in den Behandlungsräumen auch immer dort zu beachten, wo Stufen oder Absätze sind (die in der kassenzugelassenen Praxis ohnehin untersagt sind). Sicheres Betreten von Stufen und Treppen muß zumindest durch ein angebrachtes Geländer möglich sein.

4.2.9 Überblick über andere Zivilrechtsgebiete

Das Bürgerliche Gesetzbuch ist das Hauptwerk des Zivilrechts. Es besteht aus verschiedenen Büchern. Aus dem allgemeinen Teil wurde das Recht von natürlichen und juristischen Personen behandelt. Im **Schuldrecht** werden die einzelnen Schuldverhältnisse beschrieben. Neben dem hier behandelten Dienstvertrag gibt es u.a. die Regeln über den Kaufvertrag, Werkvertrag, Mietvertrag, Pachtvertrag, Maklervertrag, Beherbergungsvertrag.

Im **Sachenrecht** wird hauptsächlich der Verkehr mit beweglichen und unbeweglichen Sachen beschrieben (z.B. Übertragung des Eigentums an einer beweglichen Sache oder einem Grundstück). Das **Familienrecht** regelt die Rechtsverhältnisse unter Mitgliedern einer Familie und das **Erbrecht** die rechtsrelevanten Vorgänge beim Erbfall.

Nicht alle zivilrechtlichen Regeln sind im Bürgerlichen Gesetzbuch enthalten. Das immerhin über 100 Jahre alte zivilrechtliche Regelwerk behandelte die seinerzeitigen Anliegen. Es wurde immer wieder nachgebessert. Dennoch entstanden neue Sachverhalte, mit einem eigenen Regelungsbedarf, die keine Aufnahme in das Bürgerliche Gesetzbuch fanden. Hier ist vor allem an die Rechtsbestimmungen des Verbraucherschutzes (☞ 3.6.4) zu denken.

Gesetzeskunde

4.3 Wichtige Bestimmungen des Strafrechts

Der Therapeut kann im Rahmen seiner Tätigkeit auch mit Bestimmungen des Strafrechts in Berührung kommen.

4.3.1 Geschützte Rechtsgüter

Das Strafrecht hat die Aufgabe, bestimmte Rechtsgüter zu schützen und eine Verletzung des vom Gesetzgeber gewährten Schutzes zu ahnden. Diese Schutzgüter sind im Strafgesetzbuch (StGB) in 29 Abschnitte unterteilt. Verschiedene Abschnitte umfassen Straftaten gegen den demokratischen Rechtsstaat und Straftaten gegen die äußere Sicherheit der Bundesrepublik Deutschland. Widerstand gegen die Staatsgewalt steht auch unter Strafandrohung, sonst könnte man einen pfändungswilligen Gerichtsvollzieher einfach des Hauses verweisen. Die Fälschung von Geld oder Wertzeichen muß natürlich auch unter Strafandrohung stehen. Die Ehre eines Menschen ist als Rechtsgut geschützt gegen falsche Verdächtigung, Beleidigung und üble Nachrede. Eine sichere Wahrheitsfindung durch die Gerichte verlangt die Wahrheitspflicht von Zeugen und Sachverständigen als Schutztatbestand.

Einen breiten Raum neben dem Strafrecht nehmen die Vermögensdelikte ein, die beispielsweise Diebstahl, Betrug, Urkundenfälschung, Raub, Erpressung und Hehlerei unter Strafandrohung stellen. Die Freiheit des Menschen ist schon im Grundgesetz geschützt und verlangt Strafahndung bei Freiheitsberaubung. Strenge Strafen drohen bei gemeingefährlichen Taten wie Brandstiftung. Der Komplex der Selbstbestimmung in sexuellen Dingen hat die Aufnahme verschiedener diesbezüglicher Strafnormen notwendig gemacht.

Mit dem strafrechtlich geschützten Rechtsgut der körperlichen Unversehrtheit

kommt der Therapeut stets in Berührung, wenngleich er auch sich dessen kaum bewußt sein wird und es in aller Regel oft nicht zur tatbestandsmäßigen Verwirklichung eines Gesamtstraftatbestandes kommt.

Er kann mit Straftaten gegen die sexuelle Selbstbestimmung, mit Beleidigungstaten und mit Verletzungstatbeständen des persönlichen Lebens- und Geheimbereichs in Berührung kommen. Sie werden ausführlich in den nachfolgenden Abschnitten behandelt.

Das gilt auch für Straftaten gegen das Leben und gegen den Körper.

Das Strafrecht kennt natürlich auch Straftaten außerhalb des StGB. Wer mit Betäubungsmitteln handelt, wird nach den Vorschriften des Betäubungsmittelgesetzes bestraft, und wer sich als Arzt ausgibt und Patienten behandelt, ohne Arzt zu sein, bekommt Konsequenzen nach dem zu spüren.

4.3.2 Strafmündigkeit, Schuldfähigkeit und Schuldformen

Strafmündigkeit und Schuldfähigkeit

Strafmündigkeit bedeutet, daß eine Person wegen einer strafbaren Handlung belangt werden kann. Fehlende Strafmündigkeit sieht das Gesetz bei allen Personen, die das 14. Lebensjahr noch nicht vollendet haben. Bis zu diesem Zeitpunkt herrscht die unwiderlegbare Vermutung, daß eine Person schuldunfähig ist. Diese Schuldunfähigkeit ist ein Prozeßhindernis, welches nie zur Eröffnung eines Verfahrens, sondern immer zu dessen Einstellung führen muß. Für Kinder, die aus den Gründen der Schuldunfähigkeit nicht bestraft werden können, kommen jedoch Maßnahmen des Vormundschaftsrichters in Frage.

Jugendliche und Heranwachsende

Jugendlich im Sinne des Strafrechts ist eine Person, die zur Zeit der Tat zwar 14, aber noch nicht 18 Jahre alt ist. Der Staatsanwalt sieht von der Verfolgung ab, wenn eine erzieherische Maßnahme bereits durchgeführt oder eingeleitet ist und er weder eine Beteiligung des Richters im Wege von Auflagen noch eine Erhebung der Anklage für erforderlich hält. Einer erzieherischen Maßnahme steht das Bemühen des Jugendlichen gleich, einen Ausgleich mit dem Verletzten zu erreichen. Aber auch, wenn die Anklage eingereicht ist, kann der Richter das Verfahren – ggf. Auflagen oder Weisungen – einstellen. Die Einstellung erfordert jedoch die Zustimmung des Staatsanwalts. Ansonsten wird die Verhandlung eröffnet, die Verhandlung ist nicht öffentlich. Die Folgen einer Jugendstraftat sind anders als die Folgen einer Erwachsenenstraftat. Aus Anlaß der Straftat eines Jugendlichen können Erziehungsmaßregeln angeordnet werden. Die Straftat eines Jugendlichen wird mit Zuchtmittel oder mit Jugendstrafe geahndet, wenn Erziehungsmaßregeln nach Ansicht des Richters nicht ausreichen. Von Zuchtmittel und Jugendstrafe wird jedoch abgesehen, wenn nach Ansicht des Richters die Unterbringung in einem psychiatrischen Krankenhaus oder einer Erziehungsanstalt erforderlich ist.

Heranwachsende im Sinne des Gesetzes sind Personen, die zur Zeit der Tat zwar 18, aber noch nicht 21 Jahre alt sind. Begeht ein Heranwachsender eine Verfehlung, die nach den allgemeinen Vorschriften des Strafgesetzbuches oder anderer Strafvorschriften mit Strafe bedroht ist, so wendet der Richter die für einen Jugendlichen geltenden Vorschriften an, wenn

- die Beurteilung der Persönlichkeit des Täters bei Berücksichtigung seiner Umweltbedingungen ergibt, daß er zur Zeit der Tat nach seiner sittlichen und geistigen Entwicklung einem Jugendlichen gleichstand oder
- es sich nach der Art und den Umständen der Tat und den Beweggründen derselben um eine typische Jugendverfehlung handelt.

Findet wenigstens eine der vorgenannten Alternativen keine Anwendung, so wird der Heranwachsende für seine Taten wie ein Erwachsener bestraft.

Schuldunfähigkeit
Die Schuldfähigkeit im Strafrecht kann ausgeschlossen sein. Ohne Schuld handelt, wer bei der Begehung der Tat wegen einer krankhaften seelischen Störung, wegen einer tiefgreifenden Bewußtseinsstörung oder wegen Schwachsinns oder einer schweren anderen seelischen Abartigkeit unfähig ist, das Unrecht der Tat einzusehen und nach dieser Einsicht zu handeln.

Verminderte Schuldfähigkeit
Alle schweren Geisteskrankheiten führen im Sinne des § 20 StGB in der Regel zur Schuldunfähigkeit des Täters. Es gibt auch eine *verminderte Schuldfähigkeit* (§ 21 StGB). Sie besteht dann, wenn der Täter wegen einer seelischen Störung, einer tiefgreifenden Bewußtseinsstörung oder anderer seelischer Abartigkeiten nur erheblich vermindert befähigt war, das Unrecht der Tat einzusehen oder nach dieser Einsicht folgerichtig zu handeln.

Verminderte Schuldfähigkeit kommt häufig dann in Frage, wenn Täter ihre Tat nach Alkoholgenuß begangen haben, und der alkoholbedingte Rausch so stark war, daß er die Fähigkeit, das Unrecht der Tat einzusehen oder nach dieser Einsicht zu handeln, in erheblicher Art und Weise beeinträchtigte.

Schuldformen
Handelt ein Täter schuldhaft, so ist festzustellen, ob er mit Vorsatz oder mit Fahrlässigkeit handelte.

Vorsatz
Wer die Waffe auf einen anderen Menschen richtet und abdrückt, handelt mit *direktem Vorsatz,* denn er will die Verletzung oder Tötung eines Menschen unbedingt herbeiführen. Wer hingegen in betrunkenem Zustand Auto fährt und hofft, daß nichts

Gesetzeskunde

passieren werde, handelt mit bedingtem Vorsatz, wenn er dennoch bei diesem Geschehen einen Unfall billigend in Kauf nimmt.

Fahrlässigkeit

Die Fahrlässigkeit grenzt unmittelbar an diesen bedingten Vorsatz. Während beim bedingten Vorsatz der Täter den Eintritt des strafrechtlich relevanten Schadens billigend in Kauf nimmt, hofft der fahrlässig Handelnde, daß diese Verwirklichung des strafrechtlich relevanten Schadenserfolgs nicht eintritt. Man könnte also eine strafbare Trunkenheitsfahrt auch fahrlässig begehen, wenn man infolge der durch den Alkoholgenuß geminderten Kritikfähigkeit irrtümlich davon ausgeht, daß man noch fahrtüchtig ist und deshalb kein strafrechtlich relevanter Schaden eintreten wird.

Mit der Schuld wird der Grad der **Vorwerfbarkeit** bestimmt. Der vorsätzlich Handelnde handelt immer mit einer Art größerer Vorwerfbarkeit und wird daher strenger bestraft, als derjenige, der mit geringerer Vorwerfbarkeit nur fahrlässig handelt.

4.3.3 Aufbau der Strafnorm

Die Straftat ist eine tatbestandsmäßige, rechtswidrige und schuldhafte Handlung. Drei Merkmale stehen für den Aufbau der Strafnorm.

Tatbestand

Der gesetzliche *Tatbestand* ist eine abstrakte Darstellung von strafrechtlich relevantem Handeln. Die Strafbarkeit des Handelns muß festgelegt sein, **bevor** die Tat begangen wird.

Begehungs- und Unterlassungsdelikte

Beim Tatbestand unterscheidet man Begehungs- und Unterlassungsdelikte. Bei **Begehungsdelikten** wird ein Tun, das verboten ist, beschrieben, wie beispielsweise beim Diebstahl die Wegnahme einer fremden beweglichen Sache.

Die **Unterlassungsdelikte** sind wiederum in echte Unterlassungsdelikte und unechte Unterlassungsdelikte unterteilt. Die echten Unterlassungsdelikte stellen ein Unterlassen unter Strafe, weil eine objektive Handlungspflicht besteht. Hierzu gehört beispielsweise der Straftatbestand der unterlassenen Hilfeleistung, welcher einen jeden, der Hilfe gewähren kann, zu dieser rechtlich gebotenen Handlung verpflichtet. Bei den unechten Unterlassungsdelikten wird meist die Verpflichtung zu handeln erst dadurch begründet, daß ein aktives Tun dem Unterlassen vorausging.

Tätigkeits- und Erfolgsdelikte

Man unterscheidet nach einer anderen Gliederung Tätigkeitsdelikte und Erfolgsdelikte. Bei den **Tätigkeitsdelikten** genügt ein bestimmtes Tun, um den strafrechtlichen Tatbestand zu vollenden, z.B. ein Zeuge sagt Falsches aus und beschwört diese Aussage. Bei den **Erfolgsdelikten** wird ein bestimmtes Tun des Täters beschrieben, welches einen bestimmten Erfolg auslöst, ohne daß hieran der Täter noch unmittelbar beteiligt ist. Der Täter schlägt z.B. einen anderen und will ihn nur verletzen. Das Opfer stirbt jedoch, weil zusätzliche gesundheitliche Komplikationen auftreten.

Rechtswidrigkeit

Die Gliederung der Strafrechtsnorm soll an einem Beispiel von Körperverletzung dargestellt werden: Der Kfz-Führer, der aufgrund Unachtsamkeit einen Passanten anfährt und verletzt, begeht eine Körperverletzung. Da die Körperverletzung mittels eines gefährlichen Gegenstandes herbeigeführt wurde, nämlich des Kraftfahrzeuges, handelt es sich um eine gefährliche Körperverletzung. Der Arzt, der nach sorgfältiger Belehrung und einem umfassenden Hinweis auf die möglichen auch schädlichen Folgen einer Operation einen Patienten operiert, vollendet ebenfalls den Tatbestand der Körperverletzung.

Da er hierzu sein Skalpell benutzt und dies als besonders gefährliches Instrument anzusehen ist, ist auch der Tatbestand der gefährlichen Körperverletzung gegeben. Der Unterschied zwischen den beiden Tatbeständen liegt darin, daß im Falle des ärztlichen Eingriffs keine Rechtswidrigkeit vorliegt.

Ausschluß der Rechtswidrigkeit durch Einwilligung

Der unaufmerksame Kraftfahrzeuglenker verletzt den angefahrenen Passanten in rechtswidriger Art und Weise, weil es für sein Tun keinerlei rechtfertigenden Grund gibt. Der Arzt verletzt seinen Patienten jedoch nicht rechtswidrig. Die Einwilligung des Patienten in die Operation beseitigt die Rechtswidrigkeit. Beim Kraftfahrzeuglenker ist der Tatbestand verwirklicht und die Rechtswidrigkeit gegeben. Beim Arzt hingegen ist nur der Tatbestand erfüllt, aber die Rechtswidrigkeit durch Einwilligung des Patienten ausgeschlossen. Beim Arzt ist daher die Möglichkeit einer Bestrafung wegen des Fehlens der Rechtswidrigkeit nicht gegeben. Eine weitere Prüfung der Strafrechtsnorm der gefährlichen Körperverletzung ist beim Arzt nicht notwendig, wohl aber beim Kraftfahrzeuglenker.

Schuld

Wenn dieser beispielsweise aus bloßer Unachtsamkeit den Passanten verletzt hat, hat er in der Schuldform der Fahrlässigkeit schuldhaft gehandelt; wenn er betrunken war und seinen Zustand richtig einschätzte und es schlicht in Kauf nahm, jemanden anzufahren, handelte er sogar mit Vorsatz. Wurde der Kraftfahrzeuglenker plötzlich ohnmächtig, ohne daß er an einer Krankheit leidet, die derartige Bewußtseinszustände erwarten läßt, so ist ihm die tatbestandsmäßige und rechtswidrige Verletzung des Passanten persönlich nicht vorzuwerfen, weil dann auch er schuldlos handelte.

Schuld ist die Vorwerfbarkeit eines Tuns. Da die verkehrsungerechte Führung des Fahrzeugs im Zustand der Ohnmacht des Fahrzeuglenkers diesem gegenüber keinen Vorwurf begründen läßt, ist der Fahrer in dem hier beschriebenen Fall nicht zu bestrafen. Hier schließt erst die fehlende Schuld ein Merkmal der Strafbarkeit aus.

4.3.4 Vorbereitung und Versuch

Vorbereitung, Versuch und Beendigung sind die Stationen von der Planung einer Straftat bis zu deren tatsächlichen Abschluß.

Der **Versuch eines Verbrechens**, z.B. eines Mordes, ist stets strafbar, der **Versuch eines Vergehens** nur dann, wenn das Gesetz es ausdrücklich bestimmt. Vergegenwärtigen wir uns die einzelnen Merkmale des Betrugstatbestandes. Betrug als Vergehen ist strafbar, auch wenn die Tat im Versuchsstadium steckengeblieben ist.

Der Tatbestand des Betruges besteht aus folgenden Merkmalen, die schrittweise aufeinander folgen und die kausal miteinander verbunden sein müssen.
- Der Täter täuscht. Nehmen wir an, der Täter täuscht über die Metallqualität eines Schmuckstücks und behauptet, es sei Gold, obwohl es in Wirklichkeit Messing ist
- Die Täuschung muß zu einem Irrtum beim Getäuschten führen. Der Getäuschte nimmt tatsächlich an, das Schmuckstück bestehe aus Gold
- Der Getäuschte muß, bedingt durch den Irrtum, zu einer Vermögensverfügung kommen. Aufgrund des entstandenen Irrtums ist der Getäuschte bereit, für das Schmuckstück den Goldgrammpreis zu bezahlen, der natürlich wesentlich höher ist, als der Preis für Messing
- Die Vermögensdisposition des Geschädigten muß einen Schaden auslösen. Dies ist dann der Fall, wenn der Getäuschte bezahlt hat.

Er hat viel mehr Geld ausgegeben, als er an Gegenwert bekommen hat. An diesem Bei-

Gesetzeskunde

spiel kann man die einzelnen Stationen von der Vorbereitung bis zur beendeten Tat nachvollziehen.

Vorbereitung

Die Elemente der Vorbereitungsbehandlung liegen vor den Elementen der eigentlichen Straftat, sie werden vom Tatbestand der Straftat noch nicht erfaßt und daher bleibt eine Vorbereitungshandlung, die in dieser Phase stehengeblieben ist, straflos. Besorgt sich jemand ein Schmuckstück aus Messing, welches üblicherweise in gleicher oder ähnlicher Form aus Gold zu bestehen pflegt, so begeht er eine straflose Vorbereitungshandlung, da das erste Element im Betrugstatbestand die Täuschung ist und die Beschaffung des Täuschungsgegenstandes vor der eigentlichen Täuschungshandlung liegen muß.

Betrug ist ein Vergehen. Die Vorbereitungshandlung ist bei Vergehen, wie wir gesehen haben, nicht strafbar. Wenn zwei Personen einen Banküberfall planen und besprechen, ist dies auch nur eine Vorbereitungshandlung. Diese ist jedoch strafbar, weil die Verabredung eines Verbrechens strafbar ist. Werden sie also bei ihrer Planung belauscht und angezeigt, so kommt es für sie zur Verurteilung. Ein Banküberfall ist ein Verbrechen und die Verabredung hierzu ist schon strafbar, wenngleich diese Verfahrensphase nur Vorbereitung ist.

Versuch

Bietet der Täter den unechten Gegenstand einer anderen Person an und behauptet, es handele sich um goldenen Schmuck, so ist der erste Tatbestandsschritt bereits getan, die Tat aber noch nicht vollendet, weil der Betrug ja erst vollendet ist, wenn der Täter nach Täuschung und Irrtumserregung das Täuschungsopfer zur Zahlung des überhöhten Geldbetrages veranlaßt hat. Wenn also ein Tatbestandsmerkmal erfüllt ist, weitere jedoch noch nicht, dann liegt ein Versuch vor, aber noch keine Tatvollendung.

Vollendung

Der Getäuschte, der das Schmuckstück irrtümlich für Gold hält, entrichtet den entsprechenden Goldgrammpreis. Der Täter nimmt diesen Betrag entgegen. Der Käufer erhält natürlich einen viel zu geringen Gegenwert für den Kaufpreis, so daß ihm ein Schaden entsteht.

Unterbliebene Tatvollendung

Die Tatvollendung kann aus zwei Gründen unterbleiben. Entweder der Täter gibt von sich aus auf oder er wird durch andere Umstände zur Tataufgabe gezwungen. Beginnen wir mit der letztgenannten Alternative.

Erkennt die Person, die getäuscht werden soll, die Unechtheit des Schmuckes, so wird es nicht mehr zur Vollendung des Deliktes kommen, da das Tatbestandsmerkmal nach der Täuschung, die Irrtumserregung, nicht eintreten kann, das Täuschungsopfer irrt nicht. Da zwar ein Tatbestandsmerkmal bereits erfüllt ist, andere aber noch nicht in dieser Form vorliegen, bleibt die Tat im Versuch stecken. Der Versuch ist beendet, weil die Tat nicht mehr fortgeführt werden kann. Der Täter ist wegen versuchten Betruges strafbar.

Jetzt zur anderen Alternative: Nehmen wir an, der Täter bekommt ein schlechtes Gewissen, und er will den Betrug nicht vollenden. Dazu braucht er nicht einzugestehen, daß er betrügen wollte. Er sagt beispielsweise einfach, er wolle den Schmuck doch nicht verkaufen. Weil der Täter sich in diesem Fall *freiwillig* und *ernsthaft* bemüht hat, den Erfolg zu verhindern, bleibt er straflos.

Unfreiwilliger Rücktritt von einem Versuch

Einen Fall haben wir noch nicht behandelt: den unfreiwilligen Rücktritt von einem Versuch. Der Rücktritt vom Schmuckstückverkauf eines Messingobjektes war erfolgreich, weil der Täter von sich aus die Vollendungsabsicht der Straftat aufgegeben hat. Er konnte dies, weil er den Tatablauf selbst steuerte. Es gibt jedoch auch Fälle, in denen dem Täter diese Einwirkungsmöglichkeit genommen ist. Hat jemand beispielsweise einen Erpresserbrief abgeschickt, bekommt danach Reue und will die Vollendung der Tat unterbinden, so tut er sich schwer. Die Herrschaft über seinen Brief ist auf die Post AG übergegangen und die braucht seinen Brief nicht mehr herauszurücken. Sie wird ihn befördern. Wenn in einem solchen Falle der Täter sich ernsthaft und freiwillig bemüht, die Vollendung der Tat zu verhindern, so bleibt er straflos. In unserem Falle hätte dies wohl nur durch Unterrichtung des Erpressungsopfers vom Erpressungsversuch erfolgen können.

4.3.5 Beteiligungsformen

Täterschaft

Täter ist, wer eine Tat als eigene will. Diese schon vom Reichsgericht vertretene *Animus-Formel* ist auch heute noch zentraler Gesichtspunkt der Abgrenzung von Täterschaft zur Teilnahme.

Bei der Täterschaft unterscheidet man zwischen unmittelbarer und mittelbarer Täterschaft. Bei der mittelbaren Täterschaft verwirklicht der Täter nicht unmittelbar alle Tatbestandsmerkmale selbst, sondern bedient sich hierzu des sog. Tatmittlers; er selbst bleibt Hintermann. Bei der unmittelbaren Täterschaft verwirklicht der Täter die Tatbestandsmerkmale selbst.

Teilnahme und Anstiftung

Die **Teilnahme** an einer Straftat besteht in der Beteiligung an fremder vorsätzlicher Tat in der Form der Anstiftung oder Form der Beihilfe. Als **Anstifter** wird bestraft, wer vorsätzlich einen anderen zu dessen vorsätzlich begangener rechtswidriger Tat bestimmt hat. Welcher Mittel sich der Anstifter hierbei bedient, ist für die Bestrafung gleichgültig. Der Anstifter muß jedoch vorsätzlich handeln, eine fahrlässige Anstiftung ist begrifflich zwar denkbar, aber nicht strafbar. Der Anstifter muß auch zu einer ganz bestimmten Haupttat anstiften und deren Umstände kennen. In dieser Form muß der Anstifter die Vollendung der Haupttat in seinen Anstiftungswillen aufnehmen.

Beihilfe

Als **Gehilfe** wird bestraft, wer vorsätzlich einem anderen zu dessen vorsätzlich begangener rechtswidriger Tat Hilfe geleistet hat. Die Strafe für den Gehilfen richtet sich nach der Strafdrohung für den Täter. Sie kann jedoch gemildert werden. Auch nur psychische Beihilfe ist möglich, indem der Täter zur Begehung der Haupttat animiert wird. Beihilfe ist auch nur in vorsätzlicher Form möglich; fahrlässige Beihilfe ist zwar denkbar, aber nicht strafbar.

4.3.6 Strafmöglichkeiten

Stellt ein Strafgericht die Strafbarkeit eines Tuns fest, so folgt dieser Feststellung eine bestimmte Strafe als Folge. Bei geringer Schuld kann ein Strafgericht auch von Strafe absehen und ein Verfahren gegen eine Person, die strafbar gehandelt hat, einstellen. Einen Supermarktbesucher, der beim Einkauf anderer Artikel, die er auch brav bezahlt, einen Apfel aufißt, ohne diesen an der Kasse noch vorlegen zu können, wird ein Gericht in aller Regel – bei Ersttäterschaft nicht bestrafen. Möglich ist hier, wie in anderen sehr einfach gelagerten Fällen, das Verfahren einzustellen, aber dem tatbestandsmäßig und rechtswidrig handelnden Täter, dessen Schuld gering ist, die Auflage zu machen, binnen einer bestimmten Zeit eine bestimmte Geldsumme, z.B. an eine gemeinnützige Organisation zu zahlen und nach erfolgter Zahlung das Verfahren endgültig als erledigt zu erklären.

Ansonsten ist die Strafe eine Geld- oder Freiheitsstrafe.

Gesetzeskunde

Geldstrafe

Die Geldstrafe wird in Tagessätzen verhängt. Sie beträgt mindestens fünf und – wenn das Gesetz nichts anderes bestimmt – höchstens 360 volle Tagessätze. Die Höhe eines Tagessatzes bestimmt das Gericht unter Berücksichtigung der persönlichen und wirtschaftlichen Verhältnisse des Täters. Dabei geht es in der Regel von dem Nettoeinkommen aus, das der Täter durchschnittlich an einem Tag hat oder haben könnte. Ein solcher Tagessatz wird auf mindestens 2,– DM und höchstens 10.000 DM festgesetzt. Verdient also ein Straftäter 3.000 DM netto im Monat, so beträgt der Tagessatz 100 DM. An die Stelle einer uneinbringlichen Geldstrafe tritt die Ersatzfreiheitsstrafe. Einem Tagessatz entspricht ein Tag Freiheitsstrafe. Das Mindestmaß der Ersatzfreiheitsstrafe ist ein Tag.

Freiheitsstrafe

Die Freiheitsstrafe ist zeitig, wenn das Gesetz nicht lebenslange Freiheitsstrafe androht (z.B. bei Mord). Das Höchstmaß der zeitigen Freiheitsstrafe ist 15 Jahre. Ihr Mindestmaß ist ein Monat. Freiheitsstrafe unter einem Jahr wird nach vollen Wochen und Monaten, Freiheitsstrafe von längerer Dauer nach vollen Monaten und Jahren bemessen.

Im Jugendstrafrecht heißt die Freiheitsstrafe **Jugendstrafe.** Zu den Jugendlichen zählen Personen unter 18 Jahren und Heranwachsende zwischen dem 18. und dem 21. Lebensjahr, wenn feststeht, daß der Heranwachsende, gemessen an seiner sittlichen Reife, eher einem Jugendlichen gleichzustellen ist. Ansonsten werden Heranwachsende wie erwachsene Personen bestraft.

Hat sich der Täter durch die Tat bereichert oder zu bereichern versucht, so kann neben einer Freiheitsstrafe eine sonst nicht oder nur wahlweise angedrohte Geldstrafe verhängt werden, wenn dies auch unter Berücksichtigung der persönlichen und wirtschaftlichen Verhältnisse des Täters angezeigt erscheint.

Wer wegen eines Verbrechens zur Freiheitsstrafe von mindestens einem Jahr verurteilt wird, verliert für die Dauer von fünf Jahren die Fähigkeit, öffentliche Ämter zu bekleiden und Rechte aus öffentlichen Wahlen zu erlangen.

Weitere Strafen

Seit 1992 gibt es auch den Begriff der **Vermögensstrafe.** Verweist ein Gesetz auf diese Strafe, so kann das Gericht neben einer lebenslangen oder einer zeitigen Freiheitsstrafe von mehr als zwei Jahren auf Zahlung eines Geldbetrages erkennen, dessen Höhe durch den Wert des Vermögens des Täters begrenzt ist. Neben diesen Strafen kennt das Strafgesetz sog. **Nebenstrafen.** Hierzu gehört z.B. das Fahrverbot.

Die Nebenfolgen einer strafrechtlichen Verurteilung können auch zum Berufsverlust führen.

> Ein Physiotherapeut hat sich während einer Behandlung einer Patientin unsittlich genähert. Die Patientin bringt den Fall zur Anzeige.
> Was kann dem Therapeuten passieren?

Die strafrechtliche Konsequenz seines Tuns wird sich noch in erträglichen Grenzen halten, wenn die Annäherung gewaltlos und ohne Schmerzen und Schock für die Patientin verlief. Aber auch eine geringe Verurteilung kann für den Therapeuten fatale Folgen im Berufsgeschehen haben. Die Verwaltungsbehörde wird die strafrechtliche Verurteilung zum Anlaß nehmen, ein eigenes Verwaltungsverfahren einzuleiten und dem Therapeuten für längere Zeit die Erlaubnis zur Führung der Berufsbezeichnung (☞ 1.3.1) und damit die Berufsausübungsmöglichkeit nehmen. Hier sind fünf Jahre gar kein seltenes Verwaltungshandeln und keine unübliche Verwaltungsgerichtspraxis. Das bedeutet für den Therapeuten, daß er sich letztlich einen anderen Beruf suchen muß.

4.3.7 Körperverletzung durch Behandlung

Körperverletzung

§ 223 StGB bestimmt, daß derjenige, der *„einen anderen körperlich mißhandelt oder an der Gesundheit beschädigt, mit Freiheitsstrafe bis zu drei Jahren oder mit Geldstrafe bestraft wird."* § 223 a StGB sieht noch höhere Strafen vor, wenn dies mittels eines gefährlichen Werkzeugs geschah. Nach ständiger Rechtsprechung erfüllt jede in die körperliche Unversehrtheit eingreifende heilkundliche Behandlungsmaßnahme den äusseren Tatbestand der Körperverletzung. Geschieht dies mittels eines Instrumentes, dessen Anwendung allgemein als gefährlich bezeichnet werden kann, so ist der äußere Tatbestand der gefährlichen Körperverletzung erfüllt. Die Einwilligung des Patienten, die ausdrücklich wie auch stillschweigend erklärt werden kann, beseitigt die Rechtswidrigkeit des Eingriffs und stellt das Tun straflos (☞ 4.3.3).

Körperverletzung durch Behandlungsfehler

Jeder Kunstfehler beim Eingriff, der auch im Unterlassen einer gebotenen Maßnahme bestehen kann, führt, wenn ein Schaden eintritt, zur Bestrafung. Die Körperverletzung braucht keine klaffenden Wunden hervorzubringen, auch schon eine nicht ganz unerhebliche Beeinträchtigung des körperlichen Wohlbefindens zählt hierzu.

Körperverletzung durch Vernachlässigung der Belehrungspflicht

Bei der Anwendung von Therapiegeräten können Verletzungstatbestände entstehen. Elektrotherapiegeräte werden oft nach dem subjektiven Stromempfinden des Patienten eingestellt, d.h. der Patient gibt den Intensitätsgrad bekannt, der für ihn noch angenehm und nicht störend ist. Der Therapeut hat kaum objektive Anhaltspunkte für die korrekte Einstellung des Gerätes. Kommt es zu Verbrennungen an den Stellen, an denen die Elektroden angelegt werden, so kann der Therapeut hierfür zivilrechtlich und auch strafrechtlich zur Verantwortung gezogen werden, wenn er den Patienten nicht ausführlich über die Merkmale aufgeklärt hat, die eine noch zulässige Stromstärke signalisieren oder auf eine zu hohe Stromeinwirkung schließen lassen. Die Entscheidung über die zulässige Stromstärke liegt möglicherweise beim Patienten, die Belehrung hierüber ist jedoch eine Pflicht des Behandlers. Wie sorgfältig bei der Belehrung und bei der Behandlung eines Patienten vorgegangen werden muß, zeigt das nachfolgende Beispiel.

Einer Physiotherapeutin oblag die Leitung der physiotherapeutischen Abteilung einer stationären Reha-Einrichtung. Da großer Personalmangel herrschte, übertrug man ihr zusätzlich die Leitung der im Nachbarhaus untergebrachten Saunaabteilung. Dort arbeiteten ungelernte Arbeitskräfte; der Physiotherapeutin oblag deren Einweisung und Unterrichtung. Obwohl Saunawesen nicht in der Ausbildung von Physiotherapeuten enthalten ist, übernahm die Physiotherapeutin die zusätzliche Aufgabe. Im Selbststudium eignete sich die Physiotherapeutin einige Kenntnisse des Saunawesens an. Sie gab diese Kenntnisse auch an die ungelernten Saunakräfte weiter. Nicht zu diesen Kenntnissen gehörte die Antwort auf die Frage, wie lange ein Saunagast in der Sauna verbleiben darf (die allerdings auch von kompetenten Stellen nur annähernd beantwortet werden kann).
Die Physiotherapeutin erkrankte. Während ihrer krankheitsbedingten Abwesenheit versorgten die ungelernten Saunakräfte den Saunabetrieb. Ein älterer Mann erlitt Verbrennungen dritten Grades, weil er in der Saunakabine ohnmächtig geworden war und dort ca. 45 Minuten in diesem Zustand verblieb.

Gesetzeskunde

Er starb später an den Verletzungsfolgen. Die Physiotherapeutin wurde wegen fahrlässiger Tötung angeklagt (und nur deshalb nicht bestraft, weil das Verfahren gegen eine fünfstellige Geldauflage eingestellt wurde). Der strafrechtliche Vorwurf bestand darin, daß die Verantwortung zwar übernommen, aber nicht im nötigen Umfang ausgeübt werden konnte.

Sie hätte – so der Vorwurf des Staatsanwalts – in der Zeit vor ihrer Erkrankung die ungelernten Saunakräfte darauf hinweisen müssen, daß ein Saunagast niemals länger als 15 Minuten in der Sauna verbringen dürfe. Dies hätte durch laufende Kontrollen gewährleistet sein müssen. Die besondere Problematik des Falles entsteht dadurch, daß eine solche Vorschrift nicht existiert, auch nicht als Gebrauchsanweisung des Saunaherstellers. Kann man wegen Fahrlässigkeit bestraft werden, wenn übernommene Aufgaben wegen mangelnder Kenntnisse nicht korrekt ausgeführt werden können?

Demgegenüber läßt sich einwenden, daß eine solche Überwachungstätigkeit nicht angenommen werden darf, wenn derart gravierende Ereignisse eintreten können und man nicht die Möglichkeit der vorsorglichen Verhütung solcher Unfälle hat. Und noch ein Hinweis aus diesem Beispiel: Mit der Schwere des möglicherweise eintretenden Erfolges erhöht sich auch zwangsläufig die Anforderung an die Sorgfalt.

4.3.8   Unterlassene Hilfeleistung

Wer nach § 323 c StGB bei Unglücksfällen oder gemeiner Gefahr oder Not nicht Hilfe leistet, obwohl dies erforderlich und ihm den Umständen nach zuzumuten, insbesondere ohne erhebliche eigene Gefahr und ohne Verletzung anderer wichtiger Pflichten möglich ist, wird mit Freiheitsstrafe bis zu einem Jahr oder mit Geldstrafe bestraft.

Ein Unglücksfall ist ein plötzlich auftretendes Ereignis, welches erhebliche Gefahr für Sachen von bedeutendem Wert oder Personen auslöst. Hierzu gehört nahezu immer die Verletzung eines Verkehrsteilnehmers. Gemeine Not ist eine Notlage, die die Allgemeinheit betrifft, so z.B. Ausfall der Stromversorgung für einen ganzen Stadtteil. Für den Arzt wird durch die strafgesetzliche Vorschrift ein Sondertatbestand begründet. Verweigert er den Besuch bei einem Erkrankten, so wird zwar nicht immer der Tatbestand der unterlassenen Hilfeleistung zu einer Strafe für ihn führen, unterläßt er jedoch im Straßenverkehr die Hilfeleistung einem Verunglückten gegenüber, so wird dies im Regelfall anzunehmen sein. Ähnlich geht es natürlich dem Therapeuten im Bereich seiner Möglichkeiten. Wenn er Hilfe leisten kann, vor allem sachdienliche Hilfe, so wird er unter den Gesichtspunkten der Zumutbarkeit hierzu auch verpflichtet sein, wenn keine eigene Gefahr und nicht die Verletzung anderer wichtiger Pflichten droht. Zumutbar ist die Hilfeleistung immer dann, wenn die physischen und geistigen Kräfte im Augenblick der entstandenen Gefahr die Hilfeleistung gestatten. Bei einem Betrunkenen kann die Zumutbarkeit ausgeschlossen sein.

Der Masseur und med. Bademeister Axel Berger erhält vom Arzt über eine Verwandte einer bettlägerig erkrankten Person eine Verordnung zur Durchführung eines Hausbesuchs. Auf dem Weg zur Wohnung des Patienten bemerkt Axel Berger einen Verkehrsunfall, bei welchem ein Fahrradfahrer erheblich verletzt wurde. Der Masseur und med. Bademeister Berger befindet sich jedoch in einer Einbahnstraße mit absolutem Halteverbot. Kann er es als seine Pflicht betrachten, dieses Straßenverkehrsgebot zu beachten, da er ohnehin nur im Rahmen seiner Teilausbildung in erster Hilfe helfen könnte?

Auch wenn die Hilfemöglichkeiten des Masseurs Berger nur begrenzt sind, muß er helfen. Zwei Rechtspflichten wirken auf den Masseur Berger ein. Einerseits muß er im Rahmen seiner erlernten Möglichkeiten Hilfe leisten, andererseits hat er die Vorschriften des Straßenverkehrsrechts zu beachten.

Zwei Pflichten sind hier in Kollision geraten. In einem solchen Falle ist es dem Masseur und med. Bademeister aufgegeben, zu entscheiden, welche der ihn berührenden Pflichten die höherwertige ist. Entscheidet er sich für die Hilfeleistung, so ist er straffrei wegen der Nichtbeachtung der straßenverkehrsrechtlichen Vorschriften. Trifft er jedoch die falsche Wahl und entscheidet sich für die Beachtung der Straßenverkehrsvorschriften, so kann dies eine Bestrafung wegen unterlassener Hilfeleistung nach sich ziehen.

4.3.9　Verletzung der Verschwiegenheitspflicht

Die Verletzung der Verschwiegenheitspflicht ist ein sehr berufsnaher Tatbestand. Er ist in § 203 StGB festgehalten.

Verschwiegenheitspflicht

Das Gesetz verpflichtet Ärzte, Zahnärzte, Tierärzte, Apotheker oder die Angehörigen anderer Heilberufe, die für die Berufsausübung oder die Führung der Berufsbezeichnung eine staatlich geregelte Ausbildung durchlaufen müssen, ein zum persönlichen Lebensbereich gehörendes Geheimnis oder ein Betriebs- oder Geschäftsgeheimnis geheimzuhalten, wenn ihnen dies in ihrer beruflichen Eigenschaft anvertraut worden oder sonstwie bekannt geworden ist. Offenbaren sie das Bekanntgewordene, so drohen Freiheitsstrafen bis zu einem Jahr oder Geldstrafe.

Masseure und med. Bademeister, Physiotherapeuten, Logopäden, Ergotherapeuten und die Mitglieder anderer medizinischer Fachberufe haben eine staatlich geregelte

Ausbildung erfahren, die zur Führung einer Berufsbezeichnung berechtigt. Solcherart ausgebildete Therapeuten stehen also unter der gesetzlichen Verpflichtung der Geheimnisbewahrung und unter der gesetzlichen Androhung einer Bestrafung für den Fall der unbefugten Offenbarung.

Schutzwürdige Informationen

Ein Geheimnis ist nicht notwendig etwas, was tief im Intimleben einer anderen Person begraben ist und mitgeteilt wurde; ein Geheimnis ist bereits die Tatsache, daß eine bestimmte Person Patient des Therapeuten ist. Geheim sind also Tatsachen, die höchstens einem beschränkten Personenkreis bekannt sind. Bloße Gerüchte gehören nicht hierhin. Nicht als Geheimnis zu betrachten sind Dinge, die Gegenstand einer öffentlichen Gerichtsverhandlung oder eines polizeilichen Ermittlungsverfahrens waren. Natürlich hat ein jeder Patient ein schutzwürdiges Interesse daran, daß seine Krankheiten und die Behandlung derselben geheim bleiben. Damit fallen fast schon alle vertraulichen Mitteilungen einem Therapeuten gegenüber unter das schutzwürdige Interesse des Patienten. Nicht schutzwürdig ist die Offenbarung, daß der Patient im Garten Tulpen züchtet. Die berufsmäßig tätigen Gehilfen des Praxisinhabers sind zur gleichen Verschwiegenheitspflicht angehalten wie er selbst.

Fall 1: Der Physiotherapeut Max Meier rechnet seine Leistungen gegenüber den gesetzlichen Krankenkassen seiner Patienten ab. Dabei benennt er die Patienten mit vollem Namen und gibt die getroffene Therapiemaßnahme bekannt. Darf er dies?

Fall 2: Der Ergotherapeut Dieter Diesel bekommt Besuch von der Polizei, nachdem er beschuldigt wurde, Leistungen abgerechnet zu haben, die er tatsächlich nicht erbracht hatte und sich so einen unrechtmäßigen Vermögensvorteil ver-

Gesetzeskunde

schafft zu haben. Die Polizei fordert ihn auf, seine Patientenkartei herauszugeben. Dieter Diesel verweigert dies und verweist darauf, daß die Polizei einen richterlichen Beschlagnahmebeschluß vorlegen müsse. Er weist darauf hin, daß er aufgrund der gesetzlichen Bestimmung des § 203 zur Bewahrung der ihm anvertrauten Geheimnisse verpflichtet sei.

Fall 3: Die Logopädin Sieglinde Standfuß wird von einem Patienten auf Rückzahlung des von diesem gezahlten Honorars verklagt, mit der Begründung, eine abgerechnete Behandlung sei nutzlos gewesen und daher der in Rechnung gestellte und erhaltene Vergütungsbetrag rückforderbar. Darf Sieglinde Standfuß im Prozeß nähere Einzelheiten über die Erkrankung und Behandlung des Patienten äußern? Sie will natürlich das Entgelt für ihre Arbeit behalten.

Im **Fall 1** handelt der Therapeut korrekt. Die gesetzliche Krankenkasse ist fest in das Behandlungsgeschehen ihrer Versicherten einbezogen. Sie ist sogar diesem Personenkreis gegenüber verpflichtet, ihre Leistungen als Sachleistungen abzugeben. Der selbständigen Mitglieder der medizinischen Fachberufe bedient sie sich sozusagen als verlängerter Arm. Daher, insbesondere, weil sie die erbrachten Leistungen der Therapeuten zu honorieren hat, muß sie natürlich auch alle die Behandlung und Abrechnung betreffenden Einzelheiten dieser Leistungen kennen.

Ob der Therapeut in **Fall 2**, der der Polizei gegenüber seine Patientendaten verschweigt, im Recht ist, wird in der Literatur und Rechtsprechung nicht einhellig beantwortet. Der verordnende Arzt hat eine Geheimhaltungspflicht, die er auch im beschriebenen Falle nicht zu lockern hat. Man nimmt allgemein an, daß diese Geheimhaltungspflicht in erster Linie beim Arzt liegt und der Arzt letztlich die Entscheidung darüber zu treffen hat, ob eine Weitergabe der Patientendaten angezeigt ist oder nicht. Diese Auffassung kann jedoch auch nicht zufriedenstellen, da es hiernach ja in das Benehmen des Arztes gestellt zu sein scheint, ob eine Geheimhaltung erfolgt oder nicht. Zutreffender scheint die Lösung zu sein, daß der Therapeut auch gegenüber der Polizei zur Geheimhaltung verpflichtet ist, da er ja auch im Vergleich zum Arzt unterschiedslos unter die gesetzliche Vorschrift gestellt wird. Eine Geheimhaltungspflicht endet immer dort, wo schutzwürdige eigene Interessen ansetzen. Wenn ein Patient, wie im **Fall 3**, seinen Therapeuten verklagt und dieser sich dafür einsetzt, daß sein Vergütungsanspruch zu Recht besteht, so kann er alles hierfür Notwendige im Rahmen seines Verteidigungsvorbringens vortragen. Eigene schutzwürdige Interessen beenden die Geheimnisbewahrungspflicht.

4.3.10 Aussetzung in hilfloser Lage

Der Tatbestand des Aussetzens in hilfloser Lage wird sich für die Leser kaum ergeben, wenngleich die Voraussetzungen einer solchen Situation theoretisch hin und wieder gegeben sein können. Die Vorschrift des § 221 StGB stellt unter Strafe, wenn jemand eine andere Person aussetzt, sofern diese Person wegen jugendlichen Alters, Gebrechlichkeit oder Krankheit hilflos ist. Die Vorschrift gilt ebenso, wenn eine solche Person, sofern sie unter der Obhut des Therapeuten steht, oder wenn er für ihre Unterbringung, Fortschaffung oder Aufnahme zu sorgen hat, in hilflose Lage versetzt wird.

In eine hilflose Lage kann der Patient eines Therapeuten durchaus kommen, weil der Therapeut auch multimorbide oder wegen Alters gebrechliche Personen zu betreuen hat. Hier ist eher das Verlassen in hilfloser Lage relevant. Dies bedeutet eine räumliche Trennung des Schutzpflichtigen von dem an

seinem Ort bleibenden Schützling, beispielsweise, wenn der Therapeut einen bewußtlos
oder hilflos gewordenen Patienten allein
läßt.

eine straffreie und sogar berechtigte Annahme möglich. Dies dürfte jedoch bei einem
wertvollen Schmuckstück niemals der Fall
sein.

4.3.11 Diebstahl

Diebstahl begeht, wer einem anderen eine
fremde bewegliche Sache in der Absicht
wegnimmt, diese sich selber zuzueignen. Die
Wegnahmehandlung besteht im Bruch eines
fremden Gewahrsams und der Begründung
eines eigenen Gewahrsams. Diebstahlsdelik-
te können sich z.B. ereignen, wenn Patienten
– die sich ja für manche therapeutische
Behandlung entkleiden müssen und dabei
u.U. auch Schmuck ablegen – diesen beim
Ankleiden und Verlassen der Praxis vergessen. Verlockend vermag für den nachfolgenden Patienten die Situation sein, wenn er
eine hochkarätige Halskette achtlos in der
Kabine liegen sieht. Hat derjenige, der sie
vergessen hat, den Verlust nicht schon selber
verschuldet? Das wäre nur dann der Fall,
wenn der vergeßliche Patient die Absicht
aufgegeben hätte, das Schmuckstück wieder
zu besitzen. Tatsächlich hat er jedoch nur
vergessen, es wieder an sich zu nehmen. Das
bedeutet, er hat den Gewahrsam am vergessenen Schmuck keineswegs aufgegeben, sondern durch seine räumliche Distanz lediglich
gelockert. Es ist noch immer Bruch eines
fremden Gewahrsams möglich, und dieser
geschieht auch, wenn ein anderer Patient
sich den vergessenen Schmuck aneignet.

Wenn sich ein Patient Schmuckgegen-
stände, Bekleidungsstücke oder andere Gegenstände aneignet, die erkennbar von einem anderen Patienten oder dem Therapeuten oder seinen Mitarbeitern liegengelassen
wurden, so begeht er Diebstahl und nicht
nur eine etwas harmlosere Fundunterschla-
gung, die dann gegeben wäre, wenn er das
Schmuckstück auf offener Straße gefunden
hätte. Nur wenn eine Sache herrenlos geworden ist, also erkennbar vom früheren
Gewahrsamsträger aufgegeben wurde, ist

4.3.12 Sexuelle Belästigung

Hin und wieder hört man von sexuellen
Übergriffen unter den Mitgliedern der Heilberufe, so daß ganz allgemein ein Hinweis
auf diese Straftatbestände angezeigt erscheint.

In den medizinischen Fachberufen ist der
Patient gerade hinsichtlich des Schutzes seiner Intimsphäre, die zum Kernbereich seines
Persönlichkeitsrechts gehört, dem Verhalten
seines Behandlers – wie ein Verwaltungsgericht feststellt – ausgeliefert. Diese Gewähr
hinsichtlich der Achtung der persönlichen
Integrität der ihm anvertrauten Patienten,
bei der es sich um ein Rechtsgut von hohem
Rang handelt, wird besonders kritisch geprüft werden.

Sexuelle Freiheit als geschütztes Rechtsgut

Die sexuelle Entwicklung und Selbstbestimmung wird durch einige Vorschriften unseres Strafgesetzbuches geschützt (☞ 4.3.1).
Rechtsgut in § 174 StGB ist die sexuelle
Freiheit und ungestörte sexuelle Entwicklung von Kindern und Jugendlichen, die sich
in bestimmten Abhängigkeitsverhältnissen
befinden. Personen unter 16 Jahren, die
einem anderen zur Ausbildung oder zur
Betreuung in der Lebensführung anvertraut
sind, genießen diesen Schutz. Mißbrauch
dieses Schutzes wird bestraft mit Freiheitsstrafe bis zu fünf Jahren oder Geldstrafe.

Kinder unter 14 Jahren genießen den
umfassendsten Schutz nach § 176 StGB.

Strafrechtliche Folgen bei sexueller Nötigung

Nach § 178 StGB wird mit Freiheitsstrafe
von einem Jahr bis zu 10 Jahren bestraft,
wer einen anderen mit Gewalt oder durch

Drohung mit gegenwärtiger Gefahr für Leib oder Leben nötigt, sexuelle Handlungen des Täters oder eines Dritten an sich zu dulden oder an dem Täter oder einem Dritten vorzunehmen. In jedem Fall muß zur Verwirklichung des Straftatbestandes ein Nötigungsmittel zur Anwendung kommen. Dies kann entweder Gewalt sein (wofür schon eine Ohrfeige ausreichen kann) oder Drohung mit gegenwärtiger Gefahr für Leib und Leben. Der Versuch beginnt bereits, wenn der Täter zur Gewaltanwendung ansetzt oder eine Drohung ausspricht oder in anderer Weise erkennbar macht. Die Gewalt braucht keine unwiderstehliche Gewalt zu sein.

Straf- und berufsrechtliche Folgen bei sexueller Beleidigung

Häufiger als die beschriebenen Fälle kommen **Beleidigungen** vor, die nicht verbal, sondern durch sittliche Übergriffe geschehen. Die strafrechtlichen Konsequenzen sind, insbesondere aus der Sicht der Beleidigten betrachtet, oft gering. Dafür sind jedoch die beruflichen Konsequenzen groß. Wenn ein Strafrichter wegen einer solchen sexuellen Beleidigung nur eine Geldstrafe verhängt, so wird er im Zweifel den Vorgang an das zuständige Regierungspräsidium weiterleiten. Dort werden gegen den *Täter* berufsrechtliche Maßnahmen eingeleitet.

Berufsrechtliche Konsequenzen

Erlaubnisvoraussetzung für die Führung der Berufsbezeichnung ist u.a., daß der Bewerber sich nicht eines Verhaltens schuldig gemacht hat, aus dem sich die Unzuverlässigkeit zur Ausübung des Berufs ergibt (☞ 1.3.1). In gleichem Maße wird dies natürlich für die gesamte Dauer der Berufsausübung gefordert. Eine sittliche Entgleisung auch durch eine sexuelle Beleidigung dürfte notwendigerweise die Feststellung zur Folge haben, daß der Täter für die Ausübung des therapeutischen Berufs unzuverlässig ist. Die Verwaltungsbehörden – und nach Abschluß des Widerspruchsverfahrens die Verwaltungsgerichte – haben die voraussichtliche Dauer dieser Unzuverlässigkeit festzustellen. Erfahrungsgemäß wird bei einem der hier geschilderten Übergriffe eine Unfähigkeitsdauer von ca. fünf Jahren angenommen. Das bedeutet für den Betroffenen in aller Regel die Notwendigkeit des Berufswechsels.

4.3.13 Unerlaubte Ausübung der Heilkunde

Wer die Heilkunde, ohne die entsprechende Erlaubnis zu besitzen, ausübt, kann mit Freiheitsstrafe bis zu einem Jahr oder mit Geldstrafe bestraft werden (☞ 1.1.3). Diese Vorschrift richtet sich an den Laien, der, ohne Arzt oder Heilpraktiker zu sein, berufs- oder gewerbsmäßig die Heilkunde ausübt.

Mitglieder der medizinischen Fachberufe oder der nichtärztlichen medizinischen Assistenzberufe (früher auch Heilhilfsberufe genannt) üben die Heilkunde aus, denn Ausüben der Heilkunde ist jede berufs- oder gewerbsmäßig vorgenommene Tätigkeit zur Feststellung, Heilung oder Linderung von Krankheiten, Leiden oder Körperschäden beim Menschen (☞ 1.1.4), auch wenn sie im Dienste von anderen ausgeübt wird.

4.3.14 Verstöße gegen das Heilmittelwerbegesetz

Die frühere Rechtsprechung nahm an, im Heilwesen sei eine jede Werbung verboten. Mit dem Heilpraktikerurteil hat der Bundesgerichtshof Mitte der 80er Jahre entschieden, daß eine Beschränkung des Werberechts ohne gesetzliche Grundlage ein Eingriff in das grundgesetzlich geschützte Recht der Berufsausübung sei und damit die bis dahin in erster Linie von den Berufsverbänden der Heilpraktiker geforderten Werbeverbote aufgehoben.

Da im Gesundheitswesen hochsensible Dinge zu regeln sind, schützt das *Heilmittelwerbegesetz* vor Übergriffen, die das Wohl des kranken Menschen oder der Volksgesundheit bedrohen könnten.

Publikums- und Fachwerbung

Das Heilmittelwerbegesetz unterscheidet Publikumswerbung von Fachwerbung und damit eine Art der Werbung, die sich unmittelbar an jeden Werbeadressaten richtet und eine andere Form der Werbung, die sich nur an Berufskolleginnen und Berufskollegen und verwandte Heilberufe wendet.

Fachkreise

Fachkreise im Sinne des Heilmittelwerbegesetzes sind Angehörige der Heilberufe oder des Heilgewerbes, Einrichtungen, die der Gesundheit von Mensch oder Tier dienen oder sonstige Personen, soweit sie Arzneimittel, Verfahren, Behandlungen, Gegenstände anwenden oder auch mit anderen Mitteln erlaubterweise Handel treiben oder sie in Ausübung ihres Berufs anwenden. Zu diesem sehr weit gezogenen Personenkreis gehören natürlich auch Angehörige der medizinischen Fachberufe. Ist eine Fachzeitschrift, die auch Werbung veröffentlicht, nur den Mitgliedern eines bestimmten Heilberufs zugänglich, dann bleibt die Werbung in den Fachkreisen. Durch die beschriebenen Fachkreise sind auch die Grenzen gesteckt, bis wohin sich die Fachwerbung richtet und wo sie nicht mehr die Fachkreise, sondern das allgemeine Publikum erreicht. Die Fachzeitschrift, die frei im Zeitschriftenhandel erhältlich ist, betreibt – vorausgesetzt, es wird auch Werbung veröffentlicht – Publikumswerbung.

Werbebehindernde Bestimmungen

Das Heilmittelwerbegesetz enthält werbebehindernde Bestimmungen. Der Kreis dieser Werbebehinderung ist bei der Publikumswerbung weiter gezogen als bei der Fachwerbung, weil letztere ja an Werbeadressaten gerichtet ist, die selbst Fachleute in einem medizinischen Fachgebiet sind und daher Werbeaussagen kritischer gegenüberstehen als der medizinische Laie.

Irreführende Werbung, insbesondere, wenn durch sie Mitteln eine therapeutische Wirksamkeit bestätigt wird, die diese nicht haben oder wenn fälschlich der Eindruck erweckt wird, ein Erfolg könne mit Sicherheit erwartet werden oder es treten auch bei längerem Gebrauch keine schädlichen Wirkungen ein, ist innerhalb und außerhalb der Fachkreise untersagt. Unwahre Angaben oder täuschende Angaben über die Vorbildung, Befähigung oder die Erfolge einer Person im Heilwesen sind verboten.

Außerhalb der Fachkreise, also beispielsweise in Zeitungen, Postwurfsendungen oder in Radiosendungen darf mit folgenden Aussagen nicht geworben werden:

- Gutachten, Zeugnissen, wissenschaftlichen oder fachlichen Veröffentlichungen sowie mit Hinweisen darauf
- Angaben, daß das Arzneimittel, das Verfahren, die Behandlung, der Gegenstand oder das andere Mittel ärztlich, zahnärztlich, tierärztlich oder anderweitig fachlich empfohlen oder geprüft ist oder angewendet wird
- Wiedergabe von Krankengeschichten sowie mit Hinweisen darauf
- Bildlichen Darstellung von Personen in der Berufskleidung oder bei der Ausübung der Tätigkeit von Angehörigen der Heilberufe, des Heilgewerbes oder des Arzneimittelhandels
- Bildliche Darstellung von Veränderungen des menschlichen Körpers oder seiner Teile durch Krankheiten, Leiden oder Körperschäden
- Fremd- oder fachsprachlichen Bezeichnungen, soweit sie nicht in den allgemeinen deutschen Sprachgebrauch eingegangen sind
- Werbeaussagen, die geeignet sind, Angstgefühle hervorzurufen oder auszunutzen
- Äußerungen Dritter, insbesondere mit Dank-, Anerkennungs- oder Empfehlungs-

Gesetzeskunde

schreiben, oder mit Hinweisen auf solche Äußerungen

- Werbemaßnahmen, die sich ausschließlich oder überwiegend an Kinder oder an Jugendliche unter 18 Jahren richten
- Preisausschreiben, Verlosungen oder andere Verfahren, deren Ergebnis vom Zufall abhängig ist
- Abgabe von Mustern oder Proben oder durch Gutscheine dafür.

Auch in Fachkreisen und darüber hinaus ist eine Werbung durch Gutachten oder Zeugnisse unzulässig, wenn dieselben nicht von wissenschaftlich oder fachlich hierzu berufenen Personen erstattet worden sind und nicht die Angaben des Namens, des Berufs und des Wohnortes des Gutachters tragen. In der Fachkreiswerbung und in der Publikumswerbung sind Werbegeschenke verboten, und es ist unzulässig, Waren oder Leistungen anzukündigen oder zu gewähren, es sei denn, daß es sich um Gegenstände von ganz geringem Wert handelt.

Das Heilmittelwerbegesetz untersagt eine Werbung für die Erkennung oder Behandlung von Krankheiten, Leiden, Körperschäden oder Beschwerden, die nicht auf eigener Wahrnehmung des Heilberuflers an dem zu behandelnden Menschen oder Tier beruhen, also eine sogenannte Fernbehandlung.

Werbung darf sich auch nicht auf die Erkennung, Verhütung, Beseitigung oder Linderung diverser Krankheiten beziehen, die in einer Anlage zum Heilmittelwerbegesetz genannt sind. Hierzu gehören alle Seuchenkrankheiten, Geschwulstkrankheiten, Krankheiten des Stoffwechsels, des Blutes, organische Krankheiten des Nervensystems, der Augen und Ohren, des Herzens und der Gefäße, der Leber und des Pankreas, der Harn- und Geschlechtsorgane, Geschwüre des Magens und des Darmes, Epilepsie und Geisteskrankheiten sowie Trunksucht und krankhafte Komplikationen der Schwangerschaft. Hiervon gibt es jedoch eine Ausnahme, sofern die Werbung von Kurorten ausgeht.

Fall 1: Die Masseurin und med. Bademeisterin Kerstin Kloster betreut einen Fußballverein der Kreisliga, der über nur wenige finanzielle Mittel verfügt. Kerstin Kloster wurde angeboten, daß die aktiven Mitglieder des Fußballvereins Name und Anschrift sowie Berufsbezeichnung von Frau Kloster auf ihre Trikots drucken lassen und so für die Praxis der Masseurin und med. Bademeisterin als Werbeträger tätig sind. Dafür sollte Frau Kloster auf Honorare für die Versorgung der Spieler verzichten.
Darf Frau Kloster dieses Angebot annehmen?

Fall 2: Der Journalist der örtlichen Tageszeitung kommt in die Praxis des Ergotherapeuten Hans Hübbe, weil er über die Tätigkeit des anerkannten Ergotherapeuten berichten möchte. Um seinen Zeitungsartikel lebhaft zu gestalten, möchte er den Therapeuten fotografieren und dieses Lichtbild in der Zeitung abdrucken lassen. Dieser soll sich dabei gegenüber dem Reporter verhalten, als ob er einen Patienten behandelt. Kann der Ergotherapeut auf diesen Vorschlag eingehen?

In **Fall 1** kann Frau Kloster unbedenklich den Vorschlag des Fußballclubs annehmen. Im gesamten Heilmittelwerbegesetz gibt es keine Vorschrift, welche dieses verbieten würde, und was dort nicht verboten ist, ist grundsätzlich erlaubt.

Die Abbildung eines Mitgliedes der medizinischen Fachberufe bei der beruflichen Betätigung ist durch § 11 Ziffer 4 Heilmittelwerbegesetz im Rahmen der Publikumswerbung grundsätzlich verboten. Auch wenn der Physiotherapeut in **Fall 2** die Werbemaßnahme nicht selbst vornimmt, sondern dies durch den Journalisten geschieht, muß er darauf hinwirken, daß die Verbotstatbestände des Heilmittelwerbegesetzes beachtet werden. Auch seine passive

Teilnahme an der Veröffentlichung seines Bildes bei der beruflichen Betätigung ist verboten. Dabei ist es gleichgültig, ob der Behandelte tatsächlich Patient ist oder nicht.

4.3.15 Strafrechtliche Problematik bei HIV-Infektion

HIV-Infektionen und AIDS-Erkrankungen werden aus strafrechtlicher Sicht mangels spezieller Vorschriften behandelt wie andere schwere ansteckende Krankheiten (☞ 1.1.4). Für die Behandlung HIV-infizierter Personen oder AIDS-Kranker und für eine Verordnung von Heilmitteln zugunsten dieser Personen ist der Arzt verantwortlich. Er hat auch die Pflicht, den Therapeuten bei einer Heilmittelverordnung über die Infektion oder Krankheit aufzuklären und hierauf hinzuweisen, sofern er diesen Therapeuten kennt. Wenn dem Therapeuten auf diese Art oder durch Mitteilung des Patienten bekannt wird, daß er einen infizierten oder erkrankten Patienten vor sich hat, so kann dieser den Arzt nach den bestmöglichen Schutzvorkehrungen befragen. Verweigert der Patient auf Befragen des Therapeuten eine Auskunft darüber, ob er HIV-positiv ist, so kann der Therapeut die Behandlung ablehnen.

4.4 Wichtige Regelungen des Arbeitsrechts

Mit arbeitsrechtlichen Bestimmungen wird fast jeder Therapeut im Laufe seines Berufslebens in Berührung kommen. Entweder ist er Arbeitnehmer, dann gibt es vom Arbeitsrecht geprägte Bestimmungen, die sein Verhältnis zum Arbeitgeber regeln, oder er ist Arbeitgeber, dann werden umgekehrt arbeitsrechtliche Vorschriften seine Beziehung zum Arbeitnehmer prägen.

4.4.1 Tarifpartner und Tarifautonomie

Die Anfänge der Tarifautonomie liegen bereits im ausgehenden 19. Jahrhundert. 1918 wurde der erste Tarifvertrag zur Steuerung von Arbeitsbedingungen und zur Begründung einer Wirtschaftsordnung abgeschlossen. Nachdem in den Jahren der nationalsozialistischen Herrschaft Aufgaben der Tarifautonomie unter staatliche Herrschaft fielen, wurde 1945 die Tarifautonomie, d.h. das Recht der Sozialpartner, **Tarifverträge** ohne staatliche Eingriffe auszuhandeln, erarbeitet und später in die Verfassung aufgenommen.

Zur Tarifautonomie gehört weiterhin, daß der Staat nicht in den Arbeitskampf der Tarifpartner eingreift. Artikel 9 Abs. 3 Grundgesetz (GG) gewährleistet diese Freiheit der Koalitionen, bestehend aus dem Arbeitgeberverband und den Gewerkschaften. Das Ziel der Tarifpartner, auch Sozialpartner genannt, ist in allen Fällen ihrer Betätigung, die Förderung der Arbeits- und Wirtschaftsbedingungen und die Erhaltung des Arbeitsfriedens. Hierfür können alle geeignet erscheinenden Mittel eingesetzt werden. Dies garantiert Artikel 9 Abs. 3 GG durch die Freiheit der Koalitionsmittel.

Gesetzeskunde

Tarifverträge

Die Koalitionen oder Vertragspartner schließen Verträge, die für alle Mitglieder der Tarifparteien unmittelbar wirksam werden und durch den einzelnen Arbeitsvertrag, den ein Arbeitgeber mit einem Arbeitnehmer schließt, nur zugunsten des Arbeitnehmers abgeändert werden können.

Geltungsbereich

Ein Tarifvertrag gilt in einem bestimmten Gebiet. Er kann bundes- oder landesweit gelten, oder – was die Regel ist – in bestimmten Bezirken. Insoweit spricht man vom **räumlichen Geltungsbereich**. Der **betriebliche Geltungsbereich** bezeichnet die Wirtschaftszweige, welche tarifvertraglich geregelt sind, z.B. die Bauindustrie, der Ein-

zelhandel oder der öffentliche Verkehr. Es gibt keine Tarifverträge für die selbständigen oder in privaten Praxen angestellten Mitglieder der medizinischen Fachberufe. Tarifparteifähig ist grundsätzlich jeder Arbeitgeber. Die zwischen solchen Personen und Gewerkschaften abgeschlossenen Tarifverträge sind dann Firmen- oder Haustarifverträge.

Häufiger sind jedoch die Verbandstarifverträge, die auf der Arbeitgeberseite bereits einen Zusammenschluß von Arbeitgebern erfassen.

Die Wirkung der Tarifverträge beginnt mit ihrer Unterzeichnung und dauert bis zum im Tarifvertrag bestimmten Zeitpunkt. Während dieser Geltungsdauer binden die Tarifverträge die Tarifvertragspartner.

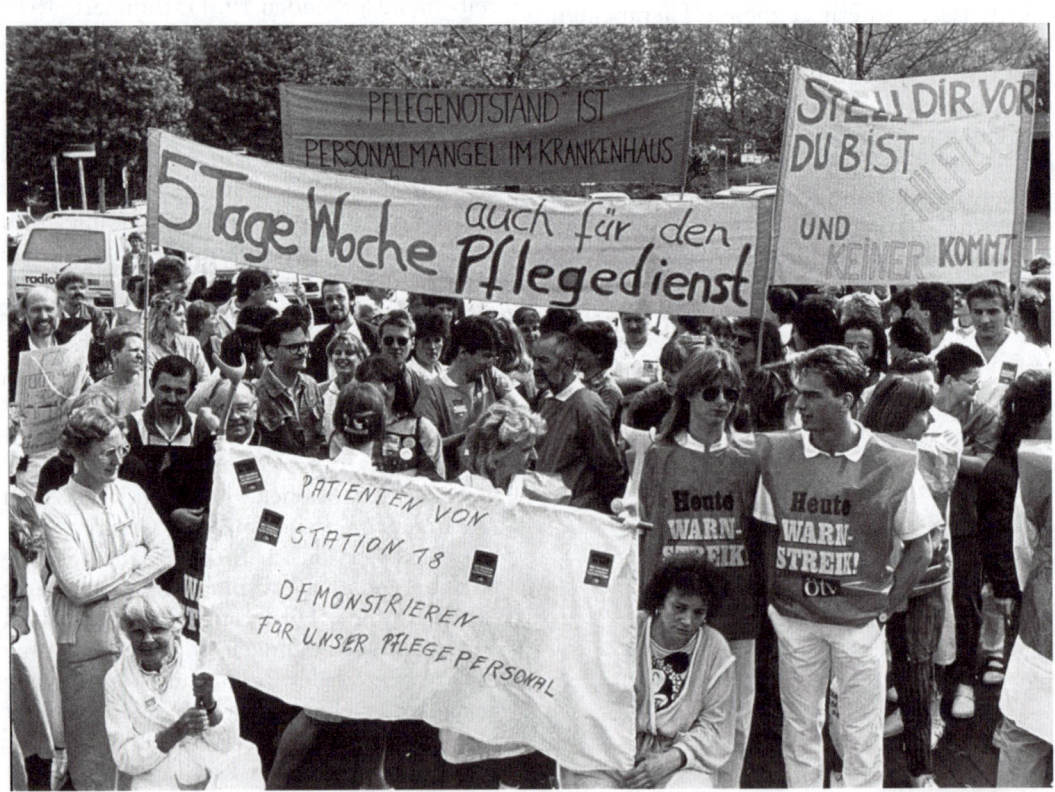

Abb. 4.2: Streik gegen den Pflegenotstand 1989 [J560/201]

Inhalt

Wichtigster Inhalt der Tarifverträge ist die während der Vertragsdauer geltende Friedenspflicht, die Arbeitskampfmaßnahmen ausschaltet. Daneben werden Art und Höhe der Entlohnung, vermögenswirksame Leistungen, Zulagen für Urlaub, Dauer der Arbeitszeit und Mehrarbeit u.a. in den Tarifverträgen geregelt. Die Bindungswirkung von Tarifverträgen ist so stark, daß ein Arbeitnehmer nicht wirksam auf die durch sie begründeten Rechte verzichten oder von diesen Rechten ausgeschlossen werden kann.

4.4.2 Arbeitsrecht im öffentlichen Dienst

Bundes-Angestellten-Tarifvertrag

Für Angestellte im öffentlichen Dienst gilt der Bundes-Angestellten-Tarifvertrag in Bund, Ländern und Gemeinden. Nach § 1 des Tarifvertrages beansprucht der Vertrag die Geltung im Bundesgebiet, im Gebiet der Länder und des Stadtstaates Bremen, und für die Mitglieder der Arbeitgeberverbände, für die Vereinigung der kommunalen Arbeitgeberverbände und die Personen, die in einem der Rentenversicherung der Angestellten unterliegenden Beschäftigungsverhältnis stehen.

In § 2 des Bundesangestelltentarifvertrages sind Sonderregelungen für Angestellte getroffen, die in Krankenanstalten, Heil- und Pflegeanstalten sowie Entbindungsanstalten und sonstigen Heimen tätig sind, in denen Personen unter ärztlicher Aufsicht betreut werden. Diese Sonderbestimmungen gelten auch für Therapeuten im öffentlichen Dienst, soweit sie in solchen Anstalten ihre berufliche Tätigkeit ausüben.

Vergütungsgruppen

Die Vorschriften des Bundesangestelltentarifvertrages beziehen sich in erster Linie auf die Vergütungen der Angestellten, welche nach Vergütungsgruppen und persönlichen Merkmalen untergliedert sind. Die Vergütungsgruppen beschreiben die Tätigkeiten, an die eine bestimmte Vergütungsfolge geknüpft ist, beispielsweise Masseure, Masseure und med. Bademeister mit entsprechender Tätigkeit, denen mindestens acht Masseure, Masseure und med. Bademeister oder Angestellte in der Tätigkeit von Masseuren oder Masseuren und med. Bademeistern durch ausdrückliche Anordnung ständig unterstellt sind.

Urlaub

Der Urlaub wird im Bundesangestelltentarifvertrag geregelt, wobei es je nach Vergütungsgruppe und Alter drei Stufen von Urlaubszeiten gibt:
- bis zum vollendeten 30. Lebensjahr
- bis zum vollendeten 40. Lebensjahr
- nach vollendetem 40. Lebensjahr

Sonderurlaubsregelungen sind in vielgestaltiger Form getroffen und beschreiben Ereignisse, für die Sonderurlaub gewährt wird und die Anzahl der hierfür gewährten Urlaubstage, z.B. zwei Arbeitstage bei Umzug des Angestellten mit eigenem Hausstand oder ein Arbeitstag bei Einsegnung, Erstkommunion oder entsprechender religiöser oder weltanschaulicher Feier oder bei Eheschließung eines Kindes.

Kündigung

Die Kündigungsfristen bei der ordentlichen Kündigung sind länger als im normalen Arbeitsvertragsrecht. Sie betragen beispielsweise nach einer Beschäftigungszeit von mindestens fünf Jahren drei Monate.

4.4.3 Der Arbeitsvertrag und seine Bestimmungen

Die meisten Angehörigen der medizinischen Fachberufe werden in ihrem Berufsleben mindestens einmal Partei eines Arbeitsvertrages. Dies ist der Fall, wenn sie als Angestellte in einem privaten oder öffentli-

Gesetzeskunde

chen Unternehmen tätig werden, aber auch, wenn sie selbst Arbeitgeber sind und Angestellte in ihrer Praxis beschäftigen. Daher soll nachfolgend ein Arbeitsvertrag mit all seinen wesentlichen Elementen vorgestellt werden.

Beschreibung der Tätigkeit

Die Bestimmungen eines Arbeitsvertrages beginnen in aller Regel mit der Beschreibung der vom Arbeitgeber erwarteten und vom Arbeitnehmer angebotenen Tätigkeit. Eine sinnvolle Beschreibung orientiert sich am Beruf und an der erfolgreich abgeschlossenen Fort- und Weiterbildung des Arbeitnehmers.

Andere Tätigkeiten

In vielen Verträgen ist die Bestimmung enthalten, daß der Arbeitgeber den Arbeitnehmer auch zu anderen Arbeiten heranziehen kann, die in der Praxis des Arbeitgebers anfallen. Es empfiehlt sich, eine solche Bestimmung, wenn sie in den Arbeitsvertrag aufgenommen werden soll, näher zu erläutern. Wenn sie in der allgemeinen Form bestehen bleibt, kann der Arbeitgeber vom Arbeitnehmer völlig untergeordnete Dienste verlangen. Deshalb ist es sinnvoll, im Arbeitsvertrag zu formulieren: „... andere Tätigkeiten, die der Ausbildung und Erfahrung des Arbeitnehmers entsprechen..“

Fort- und Weiterbildung

In die Beschreibung der Tätigkeit werden manchmal Tätigkeiten übernommen, die der Arbeitnehmer erst durch den Besuch einer Weiterbildungsmaßnahme erwerben soll. In diesem Fall erwartet der Arbeitgeber, der eine solche Weiterbildungsmaßnahme ganz oder teilweise bezahlt, meist den Verbleib des Arbeitnehmers nach erfolgreichem Abschluß der Maßnahme für längere Zeit in seiner Praxis. Bei einer solchen Vereinbarung sollten die Arbeitsvertragsparteien davon ausgehen, daß solche Vereinbarungen nur mit ganz beschränkter Wirkung möglich sind. Der Arbeitgeber kann den Arbeitnehmer nicht für eine beliebig lange Zeit vertraglich an die Praxis binden, auch wenn er ihm teure Fort- und Weiterbildungsmaßnahmen ermöglicht hat.

Der Masseur und med. Bademeister Franz Fleißig ermöglicht einem angestellten Berufskollegen den Besuch eines Fortbildungskursus in manueller Lymphdrainage und bezahlt diese Weiterbildung. Dafür nehmen der Praxisinhaber Fleißig und der Angestellte in den Arbeitsvertrag die Klausel auf, daß der Angestellte sich verpflichtet, weitere fünf Jahre in der Praxis des Fleißig mitzuarbeiten und ansonsten für jedes Jahr, mit welchem die Zusammenarbeit früher beendet wird, 1/5 der Gesamtausbildungskosten für den Lehrgang in manueller Lymphdrainage an den Arbeitgeber Fleißig zurückgezahlt werden. Ist eine solche Klausel wirksam?

Bei einer Sonderzulage, gleichgültig wofür, ist es zulässig, eine gestaffelte Rückzahlung vorzusehen, wenn die Sonderzulagenhöhe zwei Monatsgehälter überstiegen hat. Es kann vereinbart werden, daß der Angestellte bei einem Ausscheiden bis zum 31.03. des auf die Sonderzulage folgenden Jahres 1 1/2 Monatsbezüge, bei einem Ausscheiden bis zum 30.06. des folgenden Jahres einen Monatsbezug und bei einem Ausscheiden bis zum 30.09. einen weiteren halben Monatsbezug zurückzuzahlen hat. Weitergehende Bindungen des Arbeitnehmers sind unzulässig.

Arbeitszeit und Überstundenregelung, Probezeit

Arbeitszeit

Im Arbeitsvertrag werden die Arbeitszeiten vereinbart, damit sowohl der Arbeitgeber Kenntnis darüber hat, wann er den Arbeitnehmer in seiner Praxis erwarten kann und der Arbeitnehmer weiß, zu welcher Tageszeit er seine Arbeit zu verrichten hat. Bei leitenden Angestellten oder gut bezahlten

Arbeitnehmern wird von Fall zu Fall vereinbart, daß auf Aufforderung des Praxisinhabers über die generell geregelte Arbeitszeit einige unbezahlte und darüber hinaus bezahlte Überstunden geleistet werden müssen. Solche Regelungen sind zulässig, wenn sie das Arbeitszeitgesetz berücksichtigen.

> Ein Arbeitsvertrag bestimmt, daß ein angestellter Physiotherapeut wegen des regelmäßigen Arbeitsanfalls an Freitagen von 8.00–20.00 Uhr arbeitet. Ist diese Regelung zulässig?

Die Regelung ist unzulässig. § 3 des *Arbeitszeitgesetzes* bestimmt, daß die werktägliche Arbeitszeit der Arbeitnehmer acht Stunden nicht überschreiten darf und bis maximal auf 10 Stunden verlängert werden kann, wenn gewisse Auflagen Berücksichtigung finden.

Überstunden

Überstunden sind über die vereinbarten Regelarbeitsstunden hinausgehende Arbeitsstunden, die nur aufgrund einer vertraglichen Überstundenregelung gefordert werden können und dann auch nur im Rahmen der durch das Arbeitszeitgesetz geregelten Höchstarbeitszeit von täglich acht Stunden, in Ausnahmefällen 10 Stunden. Es empfiehlt sich, in jeden Arbeitsvertrag eine solche Regelung aufzunehmen, damit festgelegt ist, ob und in welchem Höchstmaße Überstunden zu erbringen sind.

In den Praxen der Mitglieder der medizinischen Fachberufe ist der Arbeitsanfall oft sehr unterschiedlich. Es gibt Zeiten höchster Arbeitsbelastung und Phasen, in denen es wenig zu tun gibt. Diese Schwankungen sind durch Freizeit, Arbeitszeit und Lebensgewohnheiten der Patienten veranlaßt. Bei erhöhtem Arbeitsanfall besteht der Wunsch des Praxisinhabers nach längerer Mitarbeit seines Angestellten durchaus zu Recht. Es sollte allerdings geregelt sein, wie diese zusätzlichen Stunden honoriert werden. Nur bei leitenden oder hoch bezahlten Angestellten ist es üblich, daß einige Überstunden umsonst geleistet werden.

Probezeit

In der Probezeit kann sich der Arbeitgeber von der Qualität der Arbeit seines Arbeitnehmers ein Bild machen. Der Arbeitnehmer hat in dieser Phase die Möglichkeit, sich im Betrieb zu bewähren. Die Probezeit kann jedoch nicht beliebig ausgedehnt werden, sondern nur solange, wie unter normalen Umständen ausreichend erscheint, sich von den Fähigkeiten und Fertigkeiten des Angestellten ein sicheres Bild zu machen. Ein Gericht hat z.B. entschieden, daß eine sechsmonatige Probezeit bei der Beschäftigung eines Masseurs und med. Bademeisters zu lang ist. Die Probezeit dient dem Arbeitgeber und Arbeitnehmer. Beiden ermöglicht sie bei einer Kündigung, kürzere Kündigungsfristen zu wählen, als nach Ablauf des Probearbeitsverhältnisses gesetzlich zulässig sind.

Die Kündigungsfrist während der Probearbeitszeit darf 14 Tage nicht unterschreiten, kann aber jeden Tag ausgesprochen werden, z.B. vom 1. zum 15., vom 2. zum 16.

Dauer des Arbeitsverhältnisses

Man unterscheidet zwischen befristeten und unbefristeten Arbeitsverträgen.

Befristete Arbeitsverträge

Befristete Arbeitsverträge sollen nur einen vorübergehenden Personalbedarf abdecken. Sie müssen eine **Aushilfsklausel** besitzen, d.h. eine Darstellung, warum das Arbeitsverhältnis nur für eine bestimmte Zeit eingegangen wird. Diese Aushilfsklausel muß nachvollziehbar und objektivierbar sein. Denkbar ist z.B. eine Befristung für die Dauer der Schwangerschaft einer anderen Mitarbeiterin oder für die Dauer des Wehr- oder Ersatzdienstes eines dauernden Mitarbeiters. Ist der Aushilfsgrund nicht nachvollziehbar oder nicht nachweisbar, so wird aus dem befristeten Arbeitsvertrag ein unbefristetes Arbeitsverhältnis. Das gleiche geschieht auch, wenn mit einem Arbeitnehmer

Gesetzeskunde

mehrfach befristete Arbeitsverträge abgeschlossen werden. Im Regelfall wird spätestens der 3. befristete Arbeitsvertrag vom Arbeitsgericht als unbefristetes Arbeitsverhältnis qualifiziert.

Unbefristete Arbeitsverträge

Unbefristete Arbeitsverhältnisse sind die Regel. Da der Arbeitgeber oft nicht weiß, wie lange er die Dienste des Arbeitsnehmers in Anspruch nehmen möchte und der Arbeitnehmer oft eine lange Bindung scheut, vereinbaren beide, daß ein Arbeitsverhältnis weiter gelten soll, wenn es nicht unter Einhaltung einer bestimmten Kündigungsfrist zu einem bestimmten Zeitpunkt gekündigt wird. Auf diese Art hat jede Partei die Möglichkeit der Vertragsbeendigung. Wird hiervon kein Gebrauch gemacht, so bleibt das Arbeitsverhältnis weiterhin bestehen. Eine solche Klausel sieht wie folgt aus: „Das Arbeitsverhältnis kann von jeder Partei unter Einhaltung einer Frist von einem Monat zum 15. oder letzten Tag eines Monats gekündigt werden." Damit wäre auch die kürzeste Kündigungsmöglichkeit, die das Gesetz vorsieht, mitgeteilt. Nur während der Probezeit sind Kündigungen unter Einhaltung einer Kündigungsfrist von 14 Tagen zulässig. Für Masseur und med. Bademeister-Praktikanten gelten besondere Vorschriften.

Von den befristeten Arbeitsverhältnissen sind die Arbeitsverhältnisse von geringfügig und kurzzeitig Beschäftigten zu unterscheiden. **Geringfügig Beschäftigte** sind Personen, die weniger als 15 Stunden in der Woche arbeiten, wenn das Arbeitsentgelt regelmäßig 1/7 der monatlichen Bezugsgröße (1997 = 620 DM West oder 520 DM Ost) oder bei einem höheren Arbeitsentgelt 1/6 des Gesamteinkommens übersteigt. **Kurzzeitig Beschäftigte** haben einen Arbeitsvertrag, der von vornherein auf zwei Monate oder 50 Arbeitstage begrenzt ist.

Arbeitsentgelt

Da es für die Mitglieder der medizinischen Fachberufe keine tarifvertraglichen Regelungen gibt, ist das Arbeitsentgelt durch die Arbeitsvertragsparteien frei zu vereinbaren. Das Gehalt darf nicht schwanken und sich an der Auftragslage des Arbeitgebers oder an seinem Umsatz oder Gewinn orientieren. Der Arbeitnehmer baut auf dem ihm zugesicherten Gehalt eine oft über Monate hinausgehende Ausgabenkalkulation auf und hat deshalb einen Anspruch auf eine festgeschriebene Arbeitsentgeltshöhe.

Urlaubsregelung, Sonderurlaub

Urlaubsanspruch

Nach dem Bundesurlaubsgesetz besteht für jeden Arbeitnehmer ein jährlicher Mindesturlaubsanspruch von 24 Werktagen. Werktage sind die Kalendertage, die nicht Sonntage oder gesetzliche Feiertage sind, also auch Samstage. Mit Ausnahme des 3. Oktober sind die Feiertage landesgesetzlich geregelt, so daß das jeweilige Bundesland für die Länge des Mindesturlaubs maßgeblich ist. Nach gesetzlicher Vorgabe entsteht ein Urlaubsanspruch erst nach sechsmonatiger Tätigkeit in der Praxis. Vor diesem Zeitpunkt hat der Arbeitnehmer noch keinen Anspruch auf Urlaub. Nach Ablauf der 6-Monatsfrist hat er Anspruch auf den vollen Urlaub. Vertraglich kann von dieser Regelung zugunsten des Arbeitnehmers abgewichen werden. Krankheit, Schwangerschaft und andere Gründe verschuldeter oder unverschuldeter Arbeitsverhinderung hemmen oder unterbrechen die 6-Monatsfrist nicht. Eine Vereinbarung über Urlaubszeiten kann sich auch an Arbeitstagen orientieren statt an Werktagen. Dabei muß gewährleistet bleiben, daß die Mindesturlaubszeit von 24 Werktagen erhalten bleibt. Diese Regelung gilt bei Vollzeitbeschäftigung wie auch bei Teilzeitbeschäftigung.

Katja Keller und Kerstin Klammer arbeiten in der Praxis des Logopäden Wunderlich. Katja arbeitet Montag bis Freitag ganztägig, Kerstin nur Montag, Mittwoch und Freitag halbtägig. Am 1. Juli gehen beide in Urlaub. Wann müssen beide wieder – bei gesetzlicher Urlaubsdauer – ihren Dienst antreten?

Man rechnet bei beiden Mitarbeiterinnen gleich. Der 1. Juli ist beispielsweise ein Montag. Der erste Urlaubstag ist – für beide – Montag, der zweite Dienstag, der dritte Mittwoch, der vierte Donnerstag, der fünfte Freitag und der sechste Samstag; so wird weiter gezählt bis man bei 24 ankommt. Der Unterschied bei Katja und Kerstin ist: Katja hätte ohne Urlaub an allen Werktagen außer Samstag gearbeitet und bekommt für die Urlaubszeit mehr Arbeitsentgelt als Kerstin, die ja nur an den Tagen Montag, Mittwoch, Freitag gearbeitet hätte.

Bildungsurlaub

In den Bundesländern Berlin, Brandenburg, Bremen, Hamburg, Hessen, Niedersachsen, Nordrhein-Westfalen, Rheinland-Pfalz, Saarland und Schleswig-Holstein ist ein über den Erholungsurlaub zeitlich hinausgehender Bildungsurlaub gesetzlich geregelt. In diesen Bundesländern ist die Freistellung von Arbeitnehmern für die Zwecke der Weiterbildung vom Gesetzgeber bestimmt. Der Weiterbildungsurlaub beträgt entweder fünf Tage in einem Jahr oder 10 Tage in zwei Jahren. Die vertragsschließenden Parteien müssen diesen Bildungsurlaub berücksichtigen, gleichgültig, ob er Aufnahme in den Vertrag findet oder nicht. Weitere gesetzliche Urlaubsregelungen, wie sie in den Bundesangestelltentarifverträgen geregelt sind, bestehen im privaten Beschäftigungsverhältnis nicht, also bei Eheschließung oder Umzug beispielsweise kann der Arbeitnehmer nicht bezahlte Freistellung von der Arbeit fordern. Das Arbeitsrecht sieht hier die Notwendigkeit einer Vereinbarung zwischen Arbeitgeber und Arbeitnehmer bei Berücksichtigung der Belange beider Parteien.

Lohnfortzahlung im Krankheitsfall

Die Verpflichtung von Lohnfortzahlung im Krankheitsfall ist gesetzlich geregelt und bedarf keiner Aufnahme in den Arbeitsvertrag. Sie wird in Arbeitsverträgen jedoch oft wiederholt. Um dem Praxisinhaber Gewißheit über die Erkrankung seines Mitarbeiters zu geben, wird dort auch oft die Forderung wiederholt, daß eine ärztliche Krankmeldung spätestens am dritten Tage der Erkrankung beim Arbeitgeber vorliegen muß. Der im Krankheitsfall zu zahlende Mindestlohn beträgt 80 % des Regellohns.

Kündigung

Durch die Kündigung wird ein Arbeitsverhältnis beendet.

Ordentliche Kündigung

Das Gesetz sieht vor, daß ein Arbeitsverhältnis durch ordentliche Kündigung beendet wird unter Einhaltung einer Kündigungsfrist von wenigstens einem Monat mit Wirkung zum 15. oder zum Ende eines Monats. Hiervon kann im Interesse beider Vertragsparteien im Vertrag abgewichen werden, aber nur durch Vereinbarung einer längeren Kündigungsfrist. Die Vereinbarung einer kürzeren Kündigungsfrist ist nur im Probearbeitsverhältnis zulässig. Dort gilt eine 14tägige Kündigungsfrist, die jederzeit ausgesprochen werden kann, als kürzeste Kündigungsmöglichkeit.

Die Ergotherapeutin Antje Aumann ist seit 10 Jahren beschäftigt. Bei Begründung ihres Arbeitsverhältnisses galt für Angestellte die kürzeste Kündigungsmöglichkeit von sechs Wochen zum Ende eines Quartals. Deshalb wurde diese Möglichkeit der Kündigung in den schriftlichen Arbeitsvertrag übernommen. Wenn Frau Aumann oder ihr Arbeitgeber kündigen möchten, welche Fristen müßten sie heute beachten?

Gesetzeskunde

Auch wenn sich in den letzten 10 Jahren die gesetzliche Kündigungsfrist geändert hat und heute nur noch einen Monat (zum 15. oder letzten eines Monats) beträgt, so müßten Antje Aumann und ihr Arbeitgeber die Kündigungsmöglichkeit von sechs Wochen zum Quartal einhalten, weil diese Regelung im schriftlichen Arbeitsvertrag steht und trotz der Gesetzesänderung weiter gilt. Der Arbeitgeber muß jedoch noch eine weitere Kündigungsfrist beachten, die bei unterschiedlicher Beschäftigungsdauer wie folgt aussieht:

- Einen Monat zum Ende eines Kalendermonats bei zweijähriger Dauer des Arbeitsverhältnisses
- Zwei Monate zum Ende eines Kalendermonats bei fünfjähriger Dauer des Arbeitsverhältnisses
- Drei Monate zum Ende eins Kalendermonats bei achtjähriger Dauer des Arbeitsverhältnisses
- Vier Monate zum Ende eines Kalendermonats bei zehnjähriger Dauer des Arbeitsverhältnisses
- Fünf Monate zum Ende eines Kalendermonats bei zwölfjähriger Dauer des Arbeitsverhältnisses
- Sechs Monate zum Ende eines Kalendermonats bei fünfzehnjähriger Dauer des Arbeitsverhältnisses
- Sieben Monate zum Ende eines Kalendermonats bei zwanzigjähriger Dauer des Arbeitsverhältnisses.

Fristlose Kündigung

Nahezu ein jeder Arbeitsvertrag enthält die Bestimmung: „Die Möglichkeit einer Kündigung aus wichtigem Grunde bleibt unberührt." Das ist eine Wiederholung des Gesetzes, weil eine fristlose oder außerordentliche Kündigung niemals durch Vertrag ausgeschlossen werden kann, aber an gewisse, vom Gesetz und von der Rechtsprechung erarbeitete Voraussetzungen gebunden ist. Die fristlose Kündigung erfordert einen Grund. Dieser Grund muß so nachhaltig auf das Arbeitsverhältnis eingewirkt haben, daß

der die Kündigung aussprechenden Partei eine Fortsetzung des Arbeitsverhältnisses nicht mehr zuzumuten ist. Selbst schwerere Beeinträchtigungen des Arbeitsverhältnisses durch Unkorrektheiten auf jeder Seite der Vertragsparteien erfordern im Regelfall eine oder mehrere Abmahnungen, ehe eine außerordentliche Kündigung ausgesprochen werden darf. Da die Möglichkeiten der fristlosen Kündigung durch die Rechtsprechung so durchgreifend geregelt sind, daß für vertragliche Absprachen hier kein breiter Raum vorhanden ist, ist die eingangs wiedergegebene häufig anzutreffende Vertragsbestimmung vernünftig.

Besonders Arbeitgeber irren häufig über außerordentliche Kündigungsmöglichkeiten. Häufiges Zuspätkommen muß abgemahnt werden und kann dann zu einer ordentlichen Kündigung, in Ausnahmefällen zu einer außerordentlichen Kündigung führen. Beleidigungen gegenüber Patienten können je nach Schwere und ein- oder mehrmaliger Abmahnung Grund für eine fristlose Kündigung sein. Eine grobe Beleidigung des Arbeitgebers ermöglicht in der Regel die fristlose Kündigung.

Kündigungsausschlußgründe

Gründe, die eine Kündigung ausschließen, gibt es nur mit der Wirkung für den Arbeitgeber. Arbeitnehmer können immer kündigen (wenn auch, wie beispielsweise nach dem Erziehungsjahr, unter Einhaltung einer bestimmten Frist). Kündigungsausschlußgründe gibt es auch nur für die ordentliche Kündigung. Eine außerordentliche Kündigung ist, wenn die entsprechenden Gründe vorliegen, immer möglich.

Das Mutterschutzgesetz verbietet eine Kündigung der werdenden Mutter. Diese steht für einen festgesetzten Zeitpunkt unter dem Schutz des Gesetzes (☞ 4.6.2). Die Kündigung des Arbeitsverhältnisses während der Schwangerschaft und bis zum Ablauf von vier Monaten nach der Entbindung ist unzulässig.

Schwerbehinderte sind Personen mit einem Grad von wenigstens 50 % Behinderung. Zu ihrem Schutz wurde das *Gesetz zur Sicherung der Eingliederung Schwerbehinderter in Arbeit, Beruf und Gesellschaft* geschaffen. Schwerbehinderte genießen einen besonderen Kündigungsschutz. Eine ihnen gegenüber ausgesprochene Kündigung bedarf der Zustimmung der Hauptfürsorgestelle. Die Kündigungsfrist beträgt mindestens vier Wochen.

Kündigungsschutzmaßnahmen

Wird ein Arbeitsverhältnis durch Kündigung beendet und hält der Kündigungsempfänger die Kündigung oder die zu ihr führenden Gründe für ungerechtfertigt bzw. für unzureichend, so kann er sich gegen den Kündigungsausspruch zur Wehr setzen. Dies wird im Zweifel der Arbeitnehmer sein, dem ab dem Zeitpunkt des Kündigungszuganges eine Frist von drei Wochen bleibt, um beim zuständigen Arbeitsgericht eine Klage einzureichen. Die bei den Arbeitsgerichten eingerichteten Rechtsantragsstellen fertigen die Kündigungsschutzklage, so daß der Arbeitnehmer anwaltliche Hilfe nicht unbedingt in Anspruch nehmen muß. Die Einhaltung der 3-Wochenfrist ist wichtig, da ansonsten die Kündigung in Rechtskraft erwächst.

Erziehungsgeld und Erziehungsurlaub

Die Erziehungsgeldregelung soll die Erziehung eines Kindes in der ersten Phase seines Lebens fördern. Gleiches gilt für die Regelungen des Erziehungsurlaubs. Der vom Gesetzgeber durch das Bundeserziehungsgeldgesetz (☞ 5.3.2) gewährte Anspruch auf Erziehungsgeld oder Erziehungsurlaub kann durch den Vertrag des Arbeitgebers mit dem Arbeitnehmer nicht ausgeschlossen oder eingeschränkt werden.

Erziehungsgeld

Anspruch auf Erziehungsgeld hat eine Person, in deren Haushalt ein Kind lebt, das von dieser Person erzogen wird, welche wiederum keine oder keine volle Erwerbstätigkeit ausübt, aber auch keine Ansprüche aus der Arbeitslosenkasse im Rahmen des räumlichen Geltungsbereichs des Bundeserziehungsgeldgesetzes in Anspruch nimmt. Das Erziehungsgeld ist keineswegs dem weiblichen Elternteil eines Kindes vorbehalten; es kommt auf die tatsächliche Erziehungsarbeit an. In den Genuß des Erziehungsgeldes können auch Adoptiveltern und andere Personen kommen, die mit der Erziehung tatsächlich beauftragt oder befaßt sind. Das Erziehungsgeld wird jedoch nur einer einzigen Person gewährt.

Erziehungsgeld wird in der Höhe von 600 DM monatlich gewährt. Für Besserverdienende gelten Sonderregelungen, die zu einer Minderung des Betrages führen. Im Normalfall wird das Erziehungsgeld von Beginn des siebten Lebensmonats gemindert. Gewährt wird das Erziehungsgeld vom Tage der Geburt bis zur Vollendung des 18. Lebensmonats und für Kinder, die nach dem 31.12.1992 geboren wurden, bis zur Vollendung des 24. Lebensmonats. Das Erziehungsgeld ist weitgehend dem Arbeitgeber-Arbeitnehmerbereich entzogen.

Erziehungsurlaub

Berührt hiervon wird jedoch der vom Arbeitnehmer begehrte Erziehungsurlaub. Anspruchsberechtigt sind wiederum die mit der Erziehung des Kindes beschäftigten Eltern oder auch andere Personen, wobei es auf die Übertragung der tatsächlichen Personensorge ankommt und nicht auf den verwandtschaftlichen Grad. Für Kinder, die vor dem 01.01.1992 geboren sind, kann vom Arbeitnehmer ab dem letzten Tag der Schutzfrist des Mutterschutzgesetzes bis zum vollendeten 18. Lebensmonat Erziehungsurlaub in Anspruch genommen werden und für diejenigen Kinder, die nach dem 31.12.1991 geboren sind, bis zum vollendeten 3. Lebensjahr. Während der Dauer des Erziehungsurlaubs ruht die Arbeitgeber-Arbeitnehmerbeziehung weitgehend. Die Lohnzahlungspflicht des Arbeitgebers entfällt (mit Ausnahme, wenn der Erziehungsurlaubsberechtigte Teilzeitarbeit beim Arbeitgeber leistet).

Gesetzeskunde

Es unterliegt jedoch der Dispositionsfreiheit der Arbeitsvertragsparteien, ob beispielsweise Weihnachtsgratifikationen oder ein 13. Monatsgehalt weiter gezahlt werden. Hier ist also Raum, aber auch Handlungsbedarf, für den Arbeitsvertragsabschluß. In der Zeit des Erziehungsurlaubs besteht seitens des Arbeitnehmers kein Anspruch auf Leistungen von Krankenbezügen.

Im Verhältnis zum Erholungsurlaub besteht eine Beziehung zum Erziehungsurlaub. Für jeden vollen Kalendermonat des Erziehungsurlaubes, welcher vom Arbeitnehmer in Anspruch genommen wird, ist der Arbeitgeber berechtigt, den Erholungsurlaub um 1/12 zu kürzen (falls der Arbeitnehmer nicht während des Erziehungsurlaubs Teilzeitarbeit im Betrieb des Arbeitgebers verrichtet).

Der Erziehungsurlaub bedeutet – obwohl Arbeitnehmer-Arbeitgeberbeziehungen weitgehend ruhen – keine Unterbrechung der Betriebszugehörigkeit. Für die Berechnung von Kündigungsfristen beispielsweise zählt der Erziehungsurlaub als Beschäftigungszeit mit. Sollte allerdings zwischen den Arbeitsvertragsparteien eine betriebliche Altersversorgung vereinbart worden sein, so kann von den Anrechnungszeiten der Betriebsurlaub abgezogen werden. Auch hier empfiehlt sich eine vertragliche Regelung. Der Erziehungsurlaub muß von dem Arbeitnehmer spätestens vier Wochen vor dem Zeitpunkt beantragt werden, von dem ab er diesen Urlaub in Anspruch nehmen will. Er muß dem Arbeitgeber gegenüber gleichzeitig erklären, für welchen Zeitraum er Erziehungsurlaub begehrt.

Besonderer Schutz wird dem Erziehungsurlaubsberechtigten ab dem Zeitpunkt, ab welchem er das Erziehungsurlaubsverlangen gestellt hat, gewährt. Das Kündigungsrecht des Arbeitgebers ruht ab Inanspruchnahme, höchstens jedoch sechs Wochen vor Beginn des Erziehungsurlaubs und während der ganzen Dauer des Erziehungsurlaubs selbst. Auch für den Erziehungsurlaubsberechtigten gilt eine Sonderregelung. Zum Ende des Erziehungsurlaubs kann er das Arbeitsverhältnis nur unter Einhaltung einer Kündigungsfrist von drei Monaten kündigen.

Für den Arbeitgeber ermöglicht die Inanspruchnahme von Erziehungsurlaub den Abschluß von befristeten Arbeitsverträgen mit anderen Personen. Die Befristung eines Arbeitsvertrages ist immer an einen bestimmten Grund der Befristung gebunden. Die Inanspruchnahme von Erziehungsurlaub ist ein solcher Grund.

Konkurrenzausschluß

Praxisinhaber fürchten oft, daß Angestellte nach Beendigung der Mitarbeit in der Praxis sich als Selbständige oder Angestellte anderer Praxen in ihrer Nähe niederlassen. Die Sorge gilt einem Patientenverlust, der dadurch entstehen kann, daß der ehemalige Mitarbeiter Patienten, die sich an ihn und seine Arbeit gewöhnt haben, veranlaßt, mit ihm in die andere Praxis zu wechseln oder daß diese Patienten sogar ohne besondere Aufforderung des ausscheidenden Mitarbeiters diesem nachfolgen. Diese Sorge ist durchaus verständlich, aber wirtschaftlich sinnvolle Möglichkeiten der Verhinderung gibt es nicht. Man kann zwar mit einem angestellten Mitarbeiter vereinbaren, daß dieser für einen bestimmten Zeitraum (maximal 3–5 Jahre) in einem bestimmten Umkreis (maximal 3–5 km) der bisherigen Praxis sich nicht als selbständiger oder unselbständiger Mitarbeiter einer anderen Praxis niederläßt. Eine solche Vereinbarung ist jedoch nur wirksam, wenn gleichzeitig dem Mitarbeiter für den Fall seines Ausscheidens und der Beachtung dieser **Konkurrenzschutzklausel** ohne weiteren Gegenwert die Hälfte der zuletzt gezahlten Monatsbezüge weiter gezahlt wird. Ohne eine solche Entgeltklausel ist die Vereinbarung eines Konkurrenzausschlusses unwirksam. Mit einer solchen Vereinbarung wird sich der Arbeitgeber jedoch Gedanken machen, ob die weitere Zahlung von der Hälfte des während der Mitarbeit dem ausgeschiedenen Mitarbeiter gezahlten Gehaltes sich lohnt und wirtschaftlich sinnvoll ist. Daher wird sich in der Regel empfehlen, auf eine solche Konkurrenzausschlußklausel gänzlich zu verzichten.

Salvatorische Klausel

Unter vielen Arbeitsverträgen steht die sog. Salvatorische Klausel. Eine solche Klausel lautet: *„Sollte eine Bestimmung oder einzelne Bestimmungen des Vertrages der Rechtswirksamkeit entbehren, so gilt der Vertrag im übrigen weiter mit der Folge, daß die rechtsunwirksame Bestimmung durch eine solche zu ersetzen ist, die dem gewollten Zweck am nächsten kommt und zulässig ist."* Sie hat den Sinn, daß die Arbeitsverträge auch dann gelten sollen, wenn eine oder einzelne Bestimmungen des Vertragsinhaltes aus zwingenden Rechtsgründen der Rechtswirksamkeit entbehren. Sollten die Parteien eines Arbeitsvertrages beispielsweise die Klausel in den Vertrag aufnehmen, daß die Bestimmungen des Mutterschutzgesetzes nicht gelten, so wird, falls eine Salvatorische Klausel fehlt, möglicherweise der gesamte Arbeitsvertrag unwirksam. Um dies zu verhindern, wird die Salvatorische Klausel in den Vertrag aufgenommen, insbesondere dann, wenn fragwürdige und nicht gesicherte Vertragsbestimmungen, die möglicherweise rechtsunwirksam sind, im Vertrag stehen.

4.4.4 Sonderregelung bei Praktikantenausbildung

Eine vom Lehrgang getrennte Praktikantenausbildung gibt es nur noch in der Ausbildung zum Masseur und med. Bademeister. Hier schließt sich die Praktikantenzeit von sechs Monaten an den zweijährigen Lehrgang mit Abschlußprüfung an. Für diese Praktikantenausbildung gelten folgende zusätzliche Regeln:

Ausbildungsberechtigung

Die Praktikantentätigkeit ist nach bestandener staatlicher Prüfung nur in zur Annahme von Praktikanten ermächtigten Krankenhäusern oder anderen geeigneten medizinischen Einrichtungen unter Aufsicht eines Masseurs und med. Bademeisters und – soweit ein solcher nicht zur Verfügung steht – eines Krankengymnasten oder Physiotherapeuten abzuleisten. Die Ermächtigung zur Annahme von Praktikanten setzt voraus, daß die Krankenhäuser oder vergleichbaren Einrichtungen bestimmte Voraussetzungen erfüllen (☞ 1.3.2).

Es wird empfohlen, sich vor der Annahme eines Praktikanten zu vergewissern, daß die Ausbildungsgenehmigung besteht. Ansprechpartner ist hierfür das zuständige Regierungspräsidium.

Probezeit

Eine Probezeit ist im Praktikantenverhältnis vom Gesetzgeber zwingend vorgeschrieben. Die Probezeit muß mindestens einen Monat und darf höchstens drei Monate betragen. Wird eine kürzere Probezeit vereinbart, so ist die Vertragsvereinbarung nichtig; wird keine Probezeit vereinbart, so gilt die gesetzliche Mindestprobezeit von einem Monat.

Während der Probezeit kann das Praktikantenverhältnis von jeder Vertragspartei ohne Einhaltung einer Kündigungsfrist gekündigt werden. Die Kündigung ist praktisch von einem Tag zum andern möglich. Nach Ablauf der Probezeit kann das Praktikantenverhältnis nur noch gekündigt werden aus einem wichtigen Grunde oder unter Einhaltung einer Kündigungsfrist von vier Wochen, wenn der Praktikant die Berufsausbildung aufgeben oder sich für eine andere Berufstätigkeit ausbilden lassen will und in diesem Fall auch nur durch den Praktikanten. Entgegenstehende Regelungen sind nichtig. Für die außerordentliche Kündigung gilt das unter diesem Abschnitt Gesagte in gleicher Weise.

Gesetzeskunde

Entgelt

Der Praktikant hat nach § 10 *Berufsbildungsgesetz* (BBiG) Anspruch auf eine angemessene Vergütung. Angemessenheit bestimmt sich nach dem Lebensalter des Praktikanten. Die Vergütung soll eine gewichtige und fühlbare finanzielle Unterstützung zum Lebensunterhalt sein. Als Grundlage kann der Tarifvertrag vom 28.01.1970, Neufassung vom 23.10.1989, über die Regelung der Arbeitsbedingungen der Praktikanten für medizinische Hilfsberufe herangezogen werden. Dieser Tarifvertrag ist jedoch nicht zwingend.

Praktikumszeugnis

Nach Beendigung der Praktikantenzeit steht dem Praktikanten ein Zeugnis über seine Praktikantentätigkeit zu. Das Zeugnis muß Angaben über Art, Dauer und Ziel der Berufsausbildung sowie über die erworbenen Fertigkeiten und Kenntnisse des Praktikanten enthalten. Im Berufsausbildungsgesetz gilt grundsätzlich die Bestimmung, daß der Ausbildende oder der Auszubildende Schadensersatz verlangen kann, wenn das Berufsausbildungsverhältnis nach Ablauf der Probezeit aufgelöst wird und der jeweils andere Vertragspartner diese Auflösung zu vertreten hat. Diese Regelung gilt nicht für das Praktikantenverhältnis; hier ist also die gesetzlich vorgesehene Schadensersatzforderung nicht möglich.

4.4.5 Die Problematik des freien Mitarbeiters

Der freie Mitarbeiter ist ein selbständiger Unternehmer, ein Subunternehmer im Unternehmen des Praxisinhabers. Er muß deshalb alle Kriterien des selbständigen Unternehmers erfüllen. Fehlen ihm wesentliche Kriterien des Selbständigen, so wird er zum **Scheinselbständigen** und muß behandelt werden wie ein Angestellter (☞ 1.4.2).

Das Bundessozialgericht hat festgestellt, daß es den freien Mitarbeiter unter den Mitgliedern der medizinischen Fachberufe gibt. Zu dieser Entscheidung muß jedoch hinzugefügt werden, daß dies nur so lange der Fall ist, wie der freie Mitarbeiter die typischen Merkmale des selbständigen Unternehmers behält und nicht die des „Scheinselbständigen" annimmt.

Ob eine Zusammenarbeit als Subunternehmerschaft oder angestellte Mitarbeit zu qualifizieren ist, hängt in erster Linie von den tatsächlichen Umständen ab, weniger von der Kennzeichnung im Vertrag. Wenn auch ein Vertrag als Vertrag über *„freie Mitarbeit"* betitelt ist, und die Weisungsunabhängigkeit des *„freien Mitarbeiters"* betont, so entscheiden die tatsächlichen Verhältnisse über die rechtliche Qualität der Zusammenarbeit.

4.5 Wichtige Bestimmungen des öffentlichen Rechts

4.5.1 Geschützte Berufsbezeichnung und nicht geschützte Tätigkeit

Anspruch auf Erteilung der Berufsbezeichnung

Nur die erfolgreich bestandene staatliche Prüfung gibt das Recht, die jeweilige Berufsbezeichnung zu führen (☞ 1.3). Andere Personen, die nicht in den genannten Berufen ausgebildet sind, dürfen die Berufsbezeichnungen nicht führen. Verstoßen sie gegen dieses Gebot, so begehen sie eine Ordnungswidrigkeit, die mit Geldbußen geahndet werden kann.

Die Berufsbezeichnung wird jedoch nicht automatisch erteilt, sondern nur auf Antrag. Der Antragsteller hat jedoch einen Anspruch auf Erteilung der Erlaubniszuführung der Berufsbezeichnung, wenn er die vorgeschriebenen Voraussetzungen (☞ 1.3.1) erfüllt.

Unzuverlässigkeit zur Ausübung des Berufs

Verhaltensweisen, die die Unzuverlässigkeit zur Ausübung des Berufs zeigen, kann man nicht katalogartig darstellen. Verbrechen im Sinne des Strafrechts werden wohl immer Gründe sein, die auf die Unzuverlässigkeit schließen lassen. Verfehlungen im Bereich der Sittlichkeitsdelikte werden auch Gründe sein, die Unzuverlässigkeit sicher anzunehmen. Drogendelikte werden zum gleichen Ergebnis führen.

Die Unzuverlässigkeit wird in besonders hohem Maße angenommen werden, wenn ein Straftäter vor Gericht seine Tat leugnet oder zu beschönigen versucht. Daraus erkennen nämlich Behörde und Richter Unzuverlässigkeit und Wiederholungsgefahr.

> Der Masseur und med. Bademeister Heiner Höller hat sich bei der Behandlung einer Patientin mit Worten und auch mit Taten vergangen. Die Patientin erstattet Anzeige bei der Staatsanwaltschaft. Diese klagt Heiner Höller beim Strafrichter an. Der Amtsrichter verurteilt Höller wegen Beleidigung zu einer Geldstrafe von 30 Tagessätzen zu je 80,– DM. Der Richter begründet diese milde Entscheidung damit, daß die Berührung der Patientin sehr kurz und auch nicht sehr intensiv war und das strafrechtliche Unrecht mit einer Geldstrafe ausreichend geahndet wäre.
> Ist damit jedwelche Konsequenz aus dem Verhalten des Heiner Höller beendet?

Heiner Höller ist keinesfalls am Ende der staatlichen Konsequenzen angekommen. Der Strafrichter hat zwar ein mildes Urteil verkündet. Er hat den Vorgang jedoch weitergeleitet an die zuständige Behörde und die – wenn auch leichte – Verfehlung dorthin bekanntgegeben. Die Behörde wird prüfen, ob der Masseur und med. Bademeister Höller durch die strafrechtlich bereits geahndete Tat gezeigt hat, daß er in seiner Berufsausübung unzuverlässig ist. Hierüber entscheidet nicht die Schwere oder Häufigkeit des begangenen Fehlverhaltens, sondern die behördliche Erkenntnis, ob sich aus dem Fehlverhalten unter Berücksichtigung aller Umstände ergibt, daß Höller in Zukunft entweder ausreichende Gewähr für eine ordnungsgemäße Berufsausübung zeigt oder das Gegenteil der Fall ist.

Falls sich bei der behördlichen Feststellung ergeben sollte, daß die Person, die Tat und die Umstände der Tat des Höller keine ausreichende Gewähr dafür bieten, daß von ihm zukünftig eine ordnungsgemäße Berufsausübung angeboten wird, so sind berufsrechtliche Konsequenzen unvermeidbar. Da-

Gesetzeskunde

bei sind sehr hohe Anforderungen an die Zuverlässigkeit bei Vertrauensberufen zu stellen.

Erlaubniswiderruf

Sind Anzeichen zu erkennen, daß mit einer Wiederholungsgefahr gerechnet werden muß, so wird Heiner Höller unvermeidlich seinen Beruf durch Entscheidung der Verwaltungsbehörde (oder nach weiterem Instanzenzug durch die Verwaltungsgerichte) verlieren.

Nun könnte man einwenden, die schon vom Strafrichter milde eingeschätzte Fehlverhaltensweise könne doch nicht im Verwaltungsrecht die letzte Konsequenz der Berufsentziehung zur Folge haben. Es ist einerseits richtig, weil es sich sicher nicht um eine unbefristete Entziehung dieser Erlaubnis handeln wird, sondern um eine temporäre von vielleicht einigen Jahren. Andererseits bietet das Recht jedoch auch keine Maßnahme an, die mit geringeren Konsequenzen in das Leben von Heiner Höller einschneidet. Ein anderes milderes Mittel als der Erlaubniswiderruf steht rechtlich nicht zur Wahl. Die Voraussetzungen, die für die Erteilung der Erlaubnis zur Führung der Berufsbezeichnung erfüllt sein müssen, sollen verpflichtend während der Dauer der Erteilung bestehen bleiben. Entfällt eine dieser Voraussetzungen, so hat dies die beschriebenen Konsequenzen zur Folge.

Nicht geschützte Tätigkeit

Der Heilpraktiker Rudolf Richter hat sich der physikalischen Therapie verschrieben und behandelt seine Patienten vornehmlich mit physiotherapeutischen Methoden. Um dies für seine Patienten auch sichtbar zu machen, hat er in die Beschriftung seines Praxisschildes die Begriffe Massage und medizinische Bäder aufgenommen. Der benachbarte Masseur Benno Bimmer fordert von Richter, daß er binnen einer Woche die Begriffe Massage und medizinische Bäder aus seinem Praxisschild entfernt, weil diese Begriffe für die Mitglieder der medizinischen Fachberufe Masseure und med. Bademeister und Physiotherapeuten reserviert seien und die fremde Benutzung als Ordnungswidrigkeit mit Geldbuße bedroht sei.

Die Berufsgesetze vermitteln bei dem Vorliegen aller Antragsumstände und bei gestelltem Antrag einen Anspruch auf das Führen einer bestimmten Berufsbezeichnung. Damit ist die Tätigkeit, die von den Angehörigen der medizinischen Fachberufe ausgeübt wird, jedoch nicht rechtlich geschützt. Das Gesetz vermittelt keinen Tätigkeitsschutz. Auch eine Person, die nicht Heilpraktiker, ja nicht einmal ein Mitglied der medizinischen Fachberufe ist, könnte Massagen und Heilbäder als Dienstleistungen anbieten. Wenn diese Person jedoch berufsmäßig oder gewohnheitsmäßig diese Leistungen auch ausführt, würde sie mit dem Heilpraktikergesetz (☞ 1.1.3) in Berührung kommen und sich nach § 5 Heilpraktikergesetz strafbar machen (Freiheitsstrafe bis zu einem Jahr oder Geldstrafe). Der Heilpraktiker Rudolf Richter besitzt eine Erlaubnis nach § 1 Heilpraktikergesetz und darf daher auch die Massagen und medizinischen Bäder anbieten. Er darf sich nicht Masseur und med. Bademeister oder Physiotherapeut nennen, die Tätigkeit darf er jedoch ausüben.

Erlaubnis im Rahmen des sicheren Könnens

Dies gilt jedoch nur, wenn er die genannten Tätigkeiten auch beherrscht, denn auch dem Heilpraktiker ist eine Grenze vorgegeben. Diese Grenze hat der Bundesgerichtshof gezogen mit einer Entscheidung zum Heilpraktikerrecht. Danach ist jeder, der eine Heilmaßnahme anwendet, verpflichtet, sich ausreichende Sachkunde über die von ihm angewendeten Behandlungen einschließlich aller Risiken, vor allem die richtigen Techniken für deren gefahrlose Anwendung anzueignen. Sind diese Fähigkeiten und Kenntnisse nicht vorhanden, dann muß der geplante Eingriff oder die geplante Maßnahme unterbleiben. Im Recht aller Heilberufe läuft dies auf die Regel hinaus: „Die Erlaubnis besteht nur im Rahmen des sicheren Könnens."

4.5.2   Anspruch auf Erteilung der Kassenzulassung

Für die meisten Therapeuten ist die Zulassung zu den gesetzlichen Krankenkassen (☞ 1.5.1) eine für die Ausübung des Berufs notwendige Voraussetzung.

Liegen die Voraussetzungen der Kassenzulassung (☞ 1.5) vor, so hat der Therapeut einen Rechtsanspruch auf Erteilung der Zulassung. Zulassung oder Nichtzulassung sind also nicht in das Ermessen, auch nicht in das pflichtgemäße Ermessen einer Krankenkasse gestellt, sondern stehen als Anspruch gegenüber den Krankenkassen. Die Zulassung kann somit erzwungen werden. Der Vorgang der Zulassung ist ein Verwaltungsakt. Über die Zulassung oder eine möglicherweise berechtigte Verweigerung einer Zulassung entscheiden die Sozialgerichte, da es sich um Vorgänge des Sozialrechts handelt.

Entzug der Zulassung
Ähnlich wie bei der Berufsbezeichnung (☞ 4.5.1) kann die Zulassung auch nur entzogen werden, wenn eine oder mehrere der Zulassungsvoraussetzungen nicht mehr vorliegen. Wenn jemand die Erlaubnis zur Führung der Berufsbezeichnung verliert, wird dies auch zwingend den Verlust der Zulassung zu den gesetzlichen Krankenkassen zur Folge haben. Wer die berufspraktische Erfahrungszeit von 10 Jahren durchlaufen hat, dem wird diese Zulassungsvoraussetzung der zweijährigen beruflichen Erfahrungszeit in unselbständiger Tätigkeit in geeigneten Einrichtungen nie mehr zu nehmen sein. Anderes gilt jedoch, wenn man von geeigneten Praxisräumen in nicht geeignete (☞ 1.5.1) umzieht und dadurch seine Zulassung gefährdet. Erst recht aber wird derjenige seine Zulassung zu den gesetzlichen Krankenkassen in Gefahr bringen, der sich nicht an die Versorgungsverträge (☞ 1.5.3) hält. Einem Verstoß gegen die hierin begründeten Pflichten wohnt die fast sichere Gewißheit inne, daß der Vertragspartner sich den Bedingungen des Vertrages nicht mehr unterwerfen will und hierdurch eine der Zulassungsvoraussetzungen entfällt.

4.6   Einführung in andere Rechtsgebiete und Gesetze

4.6.1   Unfallverhütungsvorschriften

Unfallverhütungsvorschriften sollen Unfallgefahren aufdecken und helfen, Unfälle zu vermeiden. Sie sind aber nur sinnvoll, wenn sie jeder genau kennt und einhält. So trägt z.B. die *Feuerschutzordnung* in einem Krankenhaus im Brandfall dazu bei, daß Fluchtwege und Notausgänge deutlich gekennzeichnet, bekannt und offen sind, die Feuerschutztüren rechtzeitig geschlossen werden und die Feuerwehrzufahrten frei sind. Ferner muß das Personal den genauen Alarmierungs- und Räumungsplan kennen und mit Feuerlöschern und Feuerdecken umgehen können.

Unfallverhütung im Gesundheitsdienst
Neben den allgemeinen gibt es im Bereich des Gesundheitsdienstes aber auch noch weitere spezielle Gefahren, die eine besondere Unfallverhütung erforderlich machen.

Gesetzeskunde

Zu Beginn seiner Ausbildung oder Berufstätigkeit sollte jeder die *„Unfallverhütungsvorschrift Gesundheitsdienst"* ausgehändigt bekommen, sich mit ihrem Inhalt vertraut machen und zur eigenen und der Sicherheit Dritter einhalten.

Die *„Unfallverhütungsvorschrift Gesundheitsdienst"* ist am 1. Oktober 1982 in Kraft getreten. Die Durchführungsanweisungen wurden in den folgenden Jahren den aktuellen Umständen angepaßt. Die arbeitsmedizinischen Vorsorgeuntersuchungen wurden herausgenommen und werden jetzt durch das *Arbeitssicherheitsgesetz* geregelt. Für die Einhaltung der Unfallverhütungsvorschriften sollte sich jeder persönlich verantwortlich fühlen.

Offiziell verantwortliche Personen und Institutionen zur Überwachung der Unfallverhütungsvorschriften sind:
- Betriebsarzt
- Hygienefachkraft
- Sicherheitsingenieur oder andere Fachkräfte für Arbeitssicherheit
- Gewerbeaufsichtsamt
- Arbeitsschutzausschuß.

Allgemeine Bestimmungen

Die Allgemeinen Bestimmungen und die dazugehörigen Durchführungsanweisungen regeln:
- **Beschäftigungsvoraussetzungen:** Im Gesundheitsdienst dürfen nur Personen beschäftigt werden, die eine abgeschlossene Ausbildung in Berufen des Gesundheitswesens haben oder die von einer fachlich geeigneten Person unterwiesen sind und beaufsichtigt werden. Dies gilt insbesondere für die Bereiche persönliche Hygiene, Verhalten bei Infektionsgefährdung und Maßnahmen zur Desinfektion und Sterilisation
- **Umgang mit Behandlungsgeräten:** Mit der Bedienung von medizinischen Geräten, die bei ihrer Anwendung zu einer Gefährdung von Beschäftigten oder Patienten führen können, darf der Unternehmer nur Personen betrauen, die in der Bedienung des

jeweiligen Geräts unterwiesen und über die dabei möglichen Gefahren und deren Abwendung ausreichend unterrichtet sind. Die Betriebsanleitungen müssen jederzeit eingesehen werden können
- **Immunisierung:** Die Beschäftigten müssen über die für sie in Frage kommenden Maßnahmen zur Immunisierung bei Aufnahme der Tätigkeit und bei gegebener Veranlassung unterrichtet werden (z.B. Hepatitis-B-Impfung)
- **Übertragbare Krankheiten:** Der Unternehmer muß dafür sorgen, daß im Arbeitsbereich aufgetretene übertragbare Krankheiten, die für den Beschäftigten schwerwiegende Folgen haben können, unverzüglich dem Arzt mitgeteilt werden, der die arbeitsmedizinischen Untersuchungen durchführt. Bereits bei Verdacht auf eine übertragbare Krankheit muß der Unternehmer durch organisatorische und hygienische Maßnahmen dafür sorgen, daß der Kontakt zum Erkrankten auf möglichst wenige Beschäftigte beschränkt wird
- **Händedesinfektion:** Den Beschäftigten müssen leicht erreichbare Händewaschplätze mit fließendem warmem und kaltem Wasser, Direktspender mit hautschonenden Waschmitteln, Händedesinfektionsmitteln und geeignete Hautpflegemittel sowie Handtücher zum einmaligen Gebrauch zur Verfügung gestellt werden
- **Schutzkleidung:** Der Unternehmer muß den Beschäftigten geeignete Schutzkleidung in ausreichender Stückzahl zur Verfügung stellen, wenn die Kleidung mit Krankheitskeimen verschmutzt werden kann. Außerdem muß der Unternehmer bei entsprechender Gefährdung zur Verfügung stellen: dünnwandige oder feste flüssigkeitsdichte Handschuhe, flüssigkeitsdichte Schürzen und Fußbekleidung, Gesichts- und Kopfschutz. Für die Desinfektion, Reinigung und Instandhaltung der Schutzkleidung muß der Unternehmer sorgen und eine getrennte Aufbewahrung der getragenen Schutzkleidung und der anderen Kleidung ermöglichen. Vor Be-

treten der Aufenthalts- und Speiseräume muß getragene Schutzkleidung abgelegt werden

- **Hygieneplan:** Der Unternehmer hat für die einzelnen Arbeitsbereiche entsprechend der Infektionsgefährdung Maßnahmen zur Desinfektion, Reinigung und Sterilisation sowie zur Ver- und Entsorgung schriftlich festzulegen und ihre Durchführung zu überwachen

- **Reinigung von Arbeitsbereichen:** Es müssen staubbindende Reinigungsverfahren angewendet werden. Wo dies nicht möglich ist, muß vor der Reinigung desinfiziert werden

- **Reinigung von Instrumenten und Laborgeräten:** Benutzte Instrumente und Laborgeräte müssen vor einer Reinigung desinfiziert werden, sofern bei der Reinigung die Gefahr von Verletzungen besteht

- **Oberflächen von Geräten:** Oberflächen von Geräten und Geräteteilen, die nicht nur einmal eingesetzt werden, müssen desinfizierbar sein

- **Abfall:** Spitze, scharfe und zerbrechliche Gegenstände dürfen nur sicher umschlossen in den Abfall gegeben werden

- **Toiletten:** Den Beschäftigten müssen gesonderte, für Patienten nicht zugängliche Toiletten zur Verfügung stehen

- **Bewegungsbäder:** Sie müssen so beschaffen sein, daß die Behandlung von einem Standort außerhalb des Wassers aus in arbeitsphysiologisch günstiger Körperhaltung durchgeführt werden kann

- **Ultraviolett-Strahler:** Sie dürfen die Haut und die Augen der Beschäftigten nicht schädigen. Eine gesundheitsgefährdende Einwirkung von Ozon muß ausgeschlossen sein. Der Einschaltzustand muß eindeutig erkennbar sein

- **Arzneimittel und Hilfsstoffe der Medizin:** Gesundheitsschädigende Einwirkungen von Arzneimitteln, Hilfsstoffen der Medizin und Desinfektionsmitteln auf die Beschäftigten müssen verhindert werden

- Zum **Heben und Umlagern von Patienten** müssen leicht bedienbare, stand- und fahr-

sichere Hebevorrichtungen oder sonstige geeignete Hilfsmittel bereitstehen und verwendet werden

- **Benommene und unruhige Patienten** müssen gegen Herausfallen aus den Betten gesichert sein.

Arbeitsbereiche mit erhöhter Infektionsgefährdung

In Arbeitsbereichen mit erhöhter Infektionsgefährdung gelten zusätzliche Bestimmungen:

- Jugendliche unter 16 Jahren dürfen dort nicht beschäftigt werden. Über 16 Jahren nur dann, wenn dies zur Erreichung ihres Ausbildungsziels erforderlich ist und ihr Schutz durch die Aufsicht eines Fachkundigen gewährleistet ist

- Reinigungs-, Wartungs- und Instandsetzungspersonal, also nichtmedizinisches Personal, muß über die Infektionsgefährdung unterrichtet werden

- An den Handwaschplätzen müssen Wasserarmaturen installiert sein, die ohne Berühren mit der Hand benutzt werden können

- An Händen und Unterarmen dürfen keine Schmuckstücke, Uhren und Eheringe getragen werden

- Essen, Trinken und Rauchen ist in den Behandlungsräumen nicht erlaubt. Zur Einnahme von Lebensmitteln muß ein leicht erreichbarer Raum zur Verfügung stehen

- Die Fußböden müssen flüssigkeitsdicht, desinfizierbar und leicht zu reinigen sein. Die Wände müssen feucht zu reinigen und zu desinfizieren sein.

Zusätzliche Bestimmungen für bestimmte Unternehmen:

- Benutzte Wäsche aus den Arbeitsbereichen ist unmittelbar in ausreichend widerstandsfähigen und dichten Behältern zu sammeln und so zu transportieren, daß Beschäftigte den Einwirkungen von Krankheitskeimen nicht ausgesetzt sind. Für die Lagerung von größeren Mengen gefüllter Behältnisse muß ein besonderer

Gesetzeskunde

Raum oder ein Behälter, der feucht zu reinigen und zu desinfizieren ist, zur Verfügung stehen

- Bei zentralen Desinfektionsanlagen müssen deren Eingabeseite (unreine Seite) und die Ausgabeseite (reine Seite) räumlich voneinander getrennt sein. In der Eingabeseite muß Desinfektionsgut kurzzeitig gelagert werden können. Die Beschäftigten müssen vor dem Verlassen der unreinen Seite die Schutzkleidung einschließlich der Schutzschuhe ablegen und die Hände desinfizieren
- Abfall
  - Infektiöser Abfall muß vor dem Transport desinfiziert oder sicher umschlossen und gekennzeichnet werden
  - Anderer Abfall aus Behandlungs- und Untersuchungsräumen, aus Kranken- und Pflegestationen und aus Laboratorien ist unmittelbar in ausreichend widerstandsfähigen, dichten und erforderlichenfalls feuchtigkeitsbeständigen Einwegbehältern zu sammeln. Diese sind vor dem Transport zu verschließen
- Abwurfschächte für Abfälle und benutzte Wäsche sowie nachgeschaltete automatische Transport- und Absaugsysteme müssen so beschaffen sein und betrieben werden, daß eine Gefährdung durch austretende Krankheitskeime vermieden wird. Sie müssen außerdem zu entwesen und zu desinfizieren sein. In Abwurfschächte dürfen Abfall und benutzte Wäsche nur in widerstandsfähigen und dichten Sammelbehältnissen eingebracht werden.

4.6.2 Mutterschutzgesetz

Schon viele Jahre besteht das zuletzt am 17.01.1997 inhaltlich teilweise neu gefaßte *Gesetz zum Schutz der erwerbstätigen Mutter* (Mutterschutzgesetz – MuSchG). Besonderen Schutz gewährt dieses Gesetz allen werdenden Müttern und Müttern, die in einem Arbeitsverhältnis stehen oder in

Heimarbeit beschäftigt sind, sowie die den Letzteren gleichgestellten Personen nach den Vorschriften des Heimarbeitsgesetzes.

Der Mutter werden außerdem noch die Möglichkeiten des Erziehungsurlaubs und des Erziehungsgeldes gewährt (☞ 5.3.2). Diese Regelung ist jedoch nicht Gegenstand des Mutterschutzgesetzes.

Beschäftigungsverbote für werdende und stillende Mütter

Subjektive Beschäftigungsverbote

Zum Schutz für werdende oder stillende Mütter schuf der Gesetzgeber die subjektiven und objektiven Beschäftigungsverbote. Subjektive Beschäftigungsverbote untersagen die Beschäftigung für werdende Mütter, soweit nach einem ärztlichen Zeugnis die Gesundheit der Mutter oder die des Kindes bei der Fortsetzung der Beschäftigung gefährdet ist. Zu einem subjektiven Beschäftigungsverbot führt also immer ein ärztliches Zeugnis, mit welchem diese Gefahr festgestellt und attestiert wird. Da diese Gefahr speziell für die Gesundheit der Mutter oder deren Kind existiert, und nicht von der Beschäftigung allgemein ausgeht, spricht man von einem subjektiven Beschäftigungsverbot. Nur einer bestimmten werdenden Mutter droht die von einer Beschäftigung ausgehende Gefahr, die ansonsten nicht notwendig für andere Mütter mit derselben Beschäftigung verbunden ist.

Objektive Beschäftigungsverbote

Neben dem subjektiven Beschäftigungsverbot gibt es auch objektive Beschäftigungsverbote. Diese gelten aufgrund einer bestimmten Beschäftigungsart allgemein für werdende Mütter. Objektive Beschäftigungsverbote unterscheiden nicht zwischen einer bestehenden Gefahr für einzelne Mütter und einer nicht bestehenden Gefahr für andere Mütter, sondern untersagen die Beschäftigung von werdenden Müttern schlechthin. Sie sind daher an eine bestimmte Art von Arbeit gebunden. Wenngleich subjektive Beschäftigungsverbote für manche

Masseurin und med. Bademeisterin oder Physiotherapeutin, Logopädin oder Beschäftigungs- und Arbeitstherapeutin durch ärztliche Bescheinigung festgestellt und ausgesprochen werden können, sind objektive Beschäftigungsverbote bei den genannten Berufen kaum zu finden. Es kommt nicht darauf an, ob bei der Ausübung eines Berufs durch Zufall oder Ungeschicklichkeit der Patienten oder Behandler eine gefahrdrohende Situation entsteht, sondern darauf, daß von der normalen beruflichen Tätigkeit diese drohende Gefahr bereits ausgeht. Falls solche Arbeiten in einem Betrieb anstehen, ist für werdende Mütter ein objektives Beschäftigungsverbot gegeben.

Nach dem Ablauf des fünften Schwangerschaftsmonats ist objektiv eine Beschäftigung verboten, bei deren Ausübung die werdende Mutter ständig stehen muß, soweit diese Tätigkeit täglich vier Stunden überschreitet. Auch Arbeiten, bei denen sich werdende Mütter häufig erheblich strecken oder beugen oder bei denen sie dauernd hocken oder sich gebückt halten müssen, fallen unter die objektiven Beschäftigungsverbote.

Entgelt

Wie verhält es sich nun mit dem Arbeitsentgelt einer Schwangeren, sofern sie aufgrund eines Beschäftigungsverbotes nicht arbeiten kann?

Sofern die werdende Mutter nicht Mutterschaftsgeld bezieht, muß der Arbeitgeber mindestens den Durchschnittsverdienst der letzten 13 Wochen oder der letzten drei Monate vor Beginn des ersten Schwangerschaftsmonats weiter gewähren und zwar so lange, bis die Leistungen von der gesetzlichen Krankenkasse zugunsten der werdenden Mutter einsetzen.

Mutterschaftsgeld

Sechs Wochen vor der Entbindung übernimmt die gesetzliche Krankenkasse die Zahlung des Mutterschaftsgeldes. Der Arbeitgeber kann jedoch eine teilweise Erstattung der von ihm aufgebrachten Zahlung an die Schwangere refinanzieren lassen. Er muß sich hierzu an das Arbeitsamt wenden. Die Mutter hat ihrerseits unter gewissen, im Gesetz festgehaltenen Voraussetzungen die Möglichkeit, Zuschuß zum Mutterschaftsgeld zu beantragen. Werdende Mütter haben, sofern sie Mitglied einer gesetzlichen Krankenkasse sind (und das sind die abhängig Beschäftigten im Gesundheitswesen in aller Regel, soweit sie nicht im Betrieb des Ehemannes oder der Eltern tätig sind), Anspruch auf ärztliche Betreuung und Hebammenhilfe, Versorgung mit Arznei-, Verband- und Heilmitteln, Hilfen zur stationären Entbindung und häuslichen Pflege, Haushaltshilfe und Entbindungsgeld. Der Praxisinhaber muß der werdenden Mutter bezahlte Freizeiten einräumen, zur Durchführung von Untersuchungen im Rahmen der Leistungen der gesetzlichen Krankenversicherung.

Informationspflicht gegenüber dem Arbeitgeber

Durch das Mutterschutzgesetz wird die werdende Mutter angehalten, ihre Schwangerschaft und den mutmaßlichen Tag ihrer Entbindung dem Arbeitgeber mitzuteilen. Hierdurch soll der Arbeitgeber informiert werden, damit er die notwendigen Vorsorgemaßnahmen, die das Mutterschutzgesetz gebietet, treffen kann. Hierzu gehört auch die Einrichtung des Arbeitsplatzes und die Einrichtung von Pausen, falls die werdende Mutter während der Arbeit ständig sitzt oder steht. Der Arbeitgeber kann von der schwangeren Mitarbeiterin eine ärztliche Bescheinigung über die Schwangerschaft verlangen. Eine Indiskretion hierüber braucht die werdende Mutter nicht zu befürchten, da der Arbeitgeber gehalten ist, diese Mitteilung geheim zu halten.

Beschäftigung nach der Entbindung

Nach der Entbindung besteht für die Mutter ein Beschäftigungsverbot von acht Wochen. Für Früh- oder Mehrlingsgeburten verlän-

Gesetzeskunde

gert sich diese Frist auf 12 Wochen. Für stillende Mütter gelten noch Sondervorschriften, falls Leistungseinschränkungen subjektiv festgestellt werden können. Den stillenden Müttern ist – sofern sie hierauf einen Anspruch erheben – zweimal täglich eine bezahlte Freizeit von 30 Minuten oder eine bezahlte Freistunde einzuräumen. Wenn auch in einer Praxis Arbeitsstoßzeiten in den frühen Abendstunden bekannt sind, dürfen werdende und stillende Mütter deswegen nicht mit Mehrarbeit oder mit Sonn- und Feiertagsarbeit beschäftigt werden. Mehrarbeit im Sinne des Gesetzes sind mehr als 8 1/2 Stunden täglich oder 90 Stunden in der Doppelwoche.

Kündigung während der Schwangerschaft

Eine besondere Regelung besitzt das Mutterschutzgesetz im Hinblick auf die Kündigung einer Schwangeren durch den Praxisinhaber. Eine solche Kündigung ist während der Schwangerschaft bis zum Ablauf von vier Monaten nach der Entbindung grundsätzlich unzulässig, wenn dem Arbeitgeber zum Zeitpunkt der Kündigung die Schwangerschaft oder Entbindung bekannt war oder innerhalb von zwei Wochen nach Zugang der Kündigung mitgeteilt wird. Selbst ein Überschreiten dieser Frist von zwei Wochen ist dann ein Ausschluß für eine Kündigung, wenn die Überschreitung auf einem von der Schwangeren nicht zu vertretenden Grund beruht und die Mitteilung sodann unverzüglich nachgeholt wird.

Katja Keller hat am 1. Januar eine Stelle als Beschäftigungs- und Arbeitstherapeutin angenommen und mit ihrem Arbeitgeber eine Probezeit von drei Monaten vereinbart. Anfang Februar erfährt sie von ihrem Arzt, daß sie schwanger ist. Sie erhält von diesem eine entsprechende Bestätigung, die sie getreu der gesetzlichen Vorschrift ihrem Arbeitgeber aushändigt. Der Arbeitgeber erkennt, daß er bis zum Eintritt in das Regelarbeitsverhältnis, also bis zum Ablauf der Probezeit, unter Einhaltung einer Frist von 14 Tagen kündigen kann. Im BGB hat er nachgelesen, daß dies die kürzeste Kündigungsmöglichkeit während des Laufs der Probezeit ist. Er spricht Katja Keller gegenüber die Kündigung aus und weist darauf hin, daß die 14tägige Frist vor dem 1. April ausläuft.
Verliert Katja Keller aufgrund der Kündigung ihren Arbeitsplatz?

Es ist richtig, daß während der Probezeit andere gesetzliche Kündigungsmöglichkeiten bestehen. Die kürzeste mögliche Kündigungszeit während des Regelarbeitsverhältnisses beträgt einen Monat zum Ablauf eines 15. oder des letzten Tages eines Monats. Während der Probezeit sind Kündigungen möglich unter Einhaltung einer Frist von 14 Tagen. Diese Sonderregelung gilt jedoch nicht für eine Schwangere. Das Mutterschutzgesetz verbietet grundsätzlich die Kündigung einer schwangeren Frau, auch während der Probezeit. Für die werdende Mutter gibt es jedoch die Möglichkeit zu kündigen, und zwar ohne Einhaltung einer Frist zum Ende der Schutzfrist nach der Entbindung.

4.6.3 Arbeitsschutzrecht

Arbeitsschutzgesetz

Obwohl es ein *Arbeitsschutzgesetz* gibt, wird der gesamte Arbeitsschutz durch eine Vielzahl von Richtlinien der EU und von nationalen Gesetzen und Verordnungen geregelt. Das *Arbeitsschutzgesetz* von 1996 bestimmt nur allgemeine Richtlinien des Arbeitsschutzes zugunsten der Arbeitnehmer und zu Lasten des Arbeitgebers. Der Arbeitgeber ist hiernach verpflichtet, alle erforderlichen Maßnahmen des Arbeitsschutzes unter Berücksichtigung der Umstände zu treffen, die Sicherheit und Gesundheit der Beschäftigten bei der Arbeit beeinflussen. Dieser Schutz beginnt mit dem Schutz des Arbeitsplatzes. Wird der Arbeitnehmer zum Grundwehrdienst oder zu einer Wehrübung einberufen, so ruht das Arbeitsverhältnis während dieser Zeit. Gleiches gilt auch bei Ableistung einer Wehrübung entsprechend.

Arbeitsstättenverordnung

Nach Maßgabe des *Gesetzes über Betriebsärzte, Sicherheitsingenieure und andere Fachkräfte für Arbeitssicherheit* hat der Arbeitgeber dafür Sorge zu tragen, daß Unfälle verhütet werden und durch arbeitsmedizinische und sicherheitstechnische Erkenntnisse eine Verbesserung des Arbeitsschutzes durchgeführt werden kann. Die Arbeitsstättenverordnung fordert vom Arbeitgeber, daß bestimmte Raumtemperaturverhältnisse, Beleuchtungsverhältnisse und Belüftungsverhältnisse eingehalten werden müssen und insoweit dem Arbeitnehmer Gesundheitsschutz zuteil wird. Die Arbeitsstättenverordnung beschreibt auch die Anforderungen an die Arbeitsstätte, soweit es die räumliche Gestaltung der Arbeitsstätte, z.B. Treppen, Rettungswege und andere räumliche Anordnungen, betrifft. Pausen-, Bereitschafts- und Ruheräume sind in gewissen Fällen vorgeschrieben, ebenso wie Umkleideräume, Kleiderablagen und Waschräume. Diese Anforderungen sind um so höher, je größer die Anzahl der beschäftigten Personen ist.

Arbeitszeitgesetz

Das sicherlich allen bekannte Ladenschlußgesetz ist auch eine Arbeitsschutzregelung, die Verkäuferinnen und Verkäufern zugute kommt und sie vor Überinanspruchnahme schützen soll. Eine ähnliche gesetzliche Regelung gibt es auch für alle anderen beschäftigten Personen durch das *Arbeitszeitgesetz*. Dieses Gesetz schreibt **maximale Arbeitszeiten** vor und ordnet regelmäßige Ruhepausen an. Die werktägliche Arbeitszeit der Arbeitnehmer darf acht Stunden täglich nicht überschreiten. Sie kann auf bis

zu 10 Stunden nur verlängert werden, wenn innerhalb von sechs Kalendermonaten oder innerhalb von 24 Wochen im Durchschnitt acht Stunden werktäglich nicht überschritten werden. Die Arbeit ist durch im Voraus feststehende Ruhepausen von mindestens 30 Minuten bei einer Arbeitszeit von mehr als sechs bis zu neun Stunden und 45 Minuten bei einer Arbeitszeit von mehr als neun Stunden insgesamt zu unterbrechen.

Die Fülle der Arbeitsschutzvorschriften kann hier nicht abschließend behandelt werden. Im Prinzip dienen alle diese Vorschriften des Gesundheitsschutzes den Arbeitnehmern, die durch die technisch immer kompliziertere Ausstattung des Arbeitsplatzinhabers mehr und mehr gefährdet werden können.

4.6.4   Jugendarbeitsschutz

Das *Jugendarbeitsschutzgesetz* betrifft die Personen, die noch nicht 18 Jahre sind und in der Berufsausbildung stehen, als Arbeitnehmer oder Heimarbeiter tätig sind oder mit sonstigen Dienstleistungen, die der Arbeitsleistung von Arbeitnehmern oder Heimarbeitern ähnlich ist, befaßt sind. Das Jugendarbeitsschutzgesetz regelt die maximale tägliche Arbeitszeit. Es bestimmt Ruhepausen, verbietet die Nachtarbeit für Jugendliche.

Für Angehörige der medizinischen Fachberufe selbst sind diese Vorschriften nur bedingt von Bedeutung, weil sie aufgrund der in ihren Berufsgesetzen bestimmten altersmäßigen Zugangsvoraussetzung zum Beruf nur noch im Rahmen der Ausbildung greifen können. Gegenstand des Gesetzes ist weiterhin eine Mindesturlaubstagsregelung ebenso wie eine gesundheitliche Betreuung des Jugendlichen. Das Jugendarbeitsschutzgesetz wird noch unterstützt durch die Verordnung über das Verbot der Beschäftigung von Personen unter 18 Jahren mit sittlich gefährdenden Tätigkeiten, der Verordnung über die ärztlichen Untersuchungen nach

Gesetzeskunde

dem Jugendarbeitsschutzgesetz und anderen Schutzvorschriften.

4.6.5 Seuchenrecht

Das *Bundesseuchengesetz* wurde 1961 geschaffen und 1979 neu gefaßt. Es enthält die grundlegenden gesetzlichen Regelungen zur Verhütung und Bekämpfung übertragbarer Krankheiten beim Menschen.

Es handelt sich um ein strafbewährtes Gesetz. Verstöße können mit Freiheitsstrafe von sechs Monaten bis zu fünf Jahren geahndet werden. Andere Fälle, von geringerem Unrechtsgehalt, sehen geringere Strafen vor.

Begriffsdefinitionen

Das *Bundesseuchengesetz* stellt an den Anfang seiner ausführlichen Ausführungen einige Definitionen:

* *Übertragbare Krankheiten* sind durch Krankheitserreger verursachte Krankheiten, die unmittelbar oder mittelbar auf den Menschen übertragen werden können
* *Krank* ist eine Person, die an einer übertragbaren Krankheit erkrankt ist
* *Krankheitsverdächtig* ist eine Person, bei der Erscheinungen bestehen, welche das Vorliegen einer bestimmten übertragbaren Krankheiten vermuten lassen
* *Ansteckungsverdächtig* ist eine Person, von der anzunehmen ist, daß sie Erreger einer übertragbaren Krankheit aufgenommen hat, ohne krank, krankheitsverdächtig oder Ausscheider zu sein
* *Ausscheider* ist eine Person, die Krankheitserreger ausscheidet, ohne krank oder krankheitsverdächtig zu sein
* *Ausscheidungsverdächtig* ist eine Person, von der anzunehmen ist, daß sie Krankheitserreger ausscheidet, ohne krank oder krankheitsverdächtig zu sein.

Mit diesen Begriffen arbeitet das Bundesseuchengesetz.

Meldepflicht

Meldepflichtige Krankheiten

Eine Meldepflicht besteht bei Krankheitsverdacht oder Tod durch

* Botulismus
* Cholera
* Enteritis infectiosa (Salmonellose, übrige Formen, einschließlich mikrobiell bedingter Lebensmittelvergiftung)
* Fleckfieber
* Lepra
* Milzbrand
* Ornithose
* Paratyphus A, B und C
* Pest
* Pocken
* Poliomyelitis
* Rückfallfieber
* Shigellenruhr
* Tollwut
* Tularämie
* Typhus abdominalis
* Virusbedingtes hämorrhagisches Fieber.

Zu melden ist die Erkrankung sowie der Tod durch

* Angeborene Cytomegalie, Listeriose, Lues, Toxoplasmose, Rötelnembryopathie
* Brucellose
* Diphtherie
* Gelbfieber
* Leptospirose (Weil-Krankheit, übrige Formen)
* Malaria
* Meningitis/Encephalitis (Meningokokken-Meningitis, andere bakterielle Meningitiden, Virus-Meningoencephalitis, übrige Formen)
* Q-Fieber
* Rotz
* Trachom
* Trichinose
* Tuberkulose (aktive Form) – der Atmungsorgane, der übrigen Organe
* Virushepatitis (Hepatitis A, Hepatitis B, nicht bestimmbare und übrige Formen)
* Anaerobe Wundinfektion (Gasbrand/Gasoedem, Tetanus).

Zu melden ist der Tod an
- Influenza (Virusgrippe)
- Keuchhusten
- Masern
- Puerperalsepsis
- Scharlach.

Zu melden ist jeder Ausscheider von
- Choleravibrionen
- Salmonellen (S. typhi, S. paratyphi A, B und C, übrige)
- Shigellen.

Zu melden ist außerdem die Verletzung eines Menschen durch ein tollwutkrankes oder -verdächtiges Tier sowie die Berührung eines solchen Tieres oder Tierkörpers.

Bei Krankheitsausbrüchen in Krankenhäusern oder ähnlichen Anstalten besteht eine besondere Meldepflicht.

Meldepflichtige Personen

Zur Meldung verpflichtet ist der behandelnde oder hinzugezogene Arzt oder Tierarzt und jede sonstige mit der Behandlung oder der Pflege des Betroffenen berufsmäßig beschäftigte Person. Das trifft natürlich auf die mit der Behandlung beauftragten Therapeuten zu. Meldepflichtig sind auch die hinzugezogene Hebamme, auf Seeschiffen der Kapitän und der Leiter von Pflegeanstalten, Justizvollzugsanstalten, Heimen, Lagern, Sammelunterkünften und ähnlichen Einrichtungen.

In Krankenhäusern oder Entbindungsheimen übernimmt der leitende Arzt die Meldepflicht. Eine Meldepflicht besteht jedoch nur, wenn eine in der Reihenfolge der Aufzählung vorher genannte Person nicht vorhanden, oder an der Meldung verhindert ist. Der Physiotherapeut z.B. ist also dann nicht meldepflichtig, wenn der verordnende Arzt bereits die Erkrankung oder den Verdacht gemeldet hat. Die Meldung hat innerhalb von 24 Stunden nach erlangter Kenntnis gegenüber dem zuständigen Gesundheitsamt zu erfolgen. In einigen Fällen sind die betroffenen Personen auch selbst meldepflichtig. Ausscheider von Choleravibrio-

nen, Salmonellen (aller Typen) und Shigellen müssen jeden Wechsel der Wohnung und der Arbeitsstätte dem Gesundheitsamt bekanntgeben und bei jeder Aufnahme in ein Krankenhaus oder Entbindungsheim auf die Ausscheidereigenschaft hinweisen.

Sind diese Personen aufgrund ihres Alters oder ihres Gesundheitszustandes geschäftsunfähig oder beschränkt geschäftsfähig (☞ 4.2.2), so obliegt die Meldepflicht den Eltern oder dem Betreuer.

Neben der beschriebenen Meldepflicht unterscheidet das Bundesseuchengesetz noch folgende Abschnitte:

Vorschriften zur Verhütung übertragbarer Krankheiten

Die Übertragung von Krankheiten soll in allen Fällen, in denen dies durch behördliches Einschreiten möglich ist, verhindert werden. Hierzu sind auch Einschränkungen der körperlichen Unversehrtheit, der Freiheit der Person, der Freizügigkeit, der Versammlungsfreiheit, der Unverletzlichkeit der Wohnung zulässig. Neben einer Anzeigepflicht besteht bei den betroffenen Personen die Verpflichtung, erforderliche äußerliche Untersuchungen, Röntgenuntersuchungen, Blutentnahmen, Abstriche von Haut und Schleimhäuten durch die Beauftragten des Gesundheitsamtes zu dulden und Vorladungen des Gesundheitsamtes Folge zu leisten. Auch andere Maßnahmen zur Unterbindung der Übertragung solcher Krankheiten sind in ein pflichtgemäßes Ermessen der Behörden gestellt. Vorsorglich wendet sich der Gesetzgeber an Betriebe, die Trinkwasser aufbereiten, Lebensmittel herstellen, Schwimm- oder Badebeckenwasser aufbereiten mit Forderungen nach einer qualitativen Beschaffenheit, die übertragbare Krankheiten verhindern helfen soll. Die Gemeinden und Gemeindeverbände haben darauf hinzuwirken, daß Abwasser, das nicht landwirtschaftlich genutzt wird, so entsorgt wird, daß Gefahren für die menschliche Gesundheit auszuschließen sind.

Gesetzeskunde

Schutzimpfungen

Das Bundesseuchengesetz gibt dem Bundesminister für Gesundheit die Ermächtigung des Erlasses einer Rechtsverordnung über Schutzimpfungen. Danach ist der Bundesminister für Gesundheit in der Lage, Schutzimpfungen anzuordnen (Art. 2 Abs. 2 Satz 1 des Grundgesetzes, die Bestimmung der körperlichen Unversehrtheit wird insoweit nicht verletzt), wenn eine übertragene Krankheit in bösartiger Form auftritt oder mit ihrer epidemischen Verbreitung zu rechnen ist. Impfempfehlungen können jederzeit gegeben werden.

Tätigkeits- und Beschäftigungsverbote beim Verkehr mit Lebensmitteln

Untersuchungspflichtig sind Personen, die an Cholera, Enteritis infectiosa, Paratyphus, Shigellenruhr, Typhus abdominalis und Virushepatitis erkrankt oder dessen verdächtig sind, an ansteckungsfähiger Tuberkulose der Atmungsorgane, an Scharlach oder an Hautkrankheiten, deren Erreger über Lebensmittel übertragen werden können, erkrankt sind, Choleravibrionen, Salmonellen oder Shigellen ausscheiden. Diese Personen dürfen bei der Herstellung, dem Behandeln und dem Handel mit bestimmten Lebensmitteln nicht tätig sein und beschäftigt werden. Bei diesen Lebensmitteln handelt es sich um Backwaren mit nicht durchgebackener Füllung oder Auflage, Eiprodukte, Erzeugnisse aus Fischen, Krusten-, Schalen- und Weichtieren, Feinkostsalate, Kartoffelsalat, Marinaden, Mayonnaise, andere emulgierte Saucen, Nahrungshefe, Fleisch und Erzeugnisse aus Fleisch, Milch und Erzeugnisse aus Milch, Säuglings- und Kleinkindernahrung, Speiseeis und Speiseeishalberzeugnisse.

Arbeiten und Verkehr mit Krankheitserregern

Die Einführung, Ausführung, die Aufbewahrung, Abgabe oder Bearbeitung von bestimmten Krankheitserregern bedarf der Erlaubnis staatlicher Stellen. Die Erlaubnisvergabe ist immer an die erforderliche Sachkenntnis des Antragstellers und an die Existenz geeigneter Räume und Einrichtungen für die beabsichtigte Tätigkeit gebunden. Die erforderliche Sachkenntnis wird nur durch die Approbation oder Bestallung als Arzt oder Apotheker oder durch eine mindestens dreijährige Tätigkeit auf dem Gebiete der Mikrobiologie nachgewiesen.

Zusätzliche Vorschriften für Schulen und sonstige Gemeinschaftseinrichtungen

Lehrer und Schüler, die an Borkenflechte, Cholera, Diphtherie, Enteritis infectiosa, Keuchhusten, Krätze, Masern, Meningitis/Encephalitis, Milzbrand, Mumps, Ornithose, Paratyphus, Pest, Pocken, Poliomyelitis, Q-Fieber, Röteln, Scharlach, Shigellenruhr, ansteckungsfähiger Tuberkulose der Atmungsorgane, Tularämie, Typhus abdominalis, virusbedingtem hämorrhagischem Fieber, Virushepatitis oder Windpocken erkrankt, dessen verdächtigt oder verlaust sind, dürfen an dem Schulbetrieb nicht teilnehmen und die Einrichtungen der Schule nicht benutzen

Entschädigung in besonderen Fällen

Wer als Ausscheider, Ausscheidungsverdächtiger oder Ansteckungsverdächtiger aufgrund des Bundesseuchengesetzes in der Ausübung seiner bisherigen Erwerbstätigkeit durch die Bestimmungen des Gesetzes einen Verdienstausfall erleidet, kann eine Entschädigung beanspruchen. Die Entschädigung bemißt sich nach dem Verdienstausfall. Falls Personen tatsächlich durch die Maßnahmen des Bundesseuchengesetzes betroffen sind und hierdurch ein Einkommensverlust stattfindet, oder sonstige wirtschaftliche Nachteile drohen oder entstanden sind, so sollte die Gesundheitsbehörde aufgesucht und befragt werden, welche zusätzlichen Entschädigungsvorschriften noch Anwendung finden können. Das Entschädigungsrecht des Bundesseuchengesetzes ist vielgestaltig, so daß an dieser Stelle nur allgemeine

Hinweise, aber keine eingehende Beschreibung der Entschädigungsmöglichkeiten erfolgen kann.

Vorschriften zur Bekämpfung übertragbarer Krankheiten

Ergibt sich oder ist anzunehmen, daß jemand krank, krankheitsverdächtig, ansteckungsverdächtig, Ausscheider oder ausscheidungsverdächtig ist, oder daß ein Verstorbener krank, krankheitsverdächtig oder Ausscheider war, so stellt das Gesundheitsamt die erforderlichen Ermittlungen über Art, Ursache, Ansteckungsquelle und Ausbreitung der Krankheit an. Bei bestimmten schweren Erkrankungen ist das Robert-Koch-Institut zu benachrichtigen. Die betroffenen Personen sind verpflichtet, die erforderlichen Untersuchungen zu dulden und Vorladungen des Gesundheitsamtes Folge zu leisten. Auch hier treten die Grundrechte der körperlichen Unversehrtheit, der Freiheit der Person, der Unverletzlichkeit der Wohnung zurück.

4.6.6   Strahlenschutzrecht

Das Strahlenschutzrecht regelt in vier Gesetzen bzw. Verordnungen den Umgang mit Stoffen, die aufgrund ihrer Strahleneigenschaft für den Menschen gefährlich werden können.

Atomgesetz

Das *Gesetz über die friedliche Verwendung der Kernenergie und den Schutz gegen ihre Gefahren* (Atomgesetz) stammt bereits vom 23.12.1959.

Zweckbestimmung des Atomgesetzes ist es, die Entwicklung und Nutzung der Kernenergie zu friedlichen Zwecken zu fördern, aber auch Leben und Gesundheit, sowie Sachgüter vor den Gefahren der Kernenergie zu schützen und etwaige durch Kernenergie verursachte Schäden auszugleichen. Als höchstes Ziel muß dabei beachtet werden, daß die innere und äußere Sicherheit der Bundesrepublik Deutschland durch Freiwerden von Radioaktivität nicht gefährdet wird und internationale Verpflichtungen auf dem Gebiet der Kernenergie und des Strahlenschutzes auch im Bereich der Bundesrepublik Deutschland gewährleistet sind.

Betreibungsvorschriften für Kernanlagen

Das Atomgesetz verpflichtet einen jeden, der eine Kernanlage betreiben und mit Kernbrennstoffen umgehen will, eine Genehmigung hierfür einzuholen. Das Gesetz fordert für diese Anlagen auch eine ständige staatliche Aufsicht mit einer Anordnungsbefugnis der Aufsichtsbehörde zur Beseitigung von Gefahrenquellen oder zur Behebung von Zuständen, die mit den Bestimmungen des Atomgesetzes oder der vielen Nachfolgegesetze und Verordnungen, die aufgrund von Ermächtigungsvorschriften des Atomgesetzes ergangen sind und weiterhin ergehen können, nicht im Einklang sind.

Das Atomgesetz verpflichtet denjenigen, der mit Anlagen umgeht, in denen Kernbrennstoffe Verwendung finden, diese auch zu entsorgen. Es besteht eine Verpflichtung mitzuteilen, welche radioaktiven Abfälle anfallen und abzuliefern sind, wie diese Ablieferung durchzuführen ist und auf welche Weise Schutz vor radioaktiver Emission erfolgt.

Einhalten von Grenzwerten

Es soll dafür Vorsorge getroffen werden, daß bestimmte Strahlendosen und bestimmte Konzentrationen radioaktiver Stoffe in Luft und Wasser nicht überschritten werden. Die Beschäftigung von Personen in strahlengefährdeten Bereichen soll nur nach Vorlage einer Bestätigung besonders ermächtigter Ärzte erfolgen dürfen, und über die Zulassung der in diesen Bereichen Berufstätigen soll ein ärztlicher Sachverständiger entscheiden. Die in strahlengefährdeten Bereichen tätigen Personen werden verpflichtet, sich Messungen zur Bestimmung von Strahlendosen an ihrem Körper zu unterziehen. Hierüber sind Bücher zu führen und Mitteilungen an amtliche Stellen vorzunehmen.

Schadensersatzpflicht bei Strahlenunfällen

Wird dennoch durch einen Kernspaltungsvorgang oder durch Strahlen eines radioaktiven Stoffs oder durch die von einem Beschleuniger ausgehenden ionisierenden Strahlen ein Mensch getötet oder an der Gesundheit verletzt oder auch nur eine Sache beschädigt, so ist der Inhaber der Kernanlage nahezu ohne weiteren Schuldnachweis verpflichtet, den entstandenen Schaden zu ersetzen. Die Ersatzpflicht tritt nur dann nicht ein, wenn der Schaden durch ein Ereignis verursacht wurde, das der Besitzer und die für ihn im Zusammenhang mit dem Besitz tätigen Personen auch bei Anwendung jeder, nach den Umständen gebotenen Sorgfalt, nicht hätte vermieden werden können, und wenn das Schadensereignis weder auf einem Fehler in der Beschaffenheit der Schutzeinrichtungen, noch auf einem Versagen derselben beruht. Wie selten dieser Fall in der Praxis eintreten mag, vermag der Leser selbst zu entscheiden.

Strahlenschutzvorsorgegesetz

Das *Gesetz zum vorsorgenden Schutz der Bevölkerung gegen Strahlenbelastung* (Strahlenschutzvorsorgegesetz – StrVG) bestimmt die Maßnahmen, welche angezeigt und notwendig sind, um die Radioaktivität in der Umwelt zu überwachen und Strahlenexpositionen der Menschen und radioaktive Kontamination der Umwelt so gering wie möglich zu halten. Um diesen Aufgaben gerecht zu werden, werden teilweise Aufgaben dem Bund übertragen, teilweise die Länder als Aufgabenadressaten angesprochen.

Strahlenschutzverordnung

Die *Verordnung über den Schutz vor Schäden durch ionisierende Strahlen* (Strahlenschutzverordnung – StrlSchV) behandelt den Umgang mit Gegenständen, von denen ionisierende Strahlen ausgehen. Dies ist eine Protonen- oder Teilchenstrahlung, die in der Lage ist, direkt oder indirekt die Bildung von Ionen zu bewirken. Gebraucht werden solche Strahlen in der medizinischen Diagnostik und Therapie. Aber auch in nahezu allen Industriezweigen ist der Einsatz ionisierender Strahlen üblich. Daher wendet sich die Strahlenschutzverordnung auch nicht gezielt an Mediziner, sondern an alle Adressaten, die mit strahlenden Gegenständen in Berührung kommen. Für die Medizin im weitesten Sinne gelten einige Vorschriften, die sich mit der Genehmigungs- und Anzeigefreiheit von strahlenden Substanzen erstrecken.

Genehmigungspflicht für Umgang mit strahlenden Stoffen

Grundsätzlich ist jeder Umgang (Lagerung, Bearbeitung, Beseitigung) mit strahlenden Stoffen nach Maßgabe der Strahlenschutzverordnung genehmigungspflichtig. Von dem Erfordernis einer Genehmigung wird abgesehen, wenn Arzneimittel im Sinne des Arzneimittelgesetzes, aber auch Lebensmittel und Futtermittel mit ionisierenden Strahlen behandelt werden, dabei aber die spezifische Aktivität der bestrahlten Produkte 500 micro-Bequerel je Gramm nicht überschreitet. Der Inhalt der verhältnismäßig umfangreichen Strahlenschutzverordnung (über 90 Paragraphen) befaßt sich mit der sicheren Behandlung aller strahlenden Substanzen.

In der **medizinischen Forschung** bedarf es auch einer Genehmigung, wenn radioaktive Stoffe oder ionisierende Strahlen Anwendung finden. Für diese Genehmigung muß ein zwingendes wissenschaftliches Bedürfnis bestehen und das Bundesamt für Strahlenschutz im Benehmen mit dem Bundesinstitut für Arzneimittel und Medizinprodukte die Feststellung treffen, daß die bisherigen medizinischen Erkenntnisse nicht ausreichend weiterhelfen, so daß der Einsatz radioaktiver Stoffe und ionisierender Strahlen angezeigt ist.

Dabei muß jedoch gewährleistet sein, daß
- die strahlenbedingten Risiken, die mit der Anwendung für den Probanden verbunden sind, gemessen an der voraussichtlichen Bedeutung der Ergebnisse für die Heilkunde und die medizinische Forschung ärztlich vertretbar sind
- die für medizinische Forschung vorgesehenen Radionukleide dem Zweck der Forschung entsprechen und nicht durch Radionukleide ersetzt werden können, die zu einer geringeren Strahlenexposition (Einwirkung ionisierender Strahlen auf den menschlichen Körper) ersetzt werden können
- die zur Anwendung gelangenden Aktivitäten nach dem Stand von Wissenschaft und Technik nicht weiter herabgesetzt werden können, ohne den Zweck des Forschungsvorhabens zu gefährden
- die Anzahl der Probanden auf das unbedingt notwendige Maß beschränkt wird
- eine ausreichende Abschätzung vorgenommen worden ist, daß bei der Anwendung der radioaktiven Stoffe an dem einzelnen Probanden gewisse als Anlage der Verordnung beigefügte Grenzwerte nicht überschritten werden.

Im übrigen dürfen die Forschungen nur durchgeführt werden, wenn sie unter der Leitung eines Arztes stehen, sich mit dem Stand von Wissenschaft und Technik in Einklang befinden und Vorsorge für den Ersatz etwaig entstehenden Schadens getroffen wurde. Der Proband muß natürlich seine Einverständniserklärung mit der Durchführung der Forschungsmaßnahme erklären.

Vorschriften zum Personenschutz

Für Personen, die aufgrund ihrer beruflichen Betätigung als strahlenexponiert gelten (mehr als bestimmten Strahlengrenzwerten ausgesetzt sind), kommen besondere Vorschriften der Strahlenschutzverordnung zur Anwendung. Für Personen unter 18 Jahren sind diese Grenzwerte noch einmal herabgesetzt; ebenso bei gebärfähigen Frauen. In Bereichen eines besonderen Strahlenanfalls dürfen Personen unter 18 Jahren gar nicht tätig werden. Schwangere oder stillende Frauen dürfen nicht mit offenen radioaktiven Stoffen umgehen und sich nicht in Kontrollbereichen aufhalten, wo diese Stoffe existieren. Die Orte, an denen mit radioaktiven oder strahlenden Stoffen gearbeitet wird und die gewisse ungefährliche Mindestwerte überschreiten, sind nach Maßgabe der Verordnung zu kennzeichnen als „SPERR-BEREICH – ZUTRITT VERBOTEN". In diesen Bereichen hat der Strahlenschutzbeauftragte das Sagen. Personen, die innerhalb dieser Bereiche arbeiten, tragen einen Strahlenschutzpaß, weil sie selbst, sollte ein Störfall sich ereignen, zum Träger der radioaktiven oder strahlenden Substanzen werden. Ein Paß bekommt erst besondere Bedeutung in Zusammenhang mit einem Register. Das Strahlenschutzregister enthält alle Feststellungen und wesentlichen Eintragungen. Mit dem Strahlenschutzpaß korrespondiert das Strahlenschutzregister.

Richtlinie Strahlenschutz in der Medizin

Die vom Bundesminister für Umwelt, Naturschutz und Reaktorsicherheit erlassene *Richtlinie für den Strahlenschutz bei Verwendung radioaktiver Stoffe und beim Betrieb von Anlagen zur Erzeugung ionisierender Strahlen und Bestrahlungseinrichtungen mit radioaktiven Quellen in der Medizin* wendet sich einerseits an die für den Strahlenschutz zuständigen obersten Landesbehörden, andererseits soll sie dem Arzt oder in anderen medizinischen Bereichen tätigen Personen mitteilen, wie die Strahlenschutzverordnung selbst umgesetzt und in der Praxis gehandhabt werden soll. Sie soll als Richtschnur für Pflichten und Rechte dienen. Nach § 42 Strahlenschutzverordnung dürfen radioaktive Stoffe oder ionisierende Strahlen am Menschen nur angewandt werden, wenn dies aus ärztlicher Indikation geboten ist. Falls andere Methoden mit geringerer Belastung den gleichen Nutzen für Patienten erwarten lassen, sind diese anzuwenden. Die Richtlinie Strahlenschutz

Gesetzeskunde

in der Medizin macht also die Strahlenschutzverordnung in der Praxis anwendbar.

Die Richtlinie Strahlenschutz in der Medizin gibt auch Auskunft darüber, wie die Sachkunde im Strahlenschutz erworben werden kann und welche Spezialkurse im Strahlenschutz zur Vorbereitung auf den Umgang mit den strahlenden Substanzen notwendig sind.

Voraussetzungen zum Schutz des Patienten

Die Anwendung offener radioaktiver Stoffe am Patienten muß von einem Arzt mit Fachkunde im Strahlenschutz oder unter der Aufsicht eines solchen Arztes durchgeführt werden. Soweit die persönliche Anwesenheit des Strahlenschutzbeauftragten bzw. des fachkundigen Strahlenschutzverantwortlichen nicht dauernd erforderlich ist, muß dieser jederzeit auf Abruf verfügbar sein. Bei der Anwendung offener radioaktiver Stoffe zur Behandlung kann die Behörde verlangen, daß ein Strahlenschutzbeauftragter für den physikalisch-technischen Bereich zur Verfügung steht oder innerhalb von 15 Minuten eintreffen kann.

Gleiches gilt auch für γ-Bestrahlungseinrichtungen und Afterloading-Einrichtungen. Die Richtlinie Strahlenschutz in der Medizin gibt genaue Vorgaben für die Ausstattung von Räumen, in denen mit strahlenden Substanzen gearbeitet wird, Vorschriften zum Schutz beruflich strahlenexponierter Personen und Vorschriften zum Schutz des Patienten.

Röntgenverordnung

Vorschriften für den Betrieb einer Röntgeneinrichtung

Die *Verordnung über den Schutz vor Schäden durch Röntgenstrahlen* (Röntgenverordnung – RöV) gilt für Röntgeneinrichtungen und Störstrahler, in denen Röntgenstrahlen mit einer Grenzenergie von mindestens 5 Kilo-Elektronenvolt durch beschleunigte Elektronen erzeugt werden können, und bei denen die Beschleunigung der Elek-

tronen auf eine Energie von 3 Mega-Elektronenvolt begrenzt ist. Die Röntgeneinrichtung ist genehmigungsbedürftig und setzt voraus, daß ein Strahlenschutzbeauftragter folgende Feststellungen trifft:

- Die mit der Röntgenanlage betrauten Personen besitzen die erforderliche Fachkunde
- Die im Bereich der Röntgeneinrichtung sonst tätigen Personen besitzen die notwendigen Kenntnisse über die mögliche Strahlengefährdung und die anzuwendenden Schutzmaßnahmen
- Alle nach dem modernen Stand der Technik erforderlichen Maßnahmen sind getroffen worden, um Schutzvorschriften anwendbar zu machen
- Der Arzt hat die Verantwortung für die Durchführung und Einhaltung des Strahlenschutzes
- Die in der Röntgeneinrichtung vorhandene Bildqualität des Bildschirms besitzt eine möglichst geringe Strahlenexposition
- Andere öffentlich-rechtliche Vorschriften stehen dem Betrieb der Röntgeneinrichtung nicht entgegen.

Neben den genehmigungspflichtigen Röntgeneinrichtungen gibt es auch genehmigungsfreie, dabei handelt es sich um Anlagen, die unter das Medizinproduktegesetz fallen (☞ 4.6.9).

Kontroll- und Überwachungsbereich

Die Röntgenverordnung unterscheidet zwischen einem Kontrollbereich und einem betrieblichen Überwachungsbereich. Im **Kontrollbereich** müssen alle Personen eine ausreichende Schutzkleidung tragen, soweit sie nicht durch eine Dauereinrichtung ohnehin einen ausreichenden Schutz besitzen. Dies gilt nicht für die zu untersuchenden oder zu behandelnden Personen. Im Kontrollbereich von Röntgeneinrichtungen dürfen Arbeitsplätze, Verkehrswege und Umkleidekabinen nur liegen, wenn sichergestellt ist, daß sich dort während der Einschaltzeit keine Personen aufhalten.

Im Kontrollbereich vollziehen sich die eigentlichen Behandlungen und Untersuchungen. Personen haben hierhin nur Zutritt, wenn sie

* zur Durchführung oder Aufrechterhaltung der darin vorgesehenen Betriebsvorgänge tätig werden müssen oder
* ihre Ausbildung einen Aufenthalt in diesem Bereich erfordert oder
* ihr Aufenthalt in diesem Bereich als Patient, Tierhalter oder Begleitperson nach Auffassung einer zur Ausübung des ärztlichen Berufs berechtigten fachkundigen Person erforderlich ist.

Schwangeren und Personen unter 18 Jahren darf der Zutritt nur erlaubt werden, wenn sie untersucht oder behandelt werden.

Vom Kontrollbereich zu unterscheiden ist der betriebliche **Überwachungsbereich**. Dieser darf nur Personen zugänglich gemacht werden, die

* darin eine dem Betrieb dienende Tätigkeit ausüben oder
* Auszubildende sind, soweit ihr Aufenthalt im betrieblichen Überwachungsbereich erforderlich ist und
* sich zu Besuchszwecken dort aufhalten.

Vorschriften zur Anwendung von Röntgenstrahlen bei Patienten

Röntgenstrahlen dürfen auf Menschen nur zur Ausübung der Heilkunde oder aus einigen wenigen sonstigen, durch Gesetz vorgesehenen Fällen angewendet werden. Bei der Röntgenbehandlung von Menschen unterscheidet man zwischen Röntgendurchleuchtung und Röntgenbehandlung. In allen Fällen der Behandlung sind Aufzeichnungen anzufertigen und bis zu 30 Jahre nach der letzten Behandlung aufzubewahren.

Personen, denen der Zutritt zum Kontrollbereich erlaubt ist und Personen, die Röntgenstrahlen anwenden, sind vorher über die Arbeitsmethoden, die möglichen Gefahren, die anzuwendenden Schutzmaßnahmen und den Inhalt der Röntgenverordnung zu belehren. Die Belehrung ist halbjährig zu wiederholen. Vor der Röntgenuntersuchung müssen frühere Anwendungen und bei Frauen im gebärfähigen Alter das Bestehen einer Schwangerschaft erfragt und in die Aufzeichnungen aufgenommen werden.

Vorschriften über die Strahlenexposition

Beruflich strahlenexponierte Personen werden in zwei Kategorien eingeteilt:

* **Kategorie A** umfaßt Personen, die z.B. im Operationssaal viele Durchleuchtungen durchführen müssen oder auf andere Weise höheren Strahlendosen ausgesetzt sind
* Alle übrigen, im Strahlenbereich tätigen Personen gehören der **Kategorie B** an.

Die Körperdosis wird durch ein von der zuständigen Meßstelle bereitgestelltes **Dosimeter** (z.B. Filmplakette) ermittelt. Dieses Dosimeter muß bei Aufenthalt im Kontrollbereich an der Rumpfvorderseite getragen werden. Die Dosimeter werden üblicherweise monatlich bei der zuständigen Meßstelle zur Ablesung eingereicht. Jeder Mitarbeiter kann am Jahresende seine erhaltene Gesamtdosis erfragen. Die Meßstelle muß die Ergebnisse 30 Jahre lang aufbewahren.

Für die **Gesamtkörperdosis** sind höchstzulässige Grenzwerte festgelegt, die teilweise niedriger als in früheren Verordnungen angesetzt wurden.

Beim Überschreiten der Grenzwerte um mehr als das Zweifache muß die betroffene Person sofort einem ermächtigten Arzt vorgestellt werden. Der Sachverhalt muß auch der zuständigen Behörde gemeldet werden, die dann die entsprechenden Maßnahmen ergreift.

Strahlenexponierte Personen der Kategorie A müssen jährlich ärztlich untersucht werden. Sie erhalten dann, falls keine gesundheitlichen Bedenken bestehen, eine Bescheinigung, daß sie für 12 Monate im Strahlenbereich weiterbeschäftigt werden dürfen.

Personen, die sich berufsbedingt im Kontrollbereich aufhalten oder Röntgenstrahlen anwenden, müssen halbjährlich belehrt werden über die Arbeitsmethoden, die mögli-

Gesetzeskunde

chen Gefahren, die anzuwendenden Schutzmaßnahmen usw. Über Zeitpunkt und Inhalt der Belehrung müssen Aufzeichnungen gefertigt werden. Diese Aufzeichnungen müssen von den belehrten Personen unterschrieben und fünf Jahre aufbewahrt werden.

4.6.7 Arzneimittelrecht

Paul Pauker, Züchter von Labortieren, Hobbychemiker und meist in finanziellen Nöten, macht in seiner Freizeit gerne Experimente mit pharmazeutischen Zubereitungen. Er findet dabei eine Mischung heraus, die, wenn man sie dem Futter beimischt, bei seinen weißen Mäusen das Fell dicht, kräftig und seidig glänzend wachsen läßt. Paul Pauker, dessen Haar schon deutlich schütter ist, nimmt daraufhin selbst dieses von ihm erfundene „Arzneimittel" ein. Schon bald wachsen auch bei ihm die Haare kräftig, auch an den bereits kahlen Stellen. Zusätzlich steigt seine sonst eher trübsinnige Stimmung, seine Schlafstörungen verschwinden und auch die ständigen Kopf- und Magenschmerzen lassen nach. Bei mehreren Bekannten, die ebenfalls die „Arznei" ausprobieren, stellen sich dieselben positiven erfreulichen Wirkungen ein. Paul Pauker glaubt, nun endlich eine gute Geldquelle gefunden zu haben, indem er das von ihm erfundene und angefertigte „Arzneimittel" in großem Stil verkauft. Er inseriert in mehreren vielgelesenen Zeitschriften: „Neu entwickeltes, völlig unschädliches, 100 % wirksames Arzneimittel gegen Schmerzen aller Art, Schlafstörungen und Haarausfall. 100 Tabletten zum Sonderpreis von 59,90 DM sendet Ihnen gegen Vorauszahlung sofort ins Haus." Die Nachfrage ist groß, die Produktion im Heimla-

bor läuft auf Hochtouren. Aber schon nach einigen Wochen müssen mehrere Personen, die Paul Paukers „Arzneimittel" eingenommen hatten, mit schweren Herz- und Kreislaufstörungen auf Intensivstationen eingeliefert und behandelt werden. Einige Tage später steht die Polizei vor Paul Paukers Tür und beschlagnahmt die gesamte Laboreinrichtung. Eine Verhaftung und ein Prozeß folgen.
Wie beurteilen Sie diesen Fall? Erfolgte das Einschreiten der Polizei zu Recht? Hat Paul Pauker gegen das Arzneimittelgesetz verstoßen?

Arzneimittelgesetz

Das derzeit gültige *Arzneimittelgesetz* wurde 1976 geschaffen und in den folgenden Jahren in einigen Punkten den aktuellen Erfordernissen angepaßt. Die letzte Neufassung wurde 1994 veröffentlicht. Das Arzneimittelgesetz

- regelt die staatlichen Anforderungen an die Qualität, Unbedenklichkeit und Wirksamkeit von Arzneimitteln für Mensch und Tier
- ordnet die Zulassung, Registrierung, den Verkehr und die behördliche Überwachung von Arzneimitteln
- enthält Bestimmungen über die klinische Prüfung von Arzneimitteln, das Verfallsdatum, die Beobachtung und Auswertung von Arzneimittelrisiken und -nebenwirkungen, die Haftung für Arzneimittelschäden
- schützt den Verbraucher vor Arzneimittelrückständen in Lebensmitteln nach Anwendung von Tierarzneimitteln
- bestimmt die Information über Arzneimittel, die Werbung auf dem Gebiet des Heilwesens und die Tätigkeit der Pharmaberater
- enthält Straf- und Bußgeldvorschriften bei Zuwiderhandlungen
- bemüht sich um die Schaffung eines einheitlichen europäischen Arzneimittel-

rechts mit einem gemeinsamen europäischen Arzneimittelmarkt.

Es werden nun die einzelnen Abschnitte dieses umfangreichen und wichtigen Gesetzes näher besprochen.

Begriffsbestimmungen

Arzneimittel sind Stoffe und Zubereitungen aus Stoffen, die dazu bestimmt sind, durch Anwendung am oder im menschlichen oder tierischen Körper

- Krankheiten, Leiden, Körperschäden oder krankhafte Beschwerden zu heilen, zu lindern, zu verhüten oder zu erkennen (dazu gehören die meisten „üblichen" Arzneimittel wie Schmerzmittel, Herz-Kreislaufmittel, Hustensäfte usw.)
- die Beschaffenheit, den Zustand oder die Funktion des Körpers oder seelische Zustände erkennen zu lassen (dazu gehören z.B. Röntgenkontrastmittel, Schilddrüsenfunktionstest usw.)
- vom menschlichen oder tierischen Körper erzeugte Wirkstoffe oder Körperflüssigkeiten zu ersetzen (dazu gehören z.B. Blutkonserven, Insulin, Cortison usw.)
- Krankheitserreger, Parasiten oder körperfremde Stoffe abzuwehren, zu beseitigen oder unschädlich zu machen (dazu gehören z.B. Antibiotika, Virustatika, Fungizide usw.)
- die Beschaffenheit, den Zustand oder die Funktion des Körpers oder seelische Zustände zu beeinflussen (dazu gehören z.B. Psychopharmaka, Schlafmittel, hormonelle Verhütungsmittel, Anabolika usw.).

Fertigarzneimittel sind Arzneimittel, die im Voraus hergestellt und in einer zur Abgabe an den Verbraucher bestimmten Packung in den Verkehr gebracht werden.

Wirkstoffe sind Stoffe, die bei der Herstellung von Arzneimitteln als arzneilich wirksame Bestandteile verwendet werden.

Blutzubereitungen sind Arzneimittel, die aus Blut gewonnene Blut-, Plasma- oder Serumkonserven, Blutbestandteile oder Zubereitungen aus Blutbestandteilen sind oder enthalten (z.B. Vollblutkonserve, Erythrozyten- oder Thrombozytenkonzentrat, Immunglobuline).

Sera (Einzahl: Serum) sind Arzneimittel, die aus Blut, Organen, Organteilen oder Organsekreten gesunder, kranker, krank gewesener oder immunisatorisch vorbehandelter Lebewesen gewonnen werden, spezifische Antikörper enthalten und wegen dieser Antikörper angewandt werden. (Diese gegen spezielle Krankheitserreger gerichteten Antikörper unterstützen das Immunsystem. Sie können die bei einer Infektion eingedrungenen Krankheitserreger sofort und gezielt bekämpfen und dadurch den Ausbruch der Erkrankung verhindern oder den Verlauf abmildern, z.B. Tetanushyperimmunglobulin, Rötelnhyperimmunglobulin.)

Impfstoffe sind Arzneimittel, die Antigene enthalten und dazu bestimmt sind, bei Mensch oder Tier die Erzeugung von spezifischen Abwehr- oder Schutzstoffen (= Antikörper) einzuleiten (z.B. Tetanusimpfstoff, Masernimpfstoff).

Radioaktive Arzneimittel sind Substanzen, die ionisierende Strahlen aussenden und wegen dieser Eigenschaft zur Diagnostik oder Therapie eingesetzt werden (z.B. radioaktives Jod zur innerlichen Bestrahlung der Schilddrüse, Nierenfunktionsmessung mit radioaktiv markierten Stoffen).

Nebenwirkungen sind beim bestimmungsmäßigen Gebrauch eines Arzneimittels auftretende unerwünschte Begleiterscheinungen.

Charge ist die jeweils in einem einheitlichen Herstellungsgang erzeugte Menge eines Arzneimittels.

Gesetzeskunde

Anforderungen an Arzneimittel

Bedenkliche Arzneimittel

Es ist verboten, bedenkliche Arzneimittel in den Verkehr zu bringen: Bedenklich sind Arzneimittel, die bei bestimmungsgemäßem Gebrauch schädliche Wirkungen haben, die über ein noch vertretbares Maß hinausgehen. Stark wirksame, oft lebensrettende Arzneimittel (z.B. Cortison, Medikamente zur Krebstherapie, bestimmte Antibiotika) rufen oft auch unerwünschte Nebenwirkungen hervor. Hier muß entschieden werden, ob der Nutzen des Arzneimittels in einem noch vertretbaren Verhältnis zu den Nebenwirkungen steht.

Schutz vor Täuschungen

Es ist zum Schutz vor Täuschungen verboten, Arzneimittel herzustellen oder in den Verkehr zu bringen,

- die in ihrer Qualität gemindert sind, weil sie von den anerkannten pharmazeutischen Regeln abweichen
- die mit irreführenden Bezeichnungen, Angaben oder Aufmachungen versehen sind (wie z.B. in unserem Fall oder „macht Sie in 2 Tagen völlig gesund" usw.)
- bei denen das Verfallsdatum bereits abgelaufen ist.

Kennzeichnung von Fertigarzneimitteln

Auf den Behältnissen oder äußeren Umhüllungen müssen angegeben sein:

- Name oder Firma und Anschrift des verantwortlichen pharmazeutischen Unternehmers
- Bezeichnung des Arzneimittels
- Zulassungsnummer (Zul.-Nr.)
- Chargenbezeichnung (Ch.-B.) oder Herstellungsdatum
- Darreichungsform (Tabletten, Tropfen, Dragees usw.)
- Inhalt nach Gewicht, Rauminhalt oder Stückzahl
- Art der Anwendung (äußerlich, innerlich usw.)
- Wirksame Bestandteile nach Art und Menge

- Bei gentechnologisch gewonnenen Wirkstoffen der dazu veränderte Mikroorganismus oder die Zellinie
- Verfallsdatum („verwendbar bis ..")
- Hinweise wie „Apothekenpflichtig", „Verschreibungspflichtig", „Unverkäufliches Muster", „Warnhinweise", „Homöopathisches Arzneimittel", „Arzneimittel für Kinder unzugänglich aufbewahren"
- Vorsichtsmaßnahmen für die Beseitigung von nicht verwendeten Arzneimitteln.

Gebrauchsinformation

Jedes Arzneimittel muß eine Gebrauchsinformation als Packungsbeilage oder aufgedruckt enthalten. Darin muß allgemeinverständlich in deutscher Sprache stehen:

- Bezeichnung des Arzneimittels
- Arzneilich wirksame und sonstige Bestandteile nach Art und Menge
- Darreichungsform und Inhalt
- Stoff- und Indikationsgruppe oder Wirkungsweise
- Name und Anschrift des pharmazeutischen Unternehmens und des Herstellers
- Anwendungsgebiete
- Gegenanzeigen
- Vorsichtsmaßnahmen für die Anwendung
- Wechselwirkungen mit anderen Mitteln
- Warnhinweise und Aufbewahrungshinweise
- Dosierungsanleitung mit Art der Anwendung, Einzel- oder Tagesabgaben, Anwendungsdauer
- Hinweise für den Fall der Überdosierung oder unterlassenen Einnahme
- Nebenwirkungen und die Aufforderung, nicht aufgeführte Nebenwirkungen dem Arzt oder Apotheker mitzuteilen
- Hinweis, daß das Arzneimittel nach Ablauf des Verfalldatums nicht mehr anzuwenden ist und, soweit erforderlich, die Angabe der Haltbarkeit nach Öffnen des Behältnisses
- Datum der Fassung der Packungsbeilage.

Problematisch an dieser sonst sehr sinnvollen Gesetzesvorschrift ist, daß auch sehr seltene Nebenwirkungen aufgeführt werden müssen. Das führt oft zu einer starken Verunsicherung der Patienten, wenn sie nach dem Arztbesuch zu Hause die Gebrauchsinformation durchlesen. Aus falscher Angst heraus werden dann die vom Arzt verordneten Medikamente nicht mehr oder in zu geringer Dosierung eingenommen.

Für Fachkreise müssen ausführliche **Fachinformationen** zur Verfügung gestellt werden. Weitere Abschnitte enthalten Bestimmungen über die Herstellung und Zulassung von Arzneimitteln.

Herstellung von Arzneimitteln

Die gewerbs- oder berufsmäßige Herstellung von Arzneimitteln bedarf einer Erlaubnis durch die zuständige Behörde. Der Herstellungsleiter muß die erforderliche, im Gesetz festgelegte Sachkenntnis nachweisen. Er ist für die vorschriftsmäßige Herstellung, Lagerung und Kennzeichnung der Arzneimittel verantwortlich.

Zulassung von Fertigarzneimitteln

Fertigarzneimittel dürfen im Geltungsbereich des Arzneimittelgesetzes nur in den Verkehr gebracht werden, wenn sie durch die zuständige Bundesoberbehörde zugelassen sind. Nach eingehender Prüfung werden Arzneimittel nur vom *Bundesinstitut für Arzneimittel und Medizinprodukte,* Seren und Impfstoffe nur vom *Bundesamt für Sera und Impfstoffe* zugelassen. Die Zulassung kann auf einen bestimmten Zeitraum oder bestimmte Anwendungsgebiete beschränkt sein.

Voraussetzung für die Zulassung

Vor der Zulassung sind umfangreiche Untersuchungen erforderlich. An erster Stelle stehen die Tierversuche, dann erst erfolgt die Erprobung an gesunden Menschen, die sich *freiwillig* zur Verfügung stellen.

Wenn bei diesen beiden Stufen nur Risiken aufgetreten sind, die gemessen an der voraussichtlichen Bedeutung des Arzneimittels für die Heilkunde ärztlich vertretbar sind und eine nach Landesrecht gebildete, unabhängige Ethikkommission zugestimmt

hat, kommt das Arzneimittel in die **klinische Prüfung.** Das Arzneimittel wird nun in breiterem Rahmen unter Aufsicht eines qualifizierten Leiters nach festgelegtem Plan an Kranken erprobt. Die Patienten oder ihre gesetzlichen Vertreter müssen zuvor über Wesen, Bedeutung und Tragweite der klinischen Prüfung aufgeklärt werden und ihr schriftliches Einverständnis dazu geben. Für den Schadensfall besteht eine Versicherung.

Die eigentliche Zulassung erfolgt nur, wenn alle diese Untersuchungen gezeigt haben, daß das neue Arzneimittel den gesetzlichen Anforderungen entspricht.

Homöopathische Arzneimittel

Der fünfte Gesetzesabschnitt ist den homöopathischen Arzneimitteln gewidmet. Sie dürfen nicht der Verschreibungspflicht unterliegen. Sie müssen nicht zugelassen, sondern nur registriert werden. Dazu werden sie in das von der zuständigen Bundesoberbehörde geführte *Register für homöopathische Arzneimittel* eingetragen. Der Antrag auf Registrierung muß auch durch entsprechende Unterlagen gerechtfertigt sein. Das Mittel darf bei bestimmungsgemäßem Gebrauch keinesfalls schädliche Wirkungen haben. Der Antrag kann auch abgelehnt werden. Bei homöopathischen Arzneimitteln dürfen keine Angaben über Anwendungsgebiete gemacht werden. Sie müssen aber den Hinweis an den Anwender enthalten, bei während der Anwendung fortdauernden Krankheitssymptomen medizinischen Rat einzuholen.

Abgabe von Arzneimitteln

Apothekenpflicht

Bis auf wenige Ausnahmen (Heilwässer und deren Salze; bestimmte Pflanzen, Pflanzenteile, -säfte und -destillate; einige äußerlich anwendbare Desinfektionsmittel) dürfen Arzneimittel nur in Apotheken in den Verkehr gebracht werden und sind somit apothekenpflichtig. Ein apothekenpflichtiges Arzneimittel kann sich jeder nach eigenem Wunsch oder Empfehlung des Apothekers auf eigene Rechnung in einer Apotheke kaufen.

Verschreibungspflicht

Der Verschreibungspflicht unterliegen – und dürfen daher nur in Apotheken verkauft werden – alle Arzneimittel, die

- die Gesundheit von Mensch und Tier auch bei bestimmungsgemäßem Gebrauch gefährden können, wenn sie ohne ärztliche Überwachung angewendet werden
- häufig in erheblichem Umfang nicht bestimmungsgemäß gebraucht werden, z.B. als Suchtmittel (Schlaftabletten, Psychopharmaka usw.)
- aus Stoffen zubereitet sind, deren Wirkung in der medizinischen Wissenschaft nicht allgemein bekannt ist (z.B. neu zugelassene Arzneimittel in den ersten fünf Jahren).

Diese verschreibungspflichtigen Arzneimittel dürfen nur von Ärzten, Zahnärzten oder Tierärzten verschrieben werden. Jede Verschreibung, auch von nicht verschreibungspflichtigen Arzneimitteln, muß bestimmte Angaben enthalten:

- Name, Berufsbezeichnung, Anschrift und eigenhändige Unterschrift des ausstellenden Arztes
- Ausfertigungsdatum
- Name(n) des (der) verordneten Arzneimittel(s)
- Packungsgröße (fehlt diese Angabe, darf der Apotheker nur die kleinste Packung abgeben)
- Dosierung (wenn sie von der Gebrauchsinformation abweicht)
- Name (und Anschrift) des Patienten
- Geburtsdatum oder Alter bei Kindern (für Kinder stehen Arzneimittelzubereitungen zur Verfügung, die in ihrer Dosierung dem geringen Gewicht und den Besonderheiten des kindlichen Stoffwechsels angepaßt sind)
- Bei Kassenrezepten Angabe der Krankenkasse und des Mitglieds (bei Familienversicherung).

Nur in dringenden Fällen und wenn sich der Apotheker Gewißheit über die Person des Arztes verschafft hat, darf ein verschreibungspflichtiges Arzneimittel auf telefonische Anordnung abgegeben werden.

Die auf dem Rezept verordnete Arzneimittelmenge darf bei verschreibungspflichtigen Medikamenten nur einmal innerhalb der Gültigkeitsdauer von sechs Monaten abgegeben werden.

Behördliche Überwachung

Im zwölften Gesetzesabschnitt ist angeordnet, daß jeder Betrieb, der Arzneimittel herstellt oder in den Verkehr bringt, behördlich überwacht wird. Beauftragte der Behörden überprüfen laufend, ob die Vorschriften des Arzneimittelgesetzes eingehalten werden. Dazu haben sie das Recht auf Einsicht in alle Betriebs- und Geschäftsvorgänge und zur Entnahme von Proben.

Haftung für Arzneimittelschäden

Der siebzehnte Gesetzesabschnitt legt eine Haftung für Arzneimittelschäden fest. Der pharmazeutische Unternehmer haftet für die von ihm in den Verkehr gebrachten Arzneimittel und muß eine entsprechende Deckungsvorsorge, z.B. durch eine Haftpflichtversicherung, erbringen.

Die **Schadensersatzpflicht** tritt ein, wenn

- das Arzneimittel bei bestimmungsmäßigem Gebrauch schädliche Wirkungen hat, die über ein nach den Erkenntnissen der medizinischen Wissenschaft vertretbares Maß hinausgehen und ihre Ursache im Bereich der Entwicklung oder der Herstellung haben
- der Schaden infolge einer nicht den Erkenntnissen der medizinischen Wissenschaft entsprechenden Kennzeichnung, Fachinformation oder Gebrauchsinformation eingetreten ist.

Das Gesetz endet mit Straf- und Bußgeldvorschriften.

Werbung

Das Arzneimittelgesetz wird ergänzt durch das *Gesetz über die Werbung auf dem Gebiet des Heilwesens*. Nach diesem Gesetz ist jede Art der irreführenden Werbung verboten.

Die Werbung muß ähnliche Angaben, wie in der Gebrauchsinformation vorgeschrieben, enthalten. Für verschreibungspflichtige Arzneimittel, Schlafmittel und Psychopharmaka darf nur in Fachkreisen, d.h. bei Personen, die berufsmäßig Arzneimittel anwenden oder mit ihnen Handel treiben, geworben werden. Außerhalb der Fachkreise sind die Möglichkeiten der Werbung noch stärker beschränkt.

Einschränkungen bei der Werbung für Arzneimittel

Es darf
- für die Behandlung zahlreicher Erkrankungen gar nicht geworben werden
- die Werbung keine Gutachten, Empfehlungen, Krankengeschichten, Bilder von Zuständen vor und nach der Behandlung beinhalten
- eine Werbeaussage keine Angstgefühle hervorrufen oder ausnutzen
- die Werbung nicht zur Selbsterkennung und Selbstbehandlung von Krankheiten anleiten, keine Fremdbehandlungen anbieten
- keine zusätzliche Werbegabe versprochen werden
- nicht für den Versand apothekenpflichtiger Arzneimittel geworben werden.

Paul Pauker hat im anfangs dargestellten Fall gegen zahlreiche Vorschriften des Arzneimittelgesetzes verstoßen:
- Er hat ein bedenkliches Arzneimittel in den Verkehr gebracht, dem vermutlich auch keine vorschriftsmäßige Gebrauchsinformation beigefügt war
- Er hatte keine Erlaubnis zur Herstellung und zum Handel mit Arzneimitteln
- Er konnte die gesetzlich vorgeschriebene Sachkenntnis nicht nachweisen

- Das Arzneimittel war nicht klinisch geprüft und nicht vom Bundesinstitut für Arzneimittel und Medizinprodukte zugelassen
- Es bestand keine Haftpflichtversicherung für Arzneimittelschäden
- Die Werbung war irreführend.

4.6.8   Betäubungsmittelgesetz

Alle Angehörigen der medizinischen Fachberufe können in Einrichtungen arbeiten, wo sie mit Drogenabhängigen in Berührung kommen. Mit den Betäubungsmitteln beschäftigt sich das *Betäubungsmittelgesetz* vom 28.07.1988.

Das Gesetz regelt in erster Linie die Voraussetzungen für den erlaubten Umgang mit solchen Mitteln, die unter die Regelungstatbestände des Betäubungsmittelgesetzes fallen. Die zum Teil als Drogen in den Verkehr gebrachten und gehandelten Substanzen sind auch Mittel, die beispielsweise zur Herstellung von Arzneien Verwendung finden. Aus diesem Grund muß es einen genehmigten Handel mit diesen Substanzen geben. Das Gesetz ist also nicht in erster Linie ein Strafgesetz, welches für bestimmte Vergehen bestimmte Strafen ausspricht, sondern ein Gesetz, welches den legalen Handel mit Stoffen beschreibt, die vom Gesetz genannt werden.

Unerlaubter Verkehr mit Betäubungsmitteln

Da ein Therapeut mit der Herstellung von Arzneien und damit mit der Verwendung bestimmter auch als Drogen mißbrauchter Substanzen wenig zu tun hat, soll hier die größere Aufmerksamkeit dem unerlaubten Verkehr mit Drogen gewidmet werden. Fehlt die Erlaubnis zum Verkehr mit Betäubungsmitteln, so werden die vom Betäubungsmittelgesetz erwähnten Substanzen zu Drogen. Unerlaubter Umgang mit Drogen zieht schwere Strafen nach sich. Mit Freiheitsstrafe bis zu fünf Jahren oder mit Geldstrafe

Gesetzeskunde

wird bestraft, wer Betäubungsmittel unerlaubt anbaut, herstellt, mit ihnen Handel treibt, sie ohne Handel zu treiben einführt, ausführt, veräußert, abgibt oder sonst in den Verkehr bringt, erwirbt oder sich in sonstiger Weise beschafft.

Drogenbesitz und Drogenhandel

Schon der Besitz ist strafbar, wenn die entsprechende Erlaubnis für den Erwerb nicht vorlag. Für den Händler gelten noch Strafverschärfungen. Derjenige, der gewerbsmäßig mit Drogen Handel betreibt, wird mit Freiheitsstrafen nicht unter einem Jahr bestraft. Gleiches gilt auch, wenn durch den Verkehr mit Drogen die Gesundheit mehrerer Menschen gefährdet wird. Der Gesetzgeber will jedoch nicht nur strafen, sondern auch helfen. Gerichte können von einer Bestrafung absehen, wenn ein Drogenkonsument Betäubungsmittel lediglich zum Eigenverbrauch in geringer Menge anbaut, herstellt, einführt, ausführt oder durchführt, erwirbt, oder sich in sonstiger Weise verschafft oder besitzt. Dies gilt jedoch nicht für den „Dealer", der in jedem Falle bestraft wird. Jugendliche und Heranwachsende werden besonders geschützt, da die Strafen für Erwachsene höher sind, wenn diese an Jugendliche oder Heranwachsende Drogen abgeben.

Rehabilitation vor Strafe

Im Betäubungsmittelrecht gilt der Grundsatz *„Rehabilitation vor Strafe"*. Daher kann, bei einer zeitlichen Freiheitsstrafe von maximal zwei Jahren, die Strafvollstreckungsbehörde mit Zustimmung des Gerichts die Vollstreckung der Strafe zurückstellen, wenn der Verurteilte sich wegen seiner Abhängigkeit in eine Rehabilitationseinrichtung begibt und sich einer Betäubungsmittelrehabilitation unterzieht. Die Zeit seiner Rehabilitation kann sogar auf die Strafe angerechnet werden, so daß der besserungswillige Drogenabhängige die Arrestzelle mit der Rehabilitationseinrichtung austauschen kann.

4.6.9 Einschlägige Gerätevorschriften in der Medizintechnik

Die Verwendung von Instrumenten, Apparaten und körperfremden Stoffen sowie der Einsatz von elektrischem Strom, elektromagnetischen Wellen und Strahlen aller Art (Röntgen, UV-Licht, Laser usw.) am Menschen bergen Gefahren in sich. Ziel der nachfolgend erläuterten Verordnungen und Gesetze ist es, die Sicherheit in der Medizintechnik zu verbessern. Das Bedienungspersonal sowie die Patienten sollen bestmöglich vor Gefahren und unerwünschten Wirkungen geschützt werden.

Die im folgenden besprochenen Verordnungen und Gesetze sind deshalb nicht nur für den Besitzer und Betreiber von medizinischen Geräten und Apparaten von Bedeutung, sondern für das gesamte medizinische Personal, dem die Bedienung und Anwendung übertragen wird, und für die Patienten.

Medizingeräteverordnung

Grundlage ist das *Gesetz über technische Arbeitsmittel* (Gerätesicherheitsgesetz), das zuletzt 1992 in einer Neufassung veröffentlicht wurde.

Darauf beruht die Medizingeräteverordnung (Verordnung über die Sicherheit medizinisch-technischer Geräte), die sich nur mit medizinisch-technischen Geräten befaßt, die zur Untersuchung oder Behandlung von Menschen verwendet werden dürfen. Sie ist seit 1986 in Kraft und wurde 1994 durch das *Medizinproduktegesetz* abgeändert.

Gerätegruppen

Die Medizingeräteverordnung teilt im ersten Abschnitt die medizinisch-technischen Geräte entsprechend ihrem Gefährdungspotential in verschiedene Gruppen ein:

- **Gruppe 1** enthält die energetisch, d.h. mit Hilfe einer Energiequelle betriebenen medizinisch-technischen Geräte. Sie sind diejenigen, von denen die größten Gefahren ausgehen können

- **Gruppe 2**, wie z.B. Herzschrittmacher oder energetisch betriebene medizinisch-technische Implantate, unterliegen jetzt dem Medizinproduktegesetz
- **Gruppe 3** enthält energetisch betriebene medizinisch-technische Geräte, die nicht in der Anlage (zur Gruppe 1) aufgeführt sind und nicht der früheren Gruppe 2 zuzuordnen sind (z.B. Röntgengeräte, EKG- und EEG-Geräte, Laborgeräte, Sterilisatoren)
- **Gruppe 4** enthält alle sonstigen medizinisch-technischen Geräte (z.B. Beatmungsbeutel, handbetriebenes Blutdruckmeßgerät).

Bei der Kombination von zwei oder mehreren Geräten werden die Geräte gemeinsam der Gruppe zugeordnet, der das gefährlichste angehört.

Herstellung und Inverkehrbringen

Der zweite Abschnitt der Medizingeräteverordnung legt fest, daß nur medizinisch-technische Geräte in den Verkehr gebracht werden dürfen, die den Vorschriften dieser Verordnung und auch den Arbeitsschutz- und Unfallverhütungsvorschriften entsprechen.

Eine *Bauartzulassung* der zuständigen Behörde muß vorhanden sein. Alle Geräte müssen allgemein verständlich beschriftet und mit dem Namen oder der Firma des Herstellers, dem Typ und der Fabriknummer versehen sein. Eine Gebrauchsanweisung in deutscher Sprache muß beiliegen. Dort müssen alle notwendigen Angaben über Verwendungszweck, Funktionsweise, Kombinationsmöglichkeiten mit anderen Geräten, Reinigung, Desinfektion, Sterilisation, Zusammenbau, Funktionsprüfung und Wartung des Geräts enthalten sein.

Vorschriften für das Betreiben medizinisch-technischer Geräte

Der dritte, für den Anwender der Geräte wichtigste Abschnitt, enthält die Vorschrif-

ten für den Betrieb der Geräte. Alle medizinisch-technischen Geräte dürfen nur betrieben werden, wenn

- sie den vorher genannten Anforderungen entsprechen, zugelassen sind und keine Mängel aufweisen
- die betreibenden Personen aufgrund ihrer Ausbildung oder ihrer Kenntnisse und praktischen Erfahrungen die Gewähr für eine sachgerechte Handhabung bieten und
- der Anwender sich vor der Anwendung/Behandlung von der Funktionssicherheit und dem ordnungsgemäßen Zustand des Geräts überzeugt hat.

Die bei der Bauartzulassung festgelegten *sicherheitstechnischen Kontrollen* und die *Wartung* der Geräte müssen im vorgeschriebenen Umfang, fristgerecht und von sachverständigem Personal ausgeführt werden. Der Betreiber trägt hierfür die Verantwortung. Funktionsausfälle, Störungen und Mängel bei sicherheitstechnischen Kontrollen oder Unfälle mit Personenschaden müssen der zuständigen Behörde mit einer genauen Beschreibung der Umstände unverzüglich angezeigt werden. Diese Vorschrift bezieht sich ebenfalls auf die Geräte der Gruppen 1 und 3.

Bestandsverzeichnis und Gerätebuch

Im dritten Abschnitt der Medizingeräteverordnung ist festgelegt, daß der Betreiber für die von ihm betriebenen medizinisch-technischen Geräte der Gruppen 1 und 3 ein Bestandsverzeichnis zu führen hat.

In das **Bestandsverzeichnis** sind für jedes einzelne Gerät folgende Angaben einzutragen:

- Name oder Firma des Herstellers
- Typ, Fabriknummer und Anschaffungsjahr
- Gerätegruppe
- Standort oder betriebliche Zuordnung.

Für medizinisch-technische Geräte der Gruppe 1 hat der Betreiber ein **Gerätebuch** zu führen. Es muß dem Anwender jederzeit zugänglich sein.

Gesetzeskunde

Auch die Gerätebücher und die Gebrauchsanweisungen müssen so aufbewahrt werden, daß sie den mit der Anwendung beauftragten Personen und den zuständigen Behörden jederzeit zugänglich sind.

Die letzten Abschnitte der Medizingeräteverordnung befassen sich mit der Festlegung der Prüfungs- und Aufsichtsorgane und den Ordnungswidrigkeiten und Straftaten bei Nichtbeachtung der Verordnung.

Medizinproduktegesetz

Das *Gesetz über Medizinprodukte* (Medizinproduktegesetz, MPG) ist am 1. Januar 1995 in Kraft getreten. Zweck dieses Gesetzes ist es, den Verkehr mit Medizinprodukten zu regeln und dadurch für die Sicherheit, Eignung und Leistung der Medizinprodukte sowie die Gesundheit und den erforderlichen Schutz von Patienten, Anwendern und Dritten zu sorgen.

Medizinprodukte

Medizinprodukte im Sinne dieses Gesetzes sind alle einzeln oder miteinander verbunden verwendeten Instrumente, Apparate, Vorrichtungen, Stoffe und Zubereitungen aus Stoffen oder andere Gegenstände einschließlich der für ein einwandfreies Funktionieren des Medizinproduktes eingesetzten Software, die vom Hersteller zur Anwendung für Menschen zum Zwecke der Erkennung, Verhütung, Überwachung, Behandlung oder Linderung von Krankheiten, zur Linderung oder Kompensierung von Verletzungen oder Behinderungen, zur Untersuchung, der Ersetzung oder der Veränderung des anatomischen Aufbaus oder eines physiologischen Vorgangs oder zur Empfängnisregelung bestimmt sind.

Das Gesetz befaßt sich also mit allen medizinischen Gegenständen, Instrumenten und Apparaten, mit denen das Fachpersonal im beruflichen Alltag, aber auch der akut oder chronisch erkrankte Patient, der Behinderte oder Personen, die einer Krankheit oder Schwangerschaft vorbeugen wollen, in Kontakt kommen. Die Bandbreite dieser Produkte reicht vom Überwachungsgerät auf der Intensivstation über Herzschrittmacher, chirurgische Instrumente, Prothesen, chirurgisches Nahtmaterial, Spritzen und Pflaster bis zur Mullbinde. Das Arzneimittelgesetz, die Röntgenverordnung, das Strahlenschutzgesetz, die Medizingeräteverordnung und das Lebensmittel- und Bedarfsgegenständegesetz bleiben von diesem Gesetz unberührt, wurden aber in einigen Punkten entsprechend angepaßt.

Im folgenden werden die für den medizinischen Alltag wichtigsten Regelungen dieses umfangreichen Gesetzes angesprochen.

Anforderungen an ein Medizinprodukt

Die grundlegenden Anforderungen an ein Medizinprodukt, seine Anwendung und Inbetriebnahme legt das Bundesministerium für Gesundheit im einzelnen durch Rechtsverordnung fest. Es bestimmt auch das Verfahren zur *Klinischen Prüfung* eines solchen Produkts. Ein Bund/Länder-Ausschuß aus sachverständigen Personen berät dieses Ministerium hinsichtlich der Durchführung des Gesetzes auch im Hinblick auf Angelegenheiten der Europäischen Gemeinschaft.

Das *Bundesinstitut für Arzneimittel und Medizinprodukte* ist zuständig für die Bewertung hinsichtlich der technischen und medizinischen Anforderungen und der Sicherheit von Medizinprodukten.

Kennzeichnungspflicht

Medizinprodukte dürfen nur verkauft, betrieben oder verwendet werden, wenn sie mit einer **CE-Kennzeichnung** (CE = Communauté Européenne) versehen sind. Das CE-Zeichen dokumentiert, daß dieses Produkt die einschlägigen europäischen Anforderungen erfüllt. Es muß, falls möglich, deutlich sichtbar und dauerhaft auf dem Medizinprodukt angebracht sein. Zur CE-Kennzeichnung gehört auch die Kennummer der benannten Stelle, welche nach entsprechender Prüfung die Berechtigung zu ihrem Führen ausgestellt hat.

Gesetzeskunde

Beschränkungen für den Betrieb von Medizinprodukten

Ein Medizinprodukt darf nicht in den Verkehr gebracht, betrieben oder verwendet werden, wenn der begründete Verdacht besteht, daß es die Sicherheit und Gesundheit von Patienten, Anwendern oder Dritten gefährdet, sein Verfallsdatum abgelaufen ist oder wenn es mit irreführenden Bezeichnungen versehen ist.

Das Bundesministerium für Gesundheit ist berechtigt, für Medizinprodukte eine Verschreibungspflicht oder Abgabebeschränkung vorzusehen.

Die im dritten Gesetzesabschnitt ausgeführten Vorschriften zur klinischen Prüfung eines Medizinproduktes entsprechen in etwa denen des Arzneimittelgesetzes.

Vorschriften für den Betrieb von Medizinprodukten

Aktive Medizinprodukte, also solche, die auf eine Stromquelle oder eine andere Energiequelle angewiesen sind, dürfen nur nach den allgemein anerkannten Regeln der Technik sowie den Arbeitsschutz- und Unfallverhütungsvorschriften errichtet, betrieben oder angewendet werden. Sie dürfen auch nur von Personen angewendet werden, die aufgrund ihrer Ausbildung oder ihrer Kenntnisse und praktischen Erfahrungen die Gewähr für eine sachgerechte Handhabung bieten.

Betriebe und Einrichtungen, die Medizinprodukte herstellen, klinisch prüfen oder erstmalig in den Verkehr bringen, müssen ihre Tätigkeit und die verantwortlichen Personen der zuständigen Behörde anzeigen und sich überwachen lassen.

Die bei der Anwendung von Medizinprodukten auftretenden Risiken oder Nebenwirkungen muß ein entsprechend ausgebildeter Sicherheitsbeauftragter des Herstellers sammeln, bewerten und erforderlichenfalls der zuständigen Behörde melden (Beobachtungs- und Meldesystem).

Die fachliche Information und die Einweisung in die Verwendung oder Anwendung von Medizinprodukten darf nur ein *Medizinprodukteberater* mit entsprechender Sachkenntnis und regelmäßiger Schulung durchführen.

Das Gesetz endet mit Straf-, Bußgeld- und Übergangsbestimmungen. Ab 14. Juni 1998 dürfen nur noch CE-gekennzeichnete Medizinprodukte in Verkehr gebracht, neu angeschafft und in Betrieb genommen werden.

Gesetzeskunde

5 Soziale Sicherheit

5.1 Überblick über die Sicherungssysteme

Die wichtigsten Sicherungssysteme sind die gesetzlichen Versicherungen, die im Falle von Krankheit, Unfall, Arbeitslosigkeit, Berufsunfähigkeit, Pflegebedürftigkeit Leistungen gewähren und bei Erreichen der Lebensarbeitsgrenze dem Versicherten Rente gewähren. Die soziale Sicherheit ist durch fünf starke Träger gekennzeichnet:

Krankenversicherung
Pflegeversicherung
Unfallversicherung
Rentenversicherung
Arbeitslosenversicherung.

Historische Entwicklung der Sicherungssysteme

Die Einrichtung gesetzlicher Sozialversicherungen hat in Deutschland gegen Ende des 19. Jahrhunderts begonnen und mit der Schaffung der Pflegeversicherung zum 01.01.1995 ein neues Element erhalten. Die Sozialversicherungen sind durch vielfältige Ursachen notwendig geworden.

Zunächst stieg die allgemeine Lebenserwartung durch große medizinische Fortschritte im 19. Jahrhundert rasch an. Gleichzeitig lösten sich durch die Entwicklung vom Agrarstaat zum Industriestaat traditionelle Formen der Absicherung wie die Großfamilie, Leibgedinge oder anderweitige Versorgungszusagen für die Älteren weiterhin auf. Auch die Bedeutung anderer Träger sozialer Dienste (Kirchen, Klöster, Stiftungen oder auch „Armenhäuser") wurde geringer. So übernahm zunehmend der Staat die Aufgabe, für eine Absicherung bei Alter, Arbeitsunfähigkeit, Krankheit und Arbeitsausfall zu sorgen.

In den letzten Jahren wurde besonders die Pflege zur großen Herausforderung. Die steigende Lebenserwartung auf der einen und weitere medizinische Möglichkeiten auf der anderen Seite ließen die Anzahl der Pflegefälle immer mehr steigen. Gleichzeitig wuchsen aber auch die Kosten der Pflege sehr stark.

Für die ersten vier Risiken waren in rascher Folge gesetzliche Regelungen getroffen worden, die nun durch die Pflegeversicherung ergänzt werden:

1883 Einführung der gesetzlichen Krankenversicherung

1884 Einführung der gesetzlichen Unfallversicherung

1889 Einführung der gesetzlichen Alters- und Invaliditätenversicherung für Arbeiter

1911 Erweiterung der Rentenversicherung auch auf Angestellte

1927 Einführung der gesetzlichen Arbeitslosenversicherung

1995 Einführung der gesetzlichen Pflegeversicherung

Künftige Herausforderungen an das Sozialversicherungssystem

Das weit verästelte Sozialrecht wird derzeit in einer Sozialgesetzbuchsammlung zusammengefaßt. Dabei ist auch das gesamte Verwaltungsverfahren vereinheitlicht worden. Die Bedeutung dieses Gesetzgebungsvorhabens kann durchaus mit der Schaffung des Bürgerlichen Gesetzbuches verglichen werden. Hinzu kommt, daß durch die Wiedervereinigung auch das gesamte Sozialversicherungsrecht der ehemaligen DDR angepaßt werden muß. Hierzu gibt es zahlreiche Übergangsvorschriften, die zum Teil bereits abgeschlossen, zum Teil in den nächsten Jahren Zug um Zug wegfallen werden. Sie sind deshalb nicht berücksichtigt. Auch sind die in diesem Kapitel genannten „Grenzwerte", z.B. für die Beitragsbemessungsgrenze zur Rentenversicherung, auf die Verhältnisse in den „alten Bundesländern" abgestellt.

Damit sind die Herausforderungen für das Sozialversicherungssystem aber noch nicht abgeschlossen. Die Tendenz zu starken Kostensteigerungen bei der medizinischen Versorgung, ein weiter ansteigender Pflegebedarf und die ungünstige Altersstruktur müssen in den nächsten Jahren bewältigt werden. All dies wird dazu führen, daß im Sozialrecht die gesetzgeberische Tätigkeit in absehbarer Zeit nicht abgeschlossen sein wird.

Zur Einführung in die Aufgaben der verschiedenen Zweige der Sozialversicherung soll der nachfolgende Fall dienen:

> Der 32jährige Arbeiter Franz Förster ist mit der Montage hochtechnisierter Druckmaschinen befaßt. Infolge seiner Spezialisierung liegt sein monatlicher Lohn über der sogenannten „Beitragsbemessungsgrenze". Als Ausgleichssport betreibt er das Drachenfliegen. Bei einem dieser Flüge stürzt er ab und wird so schwer verletzt, daß er zeitlebens arbeitsunfähig und ein Pflegefall bleiben wird. Ein Kollege, der ihn im Krankenhaus besucht, meint, Franz Förster werde wohl von keiner Versicherung Geld bekommen. In der gesetzlichen Krankenversicherung sei er nicht mehr, weil er zuviel verdient habe. Zudem sei ein Teil der Verletzungen gar nicht mehr heilbar. Rente werde er auch nicht bekommen, da er noch keine 65 Jahre alt sei. Auch arbeitslos könne er sich nicht melden, da er ja in Zukunft gar nicht werde arbeiten können.

> Und die neue Pflegeversicherung werde schon deshalb nicht zahlen, weil eine gesetzliche Versicherung Kosten aus einem Unfall bei einem so gefährlichen Hobby wie Drachenfliegen ohnehin nicht übernehme. Beunruhigt fragt Franz Förster, ob sein Kollege Recht hat.
> Was meinen Sie?

5.1.1   Rentenversicherung

Die gesetzliche Rentenversicherung untergliedert sich aus ihrer historischen Entwicklung heraus in verschiedene Zweige. Die Arbeiterrentenversicherung, die Rentenversicherung für Angestellte und die Knappschaftsrentenversicherung (für im Bergbau Beschäftigte). Diese Zweige unterscheiden sich aber nur nach dem Kreis der dort versicherten Personen und dem jeweiligen Träger. Im folgenden soll nun ein kurzer Überblick gegeben werden, wer Versicherter ist, welche Träger es gibt, unter welchen Voraussetzungen und in welchem Umfang Leistungen erbracht werden müssen und wie die Beiträge finanziert werden.

Die Versicherten

Zu welcher Versicherung man gehört, entscheidet sich nach der Einordnung des Berufs. Die Abgrenzung zwischen Arbeitern und Angestellten bereitet dabei erhebliche Schwierigkeiten.

Zunächst ist eine grundlegende Unterscheidung vorzunehmen. Es gibt Pflichtversicherte und freiwillig Versicherte.

Sozialversicherungspflicht

Pflichtversichert sind alle Arbeitnehmer, die gegen Entgelt unabhängig von seiner Höhe mehr als nur geringfügig beschäftigt sind. Als Arbeitnehmer gilt auch, wer sich in Berufsausbildungsverhältnissen (Lehrling oder Praktikant) befindet.

Soziale Sicherheit

Auch Studenten, die neben ihrem Studium einer mehr als geringfügigen Beschäftigung nachgehen, sind jetzt versicherungspflichtig geworden. Der Grund liegt darin, daß die Zeiten des Studiums für die Höhe des Rentenanspruchs weitgehend unberücksichtigt bleiben.

Selbständige

Neben den Arbeitnehmern sind auch verschiedene Gruppen von Gewerbetreibenden und Selbständigen pflichtversichert, weil der Gesetzgeber bei ihnen von einer Schutzbedürftigkeit wie bei Arbeitnehmern ausgeht.

Selbständige ohne versicherungspflichtige Mitarbeiter in den medizinischen Fachberufen werden zur Sozialversicherungspflicht herangezogen, weil sie aufgrund ihrer Betriebsstruktur einem Angestellten eher gleichzusetzen sind, als einem Selbständigen mit den mannigfaltigen Aufgaben, die im Personalbereich vorkommen können.

Auch **freie Mitarbeiter** sind selbständige Leistungserbringer. Für sie gilt diese Regelung ebenfalls. Dieser Umstand wird von manchen selbständigen Mitgliedern der medizinischen Fachberufe oft übersehen und hierdurch nicht selten eine Nachzahlungspflicht für einen längeren Zeitraum (maximal 4 Jahre) ausgelöst.

Versicherungsfreiheit

Alle übrigen Personen (z.B. Beamte, Hausfrauen, viele Gewerbetreibende und Selbständige) sind versicherungsfrei. **Praktikanten,** die während der Ausbildung zum Masseur und med. Bademeister (☞ 1.3.2) klinische Arbeitsplätze belegen, sind ebenfalls nicht versicherungspflichtig.

Geringfügig Beschäftigte

Geringfügig beschäftigte Personen unterliegen nicht der Versicherungspflicht. Eine geringfügige Beschäftigung liegt vor, wenn
• eine Tätigkeit *regelmäßig* weniger als 15 Stunden in der Woche ausgeübt wird *und* das Arbeitsentgelt einen von Jahr zu Jahr neu festgesetzten Betrag (1997: 620 DM monatlich) nicht übersteigt

• eine Nebenbeschäftigung 1/6 des Gesamteinkommens nicht übersteigt oder wenn
• eine Tätigkeit *nicht berufsmäßig* (also nur Aushilfstätigkeiten) für längstens 2 Monate oder 50 Arbeitstage ausgeübt wird.

Selbständige mit mehr als einem versicherungsfreien Mitarbeiter

Der Physiotherapeut Norbert Neuner beschäftigt drei Teilzeitarbeitskräfte, von denen ein jeder monatlich 500 DM verdient. Neuner führt, weil er hierzu gesetzlich verpflichtet ist, einen pauschalierten Lohnsteueranteil ab. Ist der Physiotherapeut als Selbständiger ohne sozialversicherungspflichtige Mitarbeiter selbst sozialversicherungspflichtig?

Wer mehr als einen versicherungsfreien Mitarbeiter beschäftigt und dadurch an Personalausgaben monatlich mehr Honorare zahlt, als dies bei einem geringfügig Beschäftigten (mit z.Z. 620 DM maximal) der Fall ist, betreibt einen Personalaufwand, der nach dem Zweck der Gesetzesbestimmung nicht mehr mit dem Selbständigen vergleichbar ist, der gar keinen oder nur einen geringfügig beschäftigten Mitarbeiter hat und daher dem Angestellten näher steht, als dem Selbständigen im üblichen Falle. Norbert Neuner ist damit selbst nicht sozialversicherungsbeitragspflichtig.

Eine **freiwillige Versicherung** ist den meisten versicherungsfreien Personen (Hauptausnahme: Beamte) möglich. Bei Beamten ist diese Möglichkeit nicht notwendig, da ihre Altersversorgung über den Pensionsanspruch geregelt ist.

Versicherungsträger

Träger der Arbeiterrentenversicherung sind die Landesversicherungsanstalten (LVA) und Sonderanstalten (Bundesbahn-Versicherungsanstalt und Seekasse). Träger der Angestelltenrentenversicherung ist die Bundesanstalt für Angestellte (BfA) und Träger der Knappschaftsrentenversicherung die Bundesknappschaft.

Versicherungsfälle

Altersrente

Nach dem Ausscheiden aus dem Erwerbsleben soll die Rentenversicherung die Altersversorgung sichern.

Grundfall ist dabei die **Altersrente nach Vollendung des 65. Lebensjahres.** Die „flexible Altersgrenze" sieht jedoch derzeit noch vor, daß der Berechtigte – bei mindestens 35 Versicherungsjahren seinen Rentenbeginn zwischen Vollendung des 63. und des 67. Lebensjahres frei wählen kann. Ab dem Jahr 2000 wird aber die Altersgrenze für den Bezug der vollen Rente schrittweise auf das 65. Lebensjahr angehoben. Ein früherer Rentenbeginn kostet dann Abschläge.

In Sonderfällen konnten die Renten bisher schon mit Vollendung des 60. Lebensjahres gewährt werden (vorangehende Arbeitslosigkeit, Schwerbehinderung und Altersteilzeitarbeit). Diese Grenze wird von 1997–2001 schrittweise auf das 65. Lebensjahr angehoben.

Schließlich können derzeit Frauen mit Vollendung des 60. Lebensjahres Rente erhalten, wenn sie in den vorangegangenen 20 Jahren überwiegend (also mehr als 10 Jahre) rentenversicherungspflichtig beschäftigt waren. Auch bei ihnen wird aber bis 2004 diese Altersgrenze schrittweise auf 65 Jahre gestiegen sein.

Berufs- und Erwerbsunfähigkeit

Zum zweiten soll die Rentenversicherung bei einem vorzeitigen *Ausscheiden* aus dem Berufsleben eingreifen. Hierbei ist zwischen Berufsunfähigkeit und Erwerbsunfähigkeit zu unterscheiden.

Berufsunfähigkeit

Berufsunfähig ist, wer in seiner Leistungskraft, gleich aus welcher Ursache, auf weniger als die Hälfte der Fähigkeiten eines gesunden Versicherten mit einem vergleich-baren Berufsbild herabgesunken ist. Kann dann keine zumutbare Tätigkeit mehr ausgeübt werden, wird Rente wegen Berufsunfähigkeit bezahlt.

Erwerbsunfähigkeit

Erwerbsunfähig ist, wer auf absehbare Zeit keine Erwerbstätigkeiten mehr ausüben oder daraus jedenfalls nicht mehr als nur geringfügige Einkünfte erzielen kann. Die dann gewährte Erwerbsunfähigkeitsrente ist höher als eine Berufsunfähigkeitsrente.

Hinterbliebenenrente

Zum dritten soll die Rentenversicherung die Hinterbliebenen schützen.

Witwen- und Witwerrente

Witwen- und Witwerrente erhält nach neuem Recht der überlebende Ehegatte, wenn der verstorbene Ehegatte zum Zeitpunkt seines Todes Rente bezogen hat oder wenn die entsprechenden Wartezeiten erfüllt sind oder als erfüllt gelten. Dabei werden eigene Erwerbs- oder Erwerbsersatzeinkommen des Berechtigten oberhalb einer jährlich neu bestimmten Grenze zu 40 % auf diesen Rentenanspruch angerechnet. Diese Grenze liegt beim 26,4fachen des aktuellen Rentenwertes und betrug 1997 rund 1.232 DM. Das alte Recht kannte grundsätzlich nur die Witwenrente. Der Witwer erhielt lediglich dann Leistungen, wenn seine Frau die Familie überwiegend unterhalten hatte.

Waisen- und Halbwaisenrente

Waisen- und Halbwaisenrente erhalten die Kinder der Verstorbenen bis zur Vollendung des 18. Lebensjahres, bei Berufsausbildung bis zur Vollendung des 25. Lebensjahres.

Bei Ehescheidungen vor dem 1.7.1977 gibt es für den geschiedenen Ehegatten unter Umständen ebenfalls Hinterbliebenenrente. Bei Scheidungen nach diesem Zeitpunkt wird für den geschiedenen Ehegatten eine eigenständige Versorgung begründet, so daß entsprechende Ansprüche nicht mehr gegeben sind.

Soziale Sicherheit

Leistungsvoraussetzungen

Voraussetzung für einen Rentenbezug ist in jedem Fall die Erfüllung einer **Anwartschaftszeit** oder im Einzelfall eine Regelung, die diese Voraussetzung entfallen läßt. Die wichtigsten Bestimmungen auf diesem Gebiet sind:

- Für den Bezug der „normalen Altersrente" und der *Berufs- und Erwerbsunfähigkeitsrente* müssen grundsätzlich mindestens 60 Kalendermonate Beitragszeit vorliegen
- Bei Inanspruchnahme der „flexiblen Altersrente" und der auf das 60. *Lebensjahr* vorgezogenen *Rentenleistungen* sind neben weiteren Voraussetzungen mindestens 180 Kalendermonate Beitragszeit notwendig.

Den Beitragszeiten stehen weitgehend die sogenannten „Ersatzzeiten" gleich, die als Ausgleich dafür gelten, daß der Versicherte während eines bestimmten Zeitraums an Beitragsleistungen gehindert war. Auf diese Weise werden vor allem bestimmte Zeiten der Kindererziehung berücksichtigt. Am günstigsten ist dabei die Regelung für Kinder, die ab dem 01.01.1992 geboren worden sind. Für sie werden 3 Jahre als Ersatzzeit anerkannt, was derzeit zu einem monatlichen Rentenanspruch von ungefähr 105 DM führt.

Daneben ist auch eine fiktive Erfüllung der Anwartschaftszeiten möglich. Hierdurch sollen ungewöhnliche Risiken ausgeglichen werden. Am wichtigsten ist der Fall, daß ein Versicherter in einem Zeitraum von bis zu 6 Jahren nach Abschluß seiner Ausbildung stirbt oder erwerbsunfähig wird. Hier genügt es für den Versicherungsschutz, daß er in den letzten 24 Monaten vor dem Versicherungsfall mindestens für 6 Monate Versicherungsbeiträge entrichtet hat. Bei Arbeitsunfällen und ähnlichen Ereignissen geht der Schutz sogar noch weiter.

Leistungsumfang

Wichtig ist zunächst, daß sämtliche Leistungen aus der Pflichtversicherung sowie ein Teil der freiwillig erworbenen Versicherungsansprüche *dynamisiert* werden. Ihre Höhe wird dadurch regelmäßig der allgemeinen Einkommensentwicklung angepaßt.

Rentenformel

Die „Ausgangsrente", d.h. die Rente zum Zeitpunkt, zu dem der Versicherungsfall eintritt, wird seit 1992 unter Berücksichtigung folgender Faktoren berechnet:

- Entgeltpunkte
- Aktueller Rentenwert
- Rentenartfaktor
- Rentenzugangsfaktor (gilt erst für einen Rentenbeginn ab dem Jahr 2001).

Daraus ergibt sich die sogenannte *Rentenformel*. Sie lautet wie folgt:

Rente = Entgeltpunkte x aktueller Rentenwert x Rentenartfaktor x Rentenzugangsfaktor

Entgeltpunkte

Sie werden für jedes Jahr des Arbeitslebens bestimmt und ergeben sich aus dem persönlich erzielten Jahreseinkommen. Dieses wird mit dem durchschnittlichen Jahreseinkommen aller Versicherten verglichen. Entspricht das persönliche Jahreseinkommen exakt dem Durchschnitt, so wird genau ein Entgeltpunkt zuerkannt. Unterschreitet das persönliche Jahreseinkommen das Durchschnittseinkommen, so wird entsprechend weniger als ein Entgeltpunkt zuerkannt; bei einem Überschreiten entsprechend mehr. Für bestimmte beitragsfreie Zeiten wie die der Kindererziehung werden die Entgeltpunkte vorgegeben; für die ersten 3 Jahre einer beruflichen Ausbildung werden jeweils mindestens 75 % des Durchschnittseinkommens angerechnet. Damit soll vor allem der während einer Lehrzeit typischerweise niedrige Verdienst ausgeglichen werden.

Aktueller Rentenwert

Darunter versteht man den Betrag, um den ein Entgeltpunkt die Monatsrente (bei Rentenbeginn) steigert. Der aktuelle Rentenwert liegt jetzt bei 46,67 DM (Stand 1.7.1996). Hat etwa jemand zu Rentenbeginn 50 Entgeltpunkte angesammelt, so hat er einen monatlichen Rentenanspruch von ungefähr 2.330 DM. Jeweils zum 1. Juli eines Jahres wird der aktuelle Rentenwert der allgemeinen Einkommensentwicklung angepaßt.

Rentenartfaktor

Durch ihn werden die Renten den unterschiedlichen Bedürfnissen angepaßt.

- Bei der *Alters- und der Erwerbsunfähigkeitsrente* beträgt dieser Faktor 1,0 und ändert daher die bisher gewonnenen Ergebnisse nicht
- Bei der *Berufsunfähigkeitsrente* lautet er hingegen 0,6667 und sorgt damit dafür, daß die Berufsunfähigkeitsrente nur 2/3 der Höhe einer Erwerbsunfähigkeitsrente erreicht. Dadurch soll für den Berufsunfähigen ein Anreiz zur Umschulung erreicht werden
- Bei der „*großen*" *Hinterbliebenenrente* sorgt der Faktor 0,6 dafür, daß der überlebende Ehepartner 60 % des Rentenanspruchs des Verstorbenen erhält. Einen Anspruch auf diese „große" Rente hat, wer bei Eintritt des Versicherungsfalles 45 Jahre alt ist, erwerbs- oder berufsunfähig ist oder mindestens ein Kind erzieht, das Anspruch auf Halbwaisenrente hat. Bei diesem Personenkreis geht der Gesetzgeber nämlich davon aus, daß die Aufnahme einer eigenen Erwerbstätigkeit im Regelfall nicht mehr zumutbar sein wird. In den übrigen Fällen erhalten Witwen und Witwer dagegen nur die „kleine" Rente, bei der der Rentenartfaktor 0,25 ist. Die so sehr niedrig gehaltenen Renten sollen erreichen, daß der betroffene Personenkreis wieder erwerbstätig wird
- Bei der *Vollwaisenrente* schließlich wird ein Faktor von 0,2, bei der *Halbwaisenrente* von 0,1 angesetzt. Waisenrenten

werden bis zu einer Vollendung des 18. Lebensjahres, bei Berufsausbildung und in einigen anderen Ausnahmefällen bis zur Vollendung des 25. Lebensjahres gezahlt.

Rentenzugangsfaktor

Er sorgt bei der Altersrente ab dem Jahr 2001 dafür, daß bei einem Rentenbeginn vor dem 65. Lebensjahr die Rente abgesenkt und bei einem Rentenbeginn nach diesem Zeitpunkt erhöht wird.

Beitragsbemessungsgrenze

Im Zusammenhang mit dem Leistungsumfang ist auch die Beitragsbemessungsgrenze von Bedeutung. Sie besagt, daß nicht in jedem Fall das gesamte Einkommen für die Berechnung der Sozialversicherungsabgaben herangezogen wird. Vielmehr bleibt besonders hohes Einkommen außer Betracht, weil bei dessen Berücksichtigung der Versicherungsgedanke nicht mehr beachtet wäre. Denn die Rente hätte dann in bestimmten Fällen eine Höhe, die für die Sicherung eines angemessenen Lebensstandards gar nicht nötig wäre. Hinzu kommt, daß der Bezieher eines hohen Einkommens in der Regel zur Eigenversorgung fähig ist. Für 1997 liegt die Beitragsbemessungsgrenze in der Rentenversicherung zum Beispiel bei 8.200 DM.

Versicherungsdauer

Wesentlich für die Höhe einer Rente ist auch die Versicherungsdauer. Sie wird anhand der Beitragszeiten, der Ersatzzeiten, der Anrechnungszeiten und der Zurechnungszeiten errechnet.

Anrechnungszeiten

Die Anrechnungszeiten werden nur bei der Berechnung der *Rentenhöhe,* nicht aber bei der Rentenanwartschaft, berücksichtigt. Anrechnungszeiten sind vor allem Zeiten schulischer Ausbildung, der Arbeitsunfähigkeit und der Arbeitslosigkeit bis 1995. Ab 1995 werden für Zeiten der Arbeitsunfähigkeit und der Arbeitslosigkeit aus den Geldern, die der Betreffende erhält, Beiträge abge-

Soziale Sicherheit

führt. Da diese Lohnersatzleistungen aber niedriger als der volle Arbeitslohn sind, sind natürlich auch die Beiträge und die dadurch begründeten Rentenanwartschaften geringer.

Zurechnungszeiten

Zurechnungszeiten sind bei Eintritt von Berufs- oder Erwerbsunfähigkeit die zwischen dem Versicherungsfall (also dem Lebensalter, in dem der Unfall eintritt) und dem 60. Lebensjahr liegenden Zeiten. Der Versicherte wird dabei so behandelt, als habe er bis zu seinem 55. Lebensjahr alle Beiträge und zwischen dem 56. und dem 60. Lebensjahr 1/3 der möglichen Beiträge entrichtet. Damit will man erreichen, daß auch ein junger Versicherter eine ausreichende Rente bekommt. Denn würde man bei ihm nur die Beiträge berücksichtigen, die er tatsächlich geleistet hat, so wäre seine Rente zu niedrig. Damit würde sie ihre Lohnersatzfunktion nicht mehr erfüllen.

Beitragswesen

Finanziert wird die Rentenversicherung durch Beiträge, die grundsätzlich Arbeitnehmer und Arbeitgeber zu gleichen Teilen zu tragen haben und die sich aus einem bestimmten Prozentsatz des Bruttolohns ergeben. Lohnteile oberhalb der Beitragsbemessungsgrenze bleiben – wie schon erwähnt – unberücksichtigt. Unterhalb einer bestimmten Einkommensgrenze trägt der Arbeitgeber die Beiträge allein.

Sonstige Versicherte müssen meistens den gesamten Beitrag zahlen.

Für den verunglückten Franz Förster bedeuten diese Grundsätze: Von der Rentenversicherung wird er (von der Erfüllung der notwendigen Anwartschaftszeiten wird ausgegangen) Rente wegen Erwerbsunfähigkeit erhalten. Denn trotz seines hohen Einkommens war er dort von der Versicherungspflicht nicht befreit; nur der über der Beitragsbemessungsgrenze liegende Lohnanteil bleibt „wirkungslos". Da er so gestellt wird, als ob er 60 Jahre alt wäre,

wird die Rente relativ hoch ausfallen. Ohne Bedeutung ist es, daß sich der Unfall bei einem gefährlichen Sport ereignet hat, da die Rentenversicherung keine derartigen Risikoausschlüsse kennt.

5.1.2 Krankenversicherung

Auch im Bereich der Krankenversicherung (☞ 2.3.1) ist eine starke Aufspaltung der gesetzlichen Versicherer zu sehen. Anders als im Bereich der Rentenversicherung hat dies aber auch praktische Auswirkungen, die sich vor allem im Bereich der Beitragshöhe und des Leistungsangebots zeigen.

Ebenso wie bei der Rentenversicherung soll nun ein kurzer Überblick über die Versicherten, die Träger, über Leistungsvoraussetzungen und Leistungsumfang sowie über das Beitragswesen gegeben werden.

Die Versicherten

Auch bei der gesetzlichen Krankenversicherung gibt es Pflichtversicherte und freiwillig Versicherte.

Versicherungspflicht

Pflichtversichert (☞ 2.3.1) sind vor allem folgende Personengruppen: Arbeiter und Angestellte, deren regelmäßiger Jahresverdienst 75 % der jeweiligen Beitragsbemessungsgrenze in der Rentenversicherung (Grenze für 1997: 6.150 DM) nicht übersteigt. Auch Arbeitslose, die Leistungen der Bundesanstalt für Arbeit erhalten, Rentner und Studenten sind pflichtversichert.

Versicherungsfreiheit

Versicherungsfrei sind Arbeiter und Angestellte, deren regelmäßiges Jahresarbeitsentgelt 75 % der Beitragsbemessungsgrenze in der Rentenversicherung der Arbeiter und Angestellten (Jahresarbeitsentgeltgrenze) übersteigt. Versicherungsfrei sind auch Beamte, Richter, Soldaten auf Zeit sowie Berufssoldaten, Geistliche, Lehrer und geringfügig Beschäftigte, die wenig (z.Z. weniger als 620 DM) verdienen. Gewisse Personengruppen können sich von der Versicherungspflicht befreien lassen.

Freiwillige Versicherung

Fast alle versicherungsfreien Personengruppen können sich freiwillig bei einer gesetzlichen Krankenkasse versichern. Wichtig ist dabei vor allen, daß eine freiwillige Weiterversicherung nur im Anschluß an den Ablauf eines Pflichtversicherungsverhältnisses regelmäßig möglich ist.

Sonderregelung für Beamte

Die Absicherung von Beamten im Krankheitsfall schließlich ist auf andere Art geregelt; Beamte sind versicherungsfrei. Für Krankheitskosten, die sie als Privatpatient zunächst selbst tragen müssen, bekommen sie von ihrem Dienstherrn sogenannte „Beihilfeleistungen", die einen bestimmten Prozentsatz der Rechnungen abdecken. Im übrigen sollen sie sich selbst durch den Abschluß privater Krankenversicherungen sichern. Dieses System hält sich nicht zuletzt deshalb, weil es für den Staat kostengünstiger ist als es Beiträge zu einer Pflichtversicherung der Beamten wären.

Familienhilfe

Sie erweitert den Kreis der Anspruchsberechtigten. Angehörige des Versicherten, die nicht selbst versichert sind und deren Einkommen eine bestimmte Grenze nicht überschreitet, sind im Rahmen der Familienhilfe *beitragsfrei* mitversichert. Sie haben Anspruch auf alle Leistungen, soweit diese ihrer Art nach auf sie anwendbar sind. Diese Einschränkung bedeutet letztlich nur, daß dieser Personenkreis kein Krankengeld erhält.

Versicherungsträger

Träger der gesetzlichen Krankenversicherung sind Ortskrankenkassen, Innungskrankenkassen, Betriebskrankenkassen, landwirtschaftliche Krankenkassen, Angestellten-Ersatzkassen, Arbeiter-Ersatzkassen, die Seekrankenkassen und die Bundesknappschaft.

Versicherungsfälle

Die gesetzliche Krankenversicherung kennt sechs Versicherungsfälle:
- **Gesundheitsförderung** beinhaltet neben der allgemeinen Aufklärungsarbeit der Krankenkassen auch Maßnahmen zur Erhaltung und Förderung der Gesundheit
- Durch die **Krankheitsverhütung** soll bereits das Entstehen von Erkrankungen verhindert werden. Hintergrund der hier gewährten Leistungen ist, daß Vorsorge besser – und auch billiger – als Heilen ist
- Die **Früherkennung von Krankheiten** soll vor allem Krebserkrankungen so frühzeitig aufdecken, daß noch gute Heilungsaussichten bestehen
- Unter **Krankheit** versteht man einen regelwidrigen Zustand des Körpers oder seiner Funktionen oder des Geistes, auch bei unerheblichen Abweichungen vom Normalstatus (das gilt auch schon für den leicht entzündeten Mückenstich). Die Ursache einer Krankheit ist unerheblich. Auch Suchtleiden wie Alkohol- oder Drogensucht gelten als Krankheit. Voraussetzung für die Anerkennung eines Krankheitsfalls ist allerdings, daß der regelwidrige Zustand voraussichtlich behoben oder wenigstens spürbar gebessert werden kann. Deshalb erbringt die Krankenversicherung keine Leistungen für Gebrechen, auch wenn sie ständige Pflegebedürftigkeit zur Folge haben
- Durch die Anerkennung der **Mutterschaft** als Versicherungsfall werden Leistungen auch für Schwangerschaft, Geburt und Wochenbett möglich. Diese gesonderte Regelung war nötig, weil eine normal ablaufende Schwangerschaft ja keine Krankheit darstellt
- Durch den **Tod** als Versicherungsfall sollen besondere Aufwendungen abgedeckt

Soziale Sicherheit

werden, die in diesem Zusammenhang entstehen.

Gemeinsames Merkmal aller Versicherungsfälle ist ihre vorübergehende Natur. Dadurch unterscheidet sich die Krankenversicherung von anderen Versicherungen.

Leistungsvoraussetzungen

Voraussetzungen für eine Leistungspflicht ist in allen Fällen, daß das Versicherungsverhältnis zu Beginn des Versicherungsfalls bestanden hat. Ein Ende des Versicherungsverhältnisses während der Dauer eines Versicherungsfalls läßt dagegen den Leistungsanspruch grundsätzlich unberührt.

Leistungsumfang

Bei den Leistungen unterscheidet man Regelleistungen, Mehrleistungen und Ermessensleistungen.

- **Regelleistungen** sind diejenigen, die eine Krankenkasse nach den gesetzlichen Vorschriften erbringen muß
- **Mehrleistungen** sind solche Leistungen, deren Angebot der Gesetzgeber einer Krankenkasse freistellt. Bietet die Krankenkasse die Leistung allerdings an, so hat der Versicherte einen Rechtsanspruch auf sie
- **Ermessensleistungen** sind diejenigen Leistungen, die eine Krankenkasse freiwillig gewährt.

Leistungsansprüche

Zu den wichtigsten Leistungsansprüchen bei den einzelnen Versicherungsfällen gehören:

- Im Rahmen der Gesundheitsförderung können die Krankenkassen Ermessensleistungen zur Förderung der Gesundheit ihrer Versicherten vorsehen
- Die wichtigsten Leistungen zur Krankheitsverhütung sind regelmäßige Zahnvorsorgeuntersuchungen (halbjährlich für Versicherte zwischen 6 und 20 Jahren) und medizinische Vorsorgeleistungen,

durch die das Entstehen von Krankheiten verhindert werden soll

- Im Rahmen der Früherkennung von Krankheiten bestehen ab einem bestimmten Lebensalter Ansprüche auf regelmäßige Vorsorgeuntersuchungen, vor allem gegen Krebserkrankungen
- Bei Krankheit besteht Anspruch auf Krankenhilfe und Gewährung von Krankengeld. Die Krankenhilfe umfaßt dabei Untersuchungen, ambulante und stationäre Heilbehandlung und die Gewährung notwendiger Arznei- und Hilfsmittel
- Das Krankengeld hat Lohnersatzfunktion und wird gewährt, wenn das reguläre Arbeitsentgelt bei einer Krankheitsdauer von mehr als 6 Wochen vom Arbeitgeber nicht mehr fortbezahlt wird
- Bei Mutterschaft besteht ein Anspruch auf ärztliche Betreuung während der Schwangerschaft sowie bei und nach der Entbindung. Dieser Anspruch umfaßt insbesondere auch die Durchführung der regelmäßigen Vorsorgeuntersuchungen. Ferner sind die nötigen Arznei- und Hilfsmittel, die Hilfe durch eine Hebamme und die Pflege für die Zeit des Wochenbetts zu gewähren. Schließlich besteht zum Ausgleich für den Bezug von Arbeitsentgelt Anspruch auf das sogenannte „Mutterschaftsgeld"
- Bei Tod wird zur Abdeckung von Beerdigungskosten und anderen Aufwendungen das Sterbegeld bezahlt. Im Rahmen der Kostendämpfungsmaßnahmen ist dieser Anspruch allerdings auf Personen beschränkt worden, die am 1.1.1989 Versicherte waren. Auch seiner Höhe nach ist das Sterbegeld begrenzt worden, und zwar auf 2.100 DM für Mitglieder der Krankenkassen und auf 1.050 DM für mitversicherte Familienangehörige.

Selbstbeteiligungen

Zum Zweck der Kostendämpfung sind in den letzten Jahren für die Versicherten bei einer Reihe von Kosten Selbstbeteiligungen oder Kostenvorbehalte eingeführt worden.

Soziale Sicherheit

So werden Zahnregulierungen grundsätzlich nur bis zum 18. Lebensjahr und bis zu 80 % der notwendigen Kosten erstattet, wenn das Beißen, Sprechen oder Kauen erheblich beeinträchtigt ist oder beeinträchtigt zu werden droht. Für Zahnersatz gibt es nur noch einen Zuschuß in Form von Festbeträgen. Nach dem 1.1.1979 geborene Personen erhalten dafür später einmal überhaupt keine Leistungen mehr. Der Zahnarzt rechnet mit diesen Personen also selbst ab.

Bei den Arznei- und Verbandsmitteln sind solche für geringfügige Erkrankungen von der Erstattungsfähigkeit ausgeschlossen; der Versicherte muß sie also selbst zahlen. Zukünftig werden für alle Arzneimittel die bis zum 1. NOG und 2. NOG geltenden Zuzahlungen (☞ 2.4.3) um jeweils 5,– DM erhöht.

Diese Regelung soll bewirken, daß Arzneimittel nicht wahllos in Anspruch genommen und damit auf Kosten der Solidargemeinschaft verschwendet werden. Für die Leistungen, die die Masseure und med. Bademeister und Physiotherapeuten, Logopäden und Beschäftigungs- und Arbeitstherapeuten beruflich anbieten, ist die Patientenzuzahlung von 10 % auf 15 % gestiegen.

Härtefallregelungen
Nach den Härtefallregelungen entfallen die Selbstbeteiligungen bei Versicherten, die sie wirtschaftlich nicht tragen können. 1997 liegt diese Grenze bei einem Bruttoeinkommen von 1.708 DM; für den Ehepartner werden 640,50 DM und für jedes Kind 427 DM hinzugerechnet. Darüber hinaus gibt es auch noch Höchstgrenzen für Selbstbeteiligungen. Sie betragen bei chronisch Kranken 1 % des jährlichen Bruttoeinkommens und bei Versicherten, die über die oben genannten Grenzen hinaus verdienen, 2 % des übersteigenden jährlichen Bruttoeinkommens.

Festzuhalten bleibt, daß durch die zahlreichen Selbstbeteiligungen der Patienten mittlerweile auch der Grundsatz, daß Arbeitnehmer und Arbeitgeber die Kosten der Krankenversicherung anteilig aufbringen sollen, spürbar zu Lasten der Arbeitnehmer durchbrochen worden ist.

Beitragswesen
Hier gelten dieselben Grundsätze wie bei der Rentenversicherung. Die prozentuale Höhe des Beitrags am Einkommen setzt die einzelne Kasse nach ihrem Finanzbedarf fest. Derzeit liegen die Beiträge (Arbeitgeber- und Arbeitnehmeranteil) etwa in einem Bereich zwischen 13 und 15 %.

Grundsätzlich ist ein Arbeitnehmer bei derjenigen *Allgemeinen Ortskrankenkasse* (AOK) versichert, in deren Bezirk er seine Beschäftigung ausübt. Häufig wurde aber ein Wechsel zu einer Betriebskrankenkasse oder Ersatzkasse möglich. Das Gesundheitsstrukturgesetz, ergänzt durch das 2. NOG (☞ 2.4.2), schaffte eine weitgehend freie Wahl der Kasse durch den Versicherten. Dadurch soll Wettbewerb geschaffen werden, der die Kassen zu wirtschaftlichem Verhalten zwingt.

Für Franz Förster bedeuten diese Grundsätze: Zur Zeit seines Unfalls war er wegen seines hohen Verdienstes nicht mehr in der gesetzlichen Krankenversicherung pflichtversichert. Leistungen der gesetzlichen Krankenversicherung wird er daher nur erhalten, falls er dort eine freiwillige Versicherung aufrechterhalten hat. Dann hätte er, soweit seine Verletzungen ausgeheilt werden müssen, Anspruch auf die Versicherungsleistungen bei Krankheit. Der Umstand, daß er einen gefährlichen Sport ausgeübt hat, ist auch hier ohne Bedeutung.

Soweit er allerdings in Zukunft pflegebedürftig sein wird, erhält er von der Krankenversicherung keine Leistungen.

Soziale Sicherheit

5.1.3 Unfallversicherung

Mit der Unfallversicherung verfolgt der Gesetzgeber zwei wesentliche Ziele: Die Vermeidung von Arbeitsunfällen und Berufskrankheiten durch Vorbeugung und die soziale Absicherung bei Arbeitsunfällen. Auch hier soll wieder ein Überblick über die Versicherten, die Träger, die Leistungsvoraussetzungen, den Leistungsumfang und das Beitragswesen gegeben werden:

Die Versicherten

In der Unfallversicherung sind neben allen Arbeitnehmern und einigen sonstigen Gruppen (Studenten, Schüler, Kinder in Kindergärten) auch Personen abgesichert, die im Interesse einer Allgemeinheit bestimmte Tätigkeiten ausüben. Dies sind vor allem:
- In der Gesundheitspflege bei der Feuerwehr, dem Roten Kreuz oder ähnlichen Einrichtungen tätige Personen, die dort nicht in einem Arbeitsverhältnis stehen (also ehrenamtliche Helfer)
- Personen, die bei Unglücksfällen oder bei Gefahrenlagen für die Allgemeinheit (z.B. Überschwemmung) Hilfe leisten
- Blutspender.

Die in der Unfallversicherung ebenfalls bestehende Möglichkeit der freiwilligen Versicherung hat dagegen nur geringe Bedeutung.

Versicherungsträger

Träger der Unfallversicherung sind die Berufsgenossenschaften. Im Gegensatz zu den sonstigen Trägern der Sozialversicherung besteht eine ihrer Hauptaufgaben darin, Unfallverhütungsvorschriften zu erlassen und zu überwachen, Unfallfolgen und Folgen von Berufskrankheiten zu mildern oder zu entschädigen.

Versicherungsfälle

Die Unfallversicherung kennt drei Versicherungsfälle.

Arbeitsunfall

Ein Arbeitsunfall ist eine durch die versicherte Beschäftigung erfolgende, plötzliche äußere Einwirkung, die zu einer Gesundheitsschädigung oder zum Tod führt. Die Abgrenzung zu einem nicht versicherten Schaden bei einer solchen Tätigkeit soll folgendes Beispiel zeigen:

Ein Arbeiter versucht, an einer Eisensäge ein Werkstück zu schneiden. Dabei ist er unachtsam und schneidet sich mit der Säge zwei Finger ab.

Diese Verletzung ist durch die Arbeit entstanden.

Derselbe Arbeiter hat bei einer Geburtstagsfeier reichlich Alkohol (2,0 Promille) genossen. Dennoch arbeitet er weiter. Durch seine Trunkenheit bedingt, greift er plötzlich ohne unmittelbare arbeitsmäßige Notwendigkeit in die Säge und verliert zwei Finger.

Auch dieser Unfall hat sich bei der Arbeit ereignet. Er ist aber, weil er auf die Risiken des Alkohols und nicht des Arbeitsplatzes zurückzuführen ist, nicht arbeitsbedingt und damit auch nicht durch die Unfallversicherung geschützt.

Wegeunfall

Ein Wegeunfall ist ein Unfall der sich auf dem *unmittelbaren* Weg zur und von einer Arbeit oder einer sonstigen versicherten Tätigkeit (z.B. Schulweg) ereignet. Umwege, die aus privater Veranlassung vorgenommen werden, sind nicht geschützt. Schutz besteht hingegen für solche Umwege eines einzelnen Versicherten, die zur Durchführung einer Fahrgemeinschaft vorgenommen werden.

Berufskrankheit

Eine Berufskrankheit schließlich ist eine Erkrankung, die durch die besonderen Risiken der beruflichen Beschäftigung verursacht ist. Berufskrankheiten werden als solche durch eine entsprechende Verordnung anerkannt. Im medizinischen Bereich sind als Berufskrankheiten vor allem Infektionskrankheiten, z.B. Hepatitis, bedeutsam.

Leistungsumfang

Die Unfallversicherung bietet einen vielfältigen Katalog von Leistungen, so daß hier nur die wichtigsten wiedergegeben werden sollen:

Heilbehandlung

Durch die Heilbehandlung samt den dazu notwendigen Arznei- und Hilfsmitteln sollen die Gesundheitsschäden beseitigt oder abgemildert werden. Gleichzeitig soll eine Verschlechterung des Schadensbildes vermieden werden. Soweit ein Versicherter gleichzeitig Ansprüche auf Heilbehandlung gegenüber seiner Krankenkasse hat, muß zunächst diese leisten.

Pflegeanspruch

Durch den Anspruch auf Pflege, die in Form von Pflegegeld oder durch entsprechende Sachleistungen gewährt wird, wird dem Versicherten die für eine menschenwürdige Existenz notwendige Hilfe gewährt. Im Gegensatz zu den anderen Versicherungen wird der Pflegefall also bei der Unfallversicherung abgedeckt.

Berufshilfe

Die Berufshilfe soll eine Wiederherstellung der Erwerbsfähigkeit ermöglichen. Sie kann in einer Anpassung der Fähigkeiten für den bisherigen Beruf an die neue gesundheitliche Situation, aber auch in einer Umschulung bestehen. Den Ausfall von Arbeitseinkommen gleicht in dieser Zeit das sogenannte **Übergangsgeld** aus.

Übergangsgeld wird auch gewährt, wenn ein Verletzter arbeitsunfähig ist und Arbeitsentgelt nicht (mehr) erhält.

Rente

Verletztenrente

Eine Verletztenrente in Form einer zeitlich befristeten Rente oder – falls mit einer Änderung des Zustands nicht mehr zu rechnen ist – in Form einer Dauerrente erhält, wer länger als ein halbes Jahr nach dem Versicherungsfall um wenigstens 20 % in seiner Erwerbsfähigkeit gemindert ist. Der Anspruch auf eine Verletztenrente ist unabhängig von einer tatsächlichen Einkommenseinbuße. Dieses Ergebnis folgt aus ihrer Funktion, einen Ausgleich für den auf Dauer erlittenen Körperschaden darzustellen. Die Höhe der Verletztenrente knüpft an den Jahresarbeitsverdienst zum Unfallzeitpunkt an. Weiterer Bestimmungsfaktor ist der Grad der Erwerbsminderung. Die Rente beträgt dabei höchstens 2/3 des Jahresarbeitsverdienstes (bei 100 % Erwerbsminderung). Dies findet seine Berechtigung darin, daß diese Rente im Gegensatz zum normalen Arbeitslohn wesentlich geringeren Abzügen unterliegt und daß bestimmte Kosten, die durch die Ausübung des Berufes entstehen, wegfallen. Liegt die Erwerbsminderung unter 100 %, so wird als Rente nur ein entsprechender Prozentsatz aus den 2/3 des Jahresarbeitsverdienstes bezahlt. Bei schweren Verletzungen wird eine so berechnete Rente um 10 % erhöht, wenn ein Betroffener keinen Rentenanspruch gegen die gesetzliche Rentenversicherung hat. Zusätzlich zur Rente können auch noch Zulagen für die Folgen schwerer Verletzungen gezahlt werden.

Witwenrente

Bei der Witwenrente wird, wie bei der Rentenversicherung, zwischen kleinem und großem Anspruch unterschieden. Die Voraussetzungen für den großen Anspruch sind dieselben wie bei der Rentenversicherung. Die Höhe der kleinen Witwenrente beträgt 3/10 des Jahresarbeitsverdienstes des Versicherten, die Höhe der großen Witwenrente 2/5. Im Gegensatz zur Rentenversicherung gibt es eine Witwerrente nur dann, wenn die verstorbene Frau den Unterhalt der Familie überwiegend bestritten hatte.

Waisenrente
Die Waisenrente beträgt bei Halbwaisen 1/5 und bei Vollwaisen 3/10 des Jahresarbeitsverdienstes.

Beitragswesen
Die Beiträge zur Unfallversicherung tragen die Unternehmer allein. Diese Regelung beruht darauf, daß die Unfallversicherung eine Art gesetzliche Haftpflichtversicherung der Unternehmer ist. Die Höhe des Beitrags bestimmt sich nach der Gefahrenklasse des einzelnen Betriebs und nach den dort gezahlten Arbeitsentgelten.

Für Franz Förster bedeuten diese Grundsätze: Ansprüche auf Leistungen der Unfallversicherung hat er nicht, da sich sein Unfall in der Freizeit ereignet hat.

5.1.4 Arbeitslosenversicherung

Die Arbeitslosenversicherung hat sich über ihre ursprüngliche Zielsetzung inzwischen weit hinaus entwickelt. Zu Beginn dieser Versicherung sollte nur eine Mindestabsicherung des Lebensbedarfs im Falle der Arbeitslosigkeit erreicht werden. Inzwischen soll die Arbeitslosenversicherung zumindest gleichrangig erreichen, daß Arbeitslosigkeit überhaupt vermieden werden kann. Wie bisher wird auch hier ein Überblick über die Versicherten, den Träger, die Leistungsvoraussetzungen den Leistungsumfang und das Beitragswesen gegeben.

Versicherte
Versichert sind hauptsächlich die gegen Entgelt tätigen **Arbeitnehmer.**
Allerdings gibt es hiervon einige nicht unerhebliche Ausnahmen:
• Geringfügige Beschäftigungen (☞ 4.4.3)

• Arbeitnehmer ab Vollendung des 63. Lebensjahres (hier ist derzeit eine soziale Absicherung durch den regelmäßig bestehenden Rentenanspruch gegeben)
• Bezieher von Erwerbsunfähigkeitsrente.

Für die früher von der Arbeitslosenversicherung befreiten kurzzeitigen Arbeitsverhältnisse ist diese Begünstigung ab 1.4.1997 entfallen. Es gibt lediglich noch Übergangsregelungen.

Versicherungsträger
Träger der Arbeitslosenversicherung ist die **Bundesanstalt für Arbeit.**

Versicherungsfälle und Leistungsvoraussetzungen

Arbeitslosigkeit
Arbeitslos ist, wer vorübergehend nicht oder nur geringfügig beschäftigt ist und wer der Arbeitsvermittlung für eine Tätigkeit als Arbeitnehmer zur Verfügung steht. Die Verfügbarkeit für die Arbeitsvermittlung bedeutet, daß der Arbeitslose beschäftigungswillig und beschäftigungsfähig sein muß.

Beschäftigungswilligkeit
Die Beschäftigungswilligkeit setzt die Bereitschaft voraus, jede nach den bisherigen Verhältnissen zumutbare Arbeit anzunehmen. Dies soll durch zwei Beispiele verdeutlicht werden: Franz Förster, der ein hochspezialisierter Facharbeiter war, müßte im Falle seiner Arbeitsfähigkeit eine Tätigkeit als Hilfsarbeiter nicht annehmen.

Ein Krankenpfleger hat seinen Arbeitsplatz an einem 10 Minuten von seiner Wohnung entfernten Krankenhaus verloren. An einem anderen Krankenhaus, das er in 45 Minuten erreichen kann, hat er die Möglichkeit, einen gleichwertigen Arbeitsplatz zu bekommen.

Diese Tätigkeit muß der Pfleger annehmen. Denn inzwischen gelten Arbeitswege von täglich bis zu 3 Stunden als zumutbar.

Beschäftigungsfähigkeit

Beschäftigungsfähigkeit setzt voraus, daß einem Arbeitnehmer in seiner konkreten Lage überhaupt ein Arbeitsplatz vermittelt werden kann.

> Eine Physiotherapeutin hat geheiratet und ein Kind bekommen. Nunmehr möchte sie wieder arbeiten, wobei sie aber aus familiären Gründen nur von 5–9 Uhr und dann wieder von 18–22 Uhr arbeiten könnte.

Arbeitsplätze mit derartigen Schichtzeiten werden aber nicht angeboten. Damit fehlt die Beschäftigungsfähigkeit.

Kurzarbeit

Durch die Anerkennung dieser Fälle sollen Arbeitsplätze erhalten werden. Kann für absehbare Zeit nicht die volle Beschäftigung gewährleistet werden (Kurzarbeit), so werden Ausgleichsleistungen gewährt.

Arbeitsförderungsmaßnahmen

Sie zählen nicht zu den Versicherungsfällen im strengen Sinne. Aufgabe der Bundesanstalt für Arbeit ist es aber auch, durch geeignete Maßnahmen die Schaffung zusätzlicher Arbeitsplätze zu fördern.

Konkurs des Arbeitgebers

Fällt ein Arbeitgeber in Konkurs, so sind die Gehälter der Beschäftigten für einen bestimmten Zeitraum gesichert.

Leistungsumfang

Im folgenden werden die hauptsächlichen Ansprüche an die Arbeitslosenversicherung aufgelistet.

Arbeitslosengeld

Wichtigster Anspruch bei Arbeitslosigkeit ist das Arbeitslosengeld. Die Höhe des Arbeitslosengeldes beträgt 60 % des ausfallenden Nettolohnes. Hat der Arbeitslose mindestens ein Kind, erhöht sich der Anspruch auf 67 %. Erhält ein Arbeitsloser bei seiner Entlassung eine Abfindung, so wird diese teilweise auf sein Arbeitslosengeld angerechnet.

Anspruch auf Arbeitslosengeld besteht nur, wenn gewisse **Anwartschaftszeiten** erfüllt sind, innerhalb derer Beiträge zur Arbeitslosenversicherung geleistet worden sein müssen. Die Dauer der Bezugsberechtigung richtet sich dann nach der Dauer der vorangegangenen, beitragspflichtigen Beschäftigungszeiten und nach dem Lebensalter des Arbeitslosen.

Der Anspruch auf Arbeitslosengeld ist ein Versicherungsanspruch, der unabhängig von der sonstigen sozialen Situation des Arbeitslosen ist. Dadurch unterscheidet sich das Arbeitslosengeld von der Arbeitslosenhilfe.

Arbeitslosenhilfe

Die Arbeitslosenhilfe beträgt 53 % (mit mindestens einem Kind 57 %) des ausfallenden Nettolohnes. Ein Anspruch auf Arbeitslosenhilfe setzt voraus, daß ein Anspruch auf Arbeitslosengeld nicht gegeben ist und daß der Arbeitslose *bedürftig* ist. Die Arbeitslosenhilfe ist also eine echte Sozialleistung. Sie setzt über die Bedürftigkeit voraus, daß der Arbeitslose seinen Lebensunterhalt weder durch andere Einkünfte noch durch die zumutbare Verwertung von Vermögen bestreiten kann. Sind ihm andere Personen (z.B. der Ehepartner, der Partner einer nichtehelichen Lebensgemeinschaft oder – bei Ledigen – Eltern) zum Unterhalt verpflichtet, so muß er auch diese Ansprüche geltend machen.

Berufsausbildungsbeihilfen

Schließlich kann der Arbeitslose noch an Maßnahmen zur *beruflichen Bildung* teilnehmen. Der Lebensunterhalt der Arbeitslosen wird in dieser Zeit durch sogenannte Berufsausbildungsbeihilfen gewährt.

Soziale Sicherheit

Weitere Leistungen

Bei Kurzarbeit werden **Ausgleichszahlungen** für den Lohnausfall gewährt. Sie orientieren sich in ihrer Höhe an dem Anspruch auf Arbeitslosengeld.

Im Rahmen von **Arbeitsförderungs-maßnahmen** übernimmt die Bundesanstalt für Arbeit gegenüber dem Arbeitgeber für gewisse Zeiträume einen Teil der Lohnkosten, die der Beschäftigte verursacht. Dadurch soll die Einrichtung eines Arbeitsplatzes erleichtert werden.

Beim Konkurs des Arbeitgebers wird das sogenannte **Konkursausfallgeld** bezahlt. Es deckt bislang noch nicht befriedigte Ansprüche auf Arbeitsentgelt aus den letzten drei Monaten vor Eröffnung des Konkursverfahrens ab.

Beitragswesen

Die Beiträge zur Arbeitslosenversicherung werden zu gleichen Teilen von Arbeitgebern und Arbeitnehmern aufgebracht. Die Höhe des Beitrags wird als bestimmter Prozentsatz des Arbeitsentgelts festgelegt. Die Beitragsbemessungsgrenze der Rentenversicherung bildet auch hier die Grenze des beitragspflichtigen Einkommens. Dadurch kann das Arbeitslosengeld nicht über einen bestimmten Höchstbetrag ansteigen.

Für Franz Förster bedeuten diese Grundsätze: Infolge seiner Erwerbsunfähigkeit kann Franz Förster keine Arbeit mehr ausüben. Damit steht er der Arbeitsvermittlung nicht zur Verfügung. Er erhält keine Leistungen aus der Arbeitslosenversicherung. Dies ist freilich auch nicht nötig, da sein laufendes Einkommen ja durch seine Erwerbsunfähigkeitsrente gesichert ist.

5.1.5 Pflegeversicherung

Mit der Einführung der gesetzlichen Pflegeversicherung zum 1.1.1995 hat der Gesetzgeber eine langjährige Diskussion beendet. Vor allem die steigende Lebenserwartung, die Veränderung der Altersstruktur in Richtung immer mehr alter Menschen und der medizinische Fortschritt haben den Bedarf an Pflegeleistungen in der Vergangenheit stark ansteigen lassen. Pflege ist aber gleichzeitig sehr teuer. Deshalb waren die einzelnen Betroffenen, aber auch die Städte und Gemeinden als zuständige Sozialhilfeträger mit der Finanzierung immer stärker überfordert. Durch eine allgemeine Versicherung soll nun der finanzielle Bedarf wenigstens zum Teil abgedeckt werden.

Die Versicherten

Mit der Pflegeversicherung wollte der Gesetzgeber einen möglichst großen Teil der Bevölkerung erfassen. Deshalb ergeben sich gegenüber anderen Versicherungen durchaus Abweichungen beim Kreis der Versicherten. Insbesondere kennt die Pflegeversicherung nur Pflegeversicherte oder privat versicherungspflichtige Personen, nicht aber freiwillig Versicherte.

Pflegeversicherte

Pflichtversichert sind alle Personen, die in der gesetzlichen Krankenversicherung versicherungspflichtig sind. Daneben sind alle freiwilligen Mitglieder der gesetzlichen Krankenversicherung hier pflichtversichert; sie können sich jedoch zugunsten einer privaten Pflegeversicherung befreien lassen. Weiter sind all jene Personen pflichtversichert, die Behandlungsleistungen für Krankheit oder Unterhaltsleistungen aus Versorgungsgesetzen wie dem Bundesversorgungsgesetz oder der Kriegsopferfürsorge beziehen.

Privat versicherungspflichtige Personen

Privat versicherungspflichtig für den Pflegefall sind Beamte und alle Personen, die eine private Krankenversicherung mit einem Anspruch auf allgemeine Krankenhausleistungen unterhalten. Die privaten Versicherer sind verpflichtet, Leistungen wie die gesetzliche Pflegeversicherung zu erbringen. Auf diesem Weg besteht auch für den jetzt aufgeführten Personenkreis der Schutz der gesetzlichen Pflegeversicherung.

Versicherungsträger

Versicherungsträger der gesetzlichen Pflegeversicherung sind die sogenannten Pflegekassen. Um einen neuen, kostenträchtigen Verwaltungsapparat zu vermeiden, werden sie bei den bestehenden Krankenkassen eingerichtet. Für die privat Versicherungspflichtigen ist dagegen die jeweilige private Krankenkasse der Vertragspartner.

Versicherungsfall

Pflegebedürftigkeit

Die Pflegeversicherung kennt nur einen einzigen Versicherungsfall: die Pflegebedürftigkeit. Sie wird vom Gesetz wie folgt definiert: Pflegebedürftig ist, wer voraussichtlich für die Dauer von mindestens 6 Monaten wegen körperlicher, geistiger oder seelischer Krankheit oder Behinderung für die gewöhnlichen und regelmäßig wiederkehrenden Verrichtungen des täglichen Lebens in mindestens erheblichem Maß der Hilfe bedarf.

Die Pflegebedürftigkeit kann auf die Behandlung *länger dauernder* Beeinträchtigungen abgestellt werden, da bei kurzfristigen – und damit voraussichtlich wieder zu beseitigenden – Beeinträchtigungen noch Krankheit vorliegt. Die Mindestdauer von 6 Monaten ist dabei ein Prognosewert. Er bedeutet, daß man zum Zeitpunkt der Entscheidung über die Gewährung von Pflegehilfe mit einer Pflegebedürftigkeit für mindestens diesen Zeitraum rechnen muß.

Die Ursache der Pflegebedürftigkeit ist, wie die umfassende Aufzählung der entsprechenden Möglichkeiten beweist, gleichgültig. Es soll jeder Pflegebedürftige abgesichert sein. Die Beeinträchtigung muß bei den Verrichtungen des täglichen Lebens zu einer Hilfsbedürftigkeit führen. Unter diesen Verrichtungen versteht man die Körperpflege, die Darm- und Blasenentleerung, das mundgerechte Zubereiten und die Aufnahme der Nahrung, die Mobilität in der Form des selbständigen Aufstehens und Zu-Bett-Gehens, des An- und Auskleidens, des Gehens, Stehens, Treppensteigens und des Verlassens der Wohnung sowie schließlich die hauswirtschaftliche Versorgung durch Einkaufen, Kochen, Reinigen der Wohnung und der Wäsche und ähnliche Vorgänge.

Pflegestufen

Bei dem Ausmaß der Pflegebedürftigkeit unterscheidet das Gesetz schließlich drei Stufen. Sie sind vor allem für das Ausmaß der gewährten Leistungen wichtig. Erheblich pflegebedürftig (**Pflegestufe I**) ist danach, wer bei Körperpflege, Ernährung oder Mobilität für wenigstens 2 Verrichtungen einmal täglich Hilfe benötigt und zusätzlich mehrfach in der Woche der Hilfe bei der hauswirtschaftlichen Versorgung bedarf. Schwerpflegebedürftig (**Pflegestufe II**) ist, wer neben mehrfacher wöchentlicher Hilfe bei der hauswirtschaftlichen Versorgung für mindestens einen der drei anderen Bereiche mindestens dreimal täglich zu verschiedenen Zeiten der Hilfe bedarf. Schwerstpflegebedürftig (**Pflegestufe III**) ist schließlich, wer zusätzlich zur Hilfe bei der hauswirtschaftlichen Versorgung für mindestens einen der drei anderen Bereiche rund um die Uhr – also auch nachts – der Hilfe bedarf.

Leistungsvoraussetzungen

Ähnlich wie in der Rentenversicherung soll in der Pflegeversicherung – von notwendigen Ausnahmen abgesehen – nur derjenige Leistungen erhalten, der zuvor wenigstens in einem gewissen Umfang Beiträge entrichtet

Soziale Sicherheit

hat oder im Wege der Familienhilfe mitversichert war. Deshalb werden ab dem Jahr 2000 Leistungen nur nach einer fünfjährigen Versicherungszugehörigkeit gewährt; bis dahin sind die Wartefristen kürzer.

Leistungsumfang

Die Leistungen der Pflegeversicherung für Aufwendungen der häuslichen Pflege haben am 1. April 1995, diejenigen für Aufwendungen der stationären Pflege am 1. Juli 1996 begonnen.

Anspruchsberechtigt ist jeder Versicherte, wobei, wie in der Krankenversicherung, Familienangehörige ohne wesentliches eigenes Einkommen im Rahmen der Familienhilfe mitversichert sind. Sie erhalten bei Pflegebedürftigkeit also ebenfalls die vorgesehenen Leistungen.

Neben den Leistungen bei häuslicher Pflege und vollstationärer Pflege sieht das Gesetz noch Leistungen in Form von teilstationärer Pflege und Kurzzeitpflege, Leistungen für Pflegebedürftige in Behinderteneinrichtungen und Leistungen für Pflegepersonen vor. Die folgenden Punkte sind dabei besonders wichtig:

Häusliche Pflege

Pflegesachleistungen

Die häusliche Pflege sieht zunächst Pflegesachleistungen vor. Darunter versteht man, daß eine von der Pflegekasse anerkannte Pflegekraft diejenigen Leistungen erbringt, bei denen der Pflegebedürftige Hilfe benötigt. Sachleistungen werden in den drei Pflegestufen bis zu einem Wert von monatlich 750 DM, 1.800 und 2.800 DM (Stand: 1997) übernommen. Einen darüber hinausgehenden Bedarf muß der Pflegebedürftige grundsätzlich auf eigene Kosten abdecken.

Pflegegeld

Organisiert der Pflegebedürftige seine Pflege – etwa durch Angehörige – selbst, so kann er an Stelle dieser Sachleistungen Pflegegeld in Anspruch nehmen. Voraussetzung hierfür ist im wesentlichen nur, daß keine stationäre Pflege erfolgt. Mit dem Pflegegeld soll vor allem auch der pflegerische Einsatz von Angehörigen, die der Gesellschaft hohe Folgekosten ersparen, anerkannt werden. Das Pflegegeld beträgt in den einzelnen Pflegestufen pro Monat 400 DM, 800 DM und 1.300 DM. Pflegesachleistungen und Pflegegeld können im übrigen auch miteinander kombiniert werden, wobei sie dann aber jeweils nur anteilig gewährt werden.

Anspruch auf Ersatzpflege

Weiter sehen die Leistungen der häuslichen Pflege noch einen Anspruch auf Ersatzpflege für bis zu 4 Wochen jährlich (in einem Gesamtwert bis 2.800 DM) vor, wenn eine unentgeltlich tätige Pflegeperson durch Krankheit, Urlaub oder ähnliche Ereignisse ausfällt.

Weitere Leistungen

Schließlich können die Pflegekassen auch Leistungen für *Pflegehilfsmittel* und *Zuschüsse* bis höchstens 5.000 DM für die „*Verbesserung des Pflegeumfeldes*" gewähren. Dies können z.B. Umbaumaßnahmen in einer Wohnung sein, um sie für die Benutzung durch einen Rollstuhlfahrer auszubauen.

Teilstationäre- und Kurzzeitpflege

Mit der teilstationären Pflege und Kurzzeitpflege soll vor allem der Übergang in eine vollstationäre Pflege solange wie möglich hinausgezögert werden. Die Kurzzeitpflege dient dazu, in Krisensituationen – etwa bei einer Erkrankung eines pflegenden Angehörigen – eine vorübergehende Aufnahme in stationäre Pflege zu ermöglichen.

Vollstationäre Pflege

Die vollstationäre Pflege ist innerhalb der Pflegeversicherung nur als subsidiärer Leistungsanspruch vorgesehen. Ein Anspruch auf sie besteht nur, wenn die häusliche oder teilstationäre Pflege nicht mehr möglich oder ausreichend ist. Die Leistungen der Pflegeversicherung sollen dabei nur die Kosten für die Pflegeleistungen, die medizinische Behandlung und die soziale Betreuung absichern. Sie richten sich hier ebenfalls nach der Pflegestufe und betragen bis zu 2.000 DM (Pflegestufe I), 2.500 DM (Pflegestufe II) und 2.800 DM (Pflegestufe III) pro Monat. Nur bei einem außergewöhnlich hohen Hilfebedarf eines Schwerstpflegebedürftigen kann dieser Betrag auf bis zu 3.300 DM erhöht werden. Die Kosten für Unterkunft und Verpflegung muß ein Betroffener hingegen selbst zahlen.

Weitere Leistungen

Des weiteren sieht die Pflegeversicherung Leistungen für **Pflegebedürftige in Behinderteneinrichtungen** und für **Pflegepersonen** vor. Neben Pflegekursen wird für die nicht gewerbsmäßig tätigen Pflegepersonen vor allem eine soziale Absicherung in der Unfallversicherung und der gesetzlichen Rentenversicherung gewährleistet.

Beitragswesen

Die Beiträge zur gesetzlichen Pflegeversicherung werden je zur Hälfte durch den Arbeitgeber und den Arbeitnehmer aufgebracht, falls in dem jeweiligen Bundesland ab 1995 als Ersatz für die zusätzliche Belastung der Arbeitgeber ein gesetzlicher Feiertag gestrichen wurde. Andernfalls tragen die Arbeitnehmer den Beitrag alleine. Die Beitragshöhe beträgt 7 % des jeweils beitragspflichtigen Einkommens, wobei die Beitragsbemessungsgrenze, wie in der Krankenversicherung, bei monatlich 6.150 DM (Stand: 1997) liegt.

Wer in einer privaten Versicherung gegen das Pflegefallrisiko versichert ist, muß seine Beiträge in vollem Umfang selbst zahlen. Beamte sind aber dadurch entlastet, daß sie sich nur für den nicht durch die Beihilfe abgedeckten Teil ihres Pflegerisikos absichern müssen. Arbeitnehmer, die ein Einkommen oberhalb der Beitragsbemessungsgrenze haben, erhalten, wie bei der Krankenversicherung, auch Zuschüsse von ihrem Arbeitgeber.

5.2 Grundzüge des Sozialhilferechts

Entwicklung der Sozialhilfe

Zu Anfang unseres Jahrhunderts wurde Armut noch als ein selbstverschuldeter Zustand angesehen. Infolgedessen gab es keine Sicherungssysteme, die dem Verarmten Unterstützung und Hilfe vermittelten. Der erste Weltkrieg zeigte überdeutlich, daß sozialer Notstand andere als selbstverschuldete Ursachen haben konnte. 1924 entstand eine öffentliche Fürsorge durch die Fürsorgepflichtverordnung, ein erster Ansatz dessen, was am 01.06.1962 durch das Bundessozialhilfegesetz geregelt wurde.

Die Sozialhilfe ist ein Sicherungsinstrument, das an Bedeutung in den letzten Jahren erheblich zugenommen hat. Während im Jahre 1980 der Leistungsanteil am Sozialbudget noch 2,4 % betrug, machte er im Jahre 1995 bereits 4,5 % (in den alten Bundesländern) aus.

Aufgaben der Sozialhilfe

Der Gesetzgeber hat ein System sozialer Sicherheit aufgebaut, das, gleich einem Netz, alle Personen auffangen soll, die aufgrund von Krankheit, Unfällen oder sonstigen Einbrüchen in ihr Leben aus dem bis dahin gewohnten sicheren sozialen Integrationssystem zu fallen drohen.

Sozialhilfe ist eine *subsidiäre Hilfe*. Sie hat die Aufgabe, dort einzuspringen, wo andere Hilfen nicht vorhanden oder nicht ausreichend sind. Die Anerkennung der Sozialhilfe als staatliche Aufgabe ist auch eine Folge der Bestimmungen des Grundgesetzes, die die Wahrung der Menschenwürde als oberstes Ziel beinhalten. Eine Wahrung der Menschenwürde setzt aber voraus, daß jedem Menschen ein Mindestmaß an Lebensgrundlagen gewährt wird.

Soziale Sicherheit

Die Aufgaben der Sozialhilfe zerfallen in zwei große Gruppen:
- Die Hilfe zum Lebensunterhalt und
- Die Hilfe in besonderen Lebenslagen.

Hilfe zum Lebensunterhalt

> Maria Meier hat vor einem Monat den Vater ihres Sohnes, den mittellosen Studenten Max Meier, geheiratet. Sie hat keinen Beruf erlernt und widmet sich ganz der Erziehung ihres erst 3 Monate alten Kindes. Die Eltern von Max und Maria Meier sind gestorben; weitere Verwandte sind nicht vorhanden. Nun kommt Max Meier, der bisher seine Familie von Gelegenheitsarbeiten, die er neben dem Studium verrichtet hat, ernährt hat, bei einem selbstverschuldeten Unfall ums Leben. Maria Meier fragt sich, ob und welche Ansprüche sie in Bezug auf die Sozialhilfe hat.

Maria Meier hat Anspruch auf Gewährung von Sozialhilfe, denn alle vorrangig einzusetzenden Möglichkeiten, ihren eigenen und den Unterhalt des Kindes zu sichern, scheiden aus:

Selbsthilfe durch **Arbeit** ist ihr nicht zumutbar. Zwar müßte sie grundsätzlich jede Arbeitsmöglichkeit nutzen, also z.B. als ungelernte Kraft Putz- oder Fließbandarbeit annehmen. Die Pflege und Erziehung eines eigenen Kindes hat aber Vorrang. Der Betreuung von Säuglingen und Kleinkindern darf sich eine Mutter ganztags widmen; sie muß auch nicht stundenweise arbeiten.

Selbsthilfe durch Verwertung eigenen **Vermögens** oder sonstigen **Einkommens** (z.B. Zinsen aus Sparguthaben) scheidet bei ihr ebenfalls aus. Vorhandenes Vermögen muß allerdings grundsätzlich zur Lebenshaltung aufgebracht werden, ehe Anspruch auf Sozialhilfe besteht. Ausgenommen sind nur angemessene Grundlagen der Lebensführung wie ein kleines, eigenes Haus oder geringe Sparrücklagen.

Schließlich bestehen auch keine Ansprüche auf **Unterhaltsleistungen** (z.B. gegen Angehörige in gerader Linie oder gegen sonstige Ersatzpflichtige wie einen Unfallverursacher). In diesem Zusammenhang ist noch auf eine wichtige Besonderheit hinzuweisen: Stehen einem Antragsteller auf Sozialhilfe zwar Ansprüche gegen andere Personen zu, ist ihm aber die Durchsetzung nicht zuzu-

Träger der Sozialversicherung

Krankenversicherung	Pflegeversicherung	Unfallversicherung	Rentenversicherung	Arbeitsförderung
Krankenkassen	Pflegekassen	Berufs-genossenschaften	Versicherungs-anstalten	Bundesanstalt für Arbeit
- Ortskrankenkassen - Innungskrankenkassen - Betriebskrankenkassen - Ersatzkassen - See-Krankenkasse - Bundesknappschaft - Landwirtschaftliche Krankenkassen	- bei den Krankenkassen	- Gewerbliche Berufs-genossenschaften - See-Berufsgenossen-schaft - Unfallversicherungs-krankenkassen und -verbände der öffentlichen Hand - Landwirtschaftliche Berufsgenossen-schaften	- Bundesversicherungs-anstalt für Angestellte - Landesversicherungs-anstalten - Bahn-Versicherungs-anstalt - Seekasse - Bundesknappschaft - Landwirtschaftliche Alterskasse	- Landesarbeitsämter - Arbeitsämter

Abb. 5.1: Sozialversicherung

Soziale Sicherheit

muten, so kann der Sozialhilfeträger diese Ansprüche auf sich überleiten. Das bedeutet: Sozialhilfe wird gewährt. In Höhe der erbrachten Leistungen macht der Sozialhilfeträger dann die Ansprüche gegen den Verpflichteten geltend.

Maria Meier ist nun für sich und ihr Kind Hilfe zum Lebensunterhalt zu gewähren. Diese Hilfe umfaßt sogenannte laufende und einmalige Leistungen.

Laufende Leistungen

Die laufenden Leistungen sollen die regelmäßig anfallenden Kosten des Lebensunterhaltes decken. Sie umfassen insbesondere die Übernahme der Miete für eine angemessene Wohnung und die Zahlung eines durch den sogenannten *Regelsatz* festgelegten Geldbetrages. Er beträgt (1997) etwa 530 DM für den „Haushaltsvorstand" und ca. 270 DM für ein kleines Kind (darauf wird das Kindergeld angerechnet). Der Regelsatz deckt dann die Kosten einer üblichen, bescheidenen Lebenshaltung ab. Es müssen also insbesondere die Ausgaben für Ernährung, Pflege der Bekleidung, Strom und kleine (!) Anschaffungen hieraus bestritten werden.

Außerdem übernimmt der Sozialhilfeträger im Rahmen der laufenden Leistungen die Beiträge für die gesetzliche Krankenversicherung und die Pflegeversicherung.

Einmalige Leistungen

Mit den einmaligen Leistungen werden nicht regelmäßig anfallende, aber notwendige Ausgaben abgedeckt. Hierbei kann der Sozialhilfeträger Geldbeträge gewähren oder die Leistungen auch in Naturalien erbringen.

Beispiele sind die notwendige Anschaffung eines Wintermantels oder Babyausstattung. Hier können dem Sozialhilfeempfänger anstatt Geld auch entsprechende neue oder auch gebrauchte Stücke übergeben werden.

Die Leistungen der Sozialhilfe sind in letzter Zeit verstärkt in die öffentliche Diskussion geraten. Probleme bereitet dabei nicht nur das steile Ansteigen der Gesamtaufwendungen – verursacht vor allem durch eine stetig zunehmende Langzeitarbeitslosigkeit – sondern auch der sehr geringe Abstand von Sozialhilfeleistungen zu unteren Lohngruppen. Vor allem für Familien ergeben sich im Nettoeinkommen hier kaum noch Unterschiede, was natürlich den Anreiz zur Arbeit stark mindert.

Hilfe in besonderen Lebenslagen

Neben der Hilfe zum Lebensunterhalt kennt das Sozialhilferecht zahlreiche Hilfsverpflichtungen in besonderen Lebenslagen. Darunter fällt neben Krankenhilfe, Hilfe für Schwangere und Blindenhilfe, vor allem die auch für den Bereich der medizinischen Hilfspersonen bedeutsame Eingliederungshilfe für Behinderte. In die Problematik soll der nachstehende Fall einführen:

> Ein Logopäde arbeitet bei einem Projekt zur Betreuung sozial auffälliger Familien mit. Dabei fällt ihm auf, daß die dreijährige Sabine Schmitz nur lallende Äußerungen von sich gibt und häufig verkrampfte Bewegungsabläufe zeigt.
> Was kann oder muß der Logopäde Ihrer Ansicht nach unternehmen?

Behinderte sollen so weit wie möglich in die Gesellschaft eingegliedert werden. Das Sozialhilferecht sieht hierfür einen breiten Katalog von Maßnahmen vor. Dabei ist vor allen Dingen ein Anspruch auf ärztliche Betreuung, auf heilpädagogische Maßnahmen für Kinder im Vorschulalter, auf eine angemessene schulische und berufliche Ausbildung und auf Unterstützung im Berufsleben gegeben.

Zwar muß der Sozialhilfeträger diese Leistungen nur dann erbringen, wenn keine andere Stelle oder Person hierzu verpflichtet ist. Das Gesetz sieht aber vor, daß er zunächst Leistungen erbringen muß, wenn sich nicht innerhalb 4 Wochen nach Eintritt des Bedarfs klären läßt, wer leistungspflichtig ist. Der Berechtigte darf also nicht durch einen Zuständigkeitsstreit hingehalten werden.

Soziale Sicherheit

Diese Zielsetzungen lassen sich aber nur verwirklichen, wenn die zuständigen Stellen von Behinderungen erfahren. Nur dann kann die Hilfe gezielt angeboten werden. Deshalb müssen bei minderjährigen Behinderten – die folgenden Ausführungen gelten nicht für voll geschäftsfähig Behinderte – zunächst die Eltern auf die Behinderung hingewiesen und aufgefordert werden, ein Gespräch mit einem Arzt oder dem Gesundheitsamt zu führen. Bleiben derartige Aufforderungen wiederholt erfolglos, so *muß* das Gesundheitsamt benachrichtigt werden. Der Logopäde wird also im Rahmen seiner freiwilligen sozialen Tätigkeit zunächst das Gespräch mit den Eltern suchen.

5.3 Überblick über weitere wichtige Sozialgesetze

Mit sich stets fortentwickelnder Zivilisation wurden auch immer mehr Lücken im System der sozialen Sicherheit erkennbar, die durch weitere Sozialgesetze geschlossen werden mußten.

5.3.1 BAföG

Förderung der Hochschulausbildung

Der 20jährige Hans Huber möchte gerne Betriebswirtschaft studieren. Seine Eltern leben von monatlich insgesamt 1.800 DM.
Hat Hans Huber für dieses Studium Ihrer Meinung nach Anspruch auf staatliche Ausbildungsförderung?

Hans Huber hat einen solchen Anspruch. Nach dem *Bundesausbildungsförderungsgesetz* (BAföG) wird unter Umständen – vor allem, wenn eine auswärtige Unterbringung notwendig ist – bereits ein ab der 10. Klasse stattfindender Besuch von weiterführenden Schulen aller Art gefördert. In der Hauptsache dient das BAföG aber dazu, auch finanziell schlechter gestellten Studenten ein Hochschulstudium zu ermöglichen.

Ansprüche auf Ausbildungsförderung

Ansprüche auf Ausbildungsförderung nach dem BAföG bestehen im übrigen nur, wenn der in Ausbildung Befindliche unterstützt werden muß. Auf den Förderungsanspruch werden deshalb sowohl das eigene Einkommen des in Ausbildung Befindlichen als auch das seiner Eltern angerechnet. Lediglich gewisse Grundbeträge, die zur Sicherung eines bescheidenen Lebensbedarfs dienen, bleiben von der Anrechnung ausgenommen.

Der Freibetrag für Eltern beträgt derzeit (1997) in unserem Fall rund 1.900 DM monatlich. Hans Huber wird also die vollen Förderungsbeträge erhalten.

Beschränkung der Förderung

Diese Förderung beschränkt sich allerdings im Normalfall auf eine erste Ausbildung und die dafür notwendige Zeit. Hans Huber muß also das Studium zügig durchführen und darf nicht bummeln.

Leistungen

Die Leistungen nach dem BAföG werden zur Hälfte als **Zuschuß**, zur anderen Hälfte als **zinsloses Darlehen** gewährt. Nach Abschluß des Studiums muß dieser Teil des Geldes zurückbezahlt werden.

Meister-BAföG

Seit 1996 gibt es neben der Förderung der Hochschulausbildung auch noch das sogenannte Meister-BAföG. Damit sollen qualifizierte Handwerker während ihrer Fortbildung zum Meister unterstützt werden. Das Meister-BAföG wird zum Teil als Darlehen, zum Teil als verlorener Zuschuß ausbezahlt. Gründet der so Geförderte alsbald einen Betrieb, in dem er für einige Zeit wenigstens zwei weitere Personen beschäftigt, so wird ihm als zusätzlicher Anreiz ein Teil des Darlehens erlassen.

Ergänzende Bestimmungen zur Ausbildungsförderung

Das BAföG erreicht nicht alle Bereiche der staatlich unterstützen Ausbildungsförderung. Hierzu sind ergänzende Gesetze geschaffen worden. Die Förderungsmöglichkeit nach den Bestimmungen der Kriegsfolgegesetze, die allerdings bald auslaufen, hat Vorrang vor den Bestimmungen der BAföG-Förderung. Die Ausbildungsförderung ist auch vorgesehen als berufsfördernde Maßnahme zur Rehabilitation nach den Bestimmungen der gesetzlichen Unfall- und Rentenversicherung. Diese Ausbildungsförderungsvorschriften begünstigen alle Personen, die in ihrem bisherigen Beruf berufsunfähig

geworden sind und einen anderen für sie noch ausübbaren Beruf anstreben. Schülerförderung ist in erster Linie Aufgabe des Landes. Die Länder haben hierzu sehr unterschiedliche Förderungsmöglichkeiten geschaffen. Einige Länder fördern nur Schüler mit hervorragenden Qualitätseigenschaften, andere gewähren die Förderungsmöglichkeiten jedem Schüler.

5.3.2   Bundeserziehungsgeldgesetz

Das Ehepaar Müller bekommt 1997 sein erstes Kind. Frau Müller ist Lehrerin, Herr Müller Krankenpfleger. Da das Einkommen von Frau Müller höher ist, möchte sie nach Ablauf der Mutterschutzfrist wieder arbeiten. Herr Müller möchte zumindest zwei Jahre lang das Kind erziehen. Er fragt sich, ob er dann auch das Erziehungsgeld bekommen kann und ob sein Arbeitsplatz gesichert ist.
Was meinen Sie?

Das *Bundeserziehungsgeldgesetz* will es Eltern erleichtern, sich in der ersten Lebensphase ganz der Erziehung des Kindes zu widmen und auf die Erwerbstätigkeit zu verzichten. Dieses Ziel wird im wesentlichen auf zwei Wegen verfolgt: durch das Erziehungsgeld und den Erziehungsurlaub.

Erziehungsgeld

Das Erziehungsgeld (☞ 5.3.2) wird für 2 Jahre gezahlt. Es steht nach Wahl der Eltern der Mutter oder dem Vater zu, wobei sich die Eltern auch abwechseln dürfen.

Voraussetzung ist, daß in dieser Zeit der erziehende Elternteil allenfalls eine Teilzeitbeschäftigung ausübt. Teilzeitbeschäftigung ist dabei jede Tätigkeit, die einen wöchentlichen Umfang von nicht mehr als 19 Stunden hat. Das Erziehungsgeld wird allerdings nur innerhalb gewisser Einkommensgrenzen gewährt. Diese sind für die ersten 6 Monate

Soziale Sicherheit

nach der Geburt recht großzügig, während sie danach sehr eng bemessen sind. Das frühere Einkommen des „pausierenden" Elternteils bleibt dabei außer Betracht.

Für Kinder, die ab dem 1.1.1994 geboren sind, gilt für die Berechtigten eine Einkommensobergrenze. Die jährliche Einkommensobergrenze beträgt bei verheirateten Berechtigten mit einem Kind – sofern diese nicht ständig getrennt leben – und für Personen in einer eheähnlichen Lebensgemeinschaft 100.000 DM. Alleinerziehende mit einem Kind sind an eine Einkommensobergrenze von 75.000 DM gebunden. Weitere Kinder erhöhen die Einkommensgrenze jeweils um 4.200 DM jährlich.

Erziehungsurlaub

Ein Berechtigter, der Anspruch auf Erziehungsgeld hat, kann auch einen Anspruch auf Erziehungsurlaub (☞ 5.3.2) geltend machen. Diesen Anspruch haben jedoch auch solche Personen, die wegen der Überschreitung der Einkommensobergrenze keinen Anspruch mehr auf Erziehungsgeld haben. 1995 nahmen 384.545 Erziehungsgeldberechtigte den Erziehungsurlaub in Anspruch. Die Eltern können sich, wenn beide Teile erwerbstätig sind, entscheiden, wer den Erziehungsurlaub in Anspruch nimmt. Ist ein Elternteil arbeitslos, so kann der andere Elternteil Erziehungsurlaub in Anspruch nehmen. Kümmert sich ein Elternteil um das Kind und bleibt aus diesen Gründen freiwillig zu Hause, so steht dem anderen Elternteil jedoch kein Erziehungsurlaubsanspruch zu. Der Anspruch besteht bis zur Vollendung des dritten Lebensjahres des Kindes.

Während des Erziehungsurlaubes bleibt das Arbeitsverhältnis mit dem Arbeitgeber bestehen (☞ 5.3.2). Der Arbeitgeber darf das Arbeitsverhältnis nicht kündigen. Seltene Ausnahmen hiervon bedürfen der Zustimmung der Behörde. Die Kündigungsmöglichkeit des Elternteils, der den Erziehungsurlaub in Anspruch nimmt, ist auch gesetzlich geregelt. Der Arbeitnehmer kann das Arbeitsverhältnis nur unter Einhaltung einer Kündigungsfrist von drei Monaten zum Ende des Erziehungsurlaubs kündigen.

Das Ehepaar Müller kann also sein Pläne weitgehend in die Tat umsetzen. Auch Herr Müller bekommt für 2 Jahre Erziehungsgeld und den von ihm gewünschten Erziehungsurlaub.

5.3.3 Bundeskindergeldgesetz

Eine Familie hat 1997 drei Kinder im Alter von 8, 6 und 3 Jahren. Welche Kindergeldleistungen hat sie zu erwarten?

Der Gesetzgeber gleicht die Belastungen, die eine Familie durch die Erziehung von Kindern zu tragen hat, teilweise wieder aus.

Kindergeld

Seit 1996 benutzt er dazu in erster Linie die Zahlung eines festen und vom Einkommen der Eltern unabhängigen Kindergeldes. Es beträgt zur Zeit (1997) für das erste und zweite Kind pro Monat 220 DM, für das dritte Kind 300 DM, für das vierte und jedes weitere Kind 350 DM. Dieses Kindergeld wird in jedem Fall bis zum 18. Lebensjahr gezahlt. Dabei spielt es keine Rolle, ob das Kind schon eigenes Einkommen hat oder sich bereits in einem Arbeitsverhältnis befindet. Über diese Altersgrenze hinaus wird das Kindergeld unter gewissen Voraussetzungen – vor allem während einer Schul- oder Berufsausbildung – bis zum 27. Lebensjahr gezahlt. Der Anspruch entfällt dann allerdings, wenn das Kind ein eigenes Einkommen von mehr als 12.000 DM pro Jahr hat.

Kinderfreibetrag

Neben dem Kindergeld gibt es noch immer den steuerlichen Kinderfreibetrag. Er beträgt seit 1997 pro Kind und Jahr 6.912 DM. Dieser Freibetrag ist aber nur noch für Eltern mit sehr hohem Einkommen vorteilhafter als das oben genannte, feste Kindergeld. Im

Rahmen der Besteuerung wird im übrigen automatisch die für die Eltern günstigere Alternative festgesetzt.

Für unsere Familie bedeutet das: Wenn die Eltern nicht zu den Spitzenverdienern zählen, werden sie pro Monat 740 DM Kindergeld erhalten.

5.3.4   Bundesversorgungsgesetz

Das *Bundesversorgungsgesetz* regelt den sozialen Schutz bei gesundheitlichen und wirtschaftlichen Schäden, die im Zusammenhang mit dem Militärdienst stehen. Die Leistungsansprüche umfassen im Grundsatz einen der Unfallversicherung entsprechenden Katalog. Es werden also insbesondere Heilbehandlungen, Wiedereingliederungshilfen und Rentenleistungen gewährt.

5.3.5   Kinder- und Jugendhilfegesetz

Das frühere Jugendwohlfahrtsgesetz ist wesentlich geändert und als *Kinder- und Jugendhilfegesetz* in das Sozialgesetzbuch aufgenommen worden. Es soll eine geordnete Erziehung der in Deutschland lebenden Kinder sichern. Die staatlichen Aufgaben werden dabei von **Jugendämtern** wahrgenommen. Eine Zusammenarbeit mit anderen, nicht staatlichen Organisationen wie z.B. Kirchen ist vorgesehen.

Aufnahme eines Pflegekindes

Wer ein Pflegekind bei sich aufnimmt, bedarf dazu der vorherigen Erlaubnis des Jugendamtes. Aufnahme eines Pflegekindes bedeutet dabei, daß sich ein Kind unter 16 Jahren regelmäßig für einige Zeit (nicht unbedingt den ganzen Tag) bei einer fremden Familie befindet. Die Aufnahme bei nahen Verwandten (z.B. den Großeltern) ist also ohne Genehmigung zulässig. Das Jugendamt überprüft die Pflegefamilien auf ihre Eignung und achtet darauf, daß die Pflegekinder dort ordnungsgemäß betreut werden.

Amtspflegschaft für nichteheliche Kinder

Im Bereich des Vormundschaftswesens ist besonders auf die Amtspflegschaft für nichteheliche Kinder hinzuweisen. Dadurch soll sichergestellt werden, daß das Kind seine Ansprüche gegen den Vater durchsetzen kann. Der Gesetzgeber mißtraut hier den Müttern. Er befürchtet, daß die Mutter aus Unkenntnis oder falscher Rücksichtnahme die Ansprüche des Kindes gegen den Vater nicht geltend machen würde.

Erziehungshilfen

- **Erziehungshilfen** werden auf freiwilliger Basis vorgenommen. Vor allem durch Beratung soll erreicht werden, daß Probleme (z.B. eine Neigung zum Herumstreunen) behoben werden können
- Die **Jugendgerichtshilfe** erforscht bei Straftaten Jugendlicher und Heranwachsender das familiäre Umfeld. Sie soll durch eine Ausleuchtung der familiären Situation dazu beitragen, daß die Gerichte die stark erzieherisch geprägten Sanktionsmöglichkeiten des Jugendstrafrechts richtig einsetzen können
- Durch die **Freizeit- und Erholungsbetreuung** soll vor allem Kindern aus sozial schwächeren Familien eine sinnvolle Gestaltung ihrer Freizeit und ihrer Ferien ermöglicht werden.

Soziale Sicherheit

5.3.6 Opferentschädigungsgesetz

Der 38jährige Kaufmann Siegfried Schulz betreibt einen kleinen Kiosk. Er ist selbständig tätig und weder kranken- noch rentenversichert. Eines Abends lauert ihm ein Räuber, der nicht ermittelt werden kann, auf. Er sticht Siegfried Schulz von hinten nieder und nimmt ihm seine Tageseinnahmen ab. Siegfried Schulz muß 6 Wochen im Krankenhaus behandelt werden und ist anschließend noch 1 Jahr erwerbsunfähig.
Kann er Ihrer Ansicht nach Ersatzansprüche durchsetzen?

Ohne das *Opferentschädigungsgesetz* würde bei Siegfried Schulz das soziale Netz versagen. Da er weder kranken- noch rentenversichert ist, erhält er von diesen Versicherungen natürlich auch keine Leistungen. Auch ein Unfall im Sinne der gesetzlichen Unfallversicherung liegt bei dem Opfer einer vorsätzlichen Straftat nicht vor.

Ansprüche gegen den Täter hat Siegfried Schulz zwar rechtlich gesehen schon. Er kann sie aber nicht durchsetzen, weil er ihn überhaupt nicht kennt. Selbst wenn er diesen Täter kennen würde, wäre ihm vermutlich auch nicht sehr viel geholfen, denn eine Vollstreckung gegen Straftäter scheitert meistens daran, daß dort weder Geld noch sonstige pfändbare Habe zu holen sind.

Diese Lücke schließt das Opferentschädigungsgesetz. Wer – wie hier – Opfer einer vorsätzlichen Straftat wird, die *nicht* durch den Gebrauch eines Kraftfahrzeugs begangen wurde, hat denselben Schutz wie bei einem Versicherungsfall nach dem Bundesversorgungsgesetz.

Siegfried Schulz erhält also die Kosten seiner Krankenhausbehandlung erstattet und außerdem eine zeitlich begrenzte Erwerbsunfähigkeitsrente.

Geschützt waren früher in erster Linie nur Deutsche. Seit dem Anwachsen der fremdenfeindlichen Straftaten der letzten Jahre ist allerdings auch der Schutz für Ausländer stark ausgeweitet worden. Sie haben einmal Ansprüche nach dem Opferentschädigungsgesetz, wenn sie Staatsangehörige eines Mitgliedstaates der Europäischen Gemeinschaft sind, wenn entsprechende zwischenstaatliche Vereinbarungen getroffen sind oder wenn die Gegenseitigkeit gewährleistet ist. Letzteres ist dann der Fall, wenn ein anderer Staat Deutschen vergleichbare Ansprüche gibt. Daneben sind aber auch Ausländer geschützt, die sich rechtmäßig länger als 6 Monate im Bundesgebiet aufhalten oder aufhalten wollen. Damit sind auch Asylbewerber in den Schutzbereich des Gesetzes einbezogen.

5.3.7 Wohngeldgesetz

Ein junges Ehepaar bewohnt in München (Wohngeldklasse VI) eine 1985 errichtete Zweizimmerwohnung mit einer kleinen Küche, Dusche und Zentralheizung. Die monatliche Miete ohne Heizkosten beträgt 680 DM.
Das im Sinne des Wohngeldgesetzes maßgebliche Einkommen des Ehepaars liegt bei monatlich 1.600 DM. Es will wissen, ob und gegebenenfalls wieviel Wohngeld ihm zusteht.

Das Ehepaar hat Anspruch auf Wohngeld. Wohngeldberechtigt ist jeder Mieter oder Eigentümer von Wohnraum in der Bundesrepublik, wenn
• er einen eigenen Haushalt führt und
• sein Einkommen gewisse Grenzen nicht übersteigt.

Eigener Haushalt
Ein eigener Haushalt liegt immer dann vor, wenn der betreffende Wohnraum der Lebensmittelpunkt des Antragstellers ist. Das trifft hier zu, da die Wohnung Mittelpunkt einer eigenständigen Lebensführung ist.

Bei mehreren antragsberechtigten Mitgliedern einer Familie ist im übrigen nur der Haushaltungsvorstand maßgeblich. Die Einkommensgrenzen legt das Gesetz nach der Familiengröße oder örtlichen Mietbelastung und Baujahr sowie Ausstattung der Wohnung fest.

Die Einzelheiten können aus der *Wohngeldfibel* entnommen werden, die kostenlos beim Bundesministerium für Raumordnung, Bauwesen und Städtebau bezogen werden kann.

Maßgebliches Einkommen

Die Ermittlung des maßgeblichen Einkommens ist relativ kompliziert. Sie wird hier nur in ganz groben Zügen dargestellt:

Zunächst werden alle Jahreseinkünfte des Haushalts in Geld oder Geldeswert festgestellt. Das bedeutet, daß z.B. auch eine regelmäßige Unterstützung durch Angehörige in Form von Geld oder Naturalleistungen (Lebensmitteln) berücksichtigt wird. Hiervon werden alle Aufwendungen zur Erzielung dieser Einkünfte abgezogen. Für Familien und verschiedene Personengruppen gibt es besondere Freibeträge. Die Abzüge durch Einkommensteuer und Sozialversicherungsbeiträge werden pauschal mit bis zu 30 % des Einkommens berücksichtigt. Ein steuer- und sozialversicherungspflichtiger Arbeitnehmer kann also bei einer ganz pauschalen Prüfung, ob er Wohngeld beantragen soll, von seinem Bruttoeinkommen mindestens 1/3 abziehen.

5.3.8 Unterhaltsvorschußgesetz

> Die 28jährige Claudia Koch hat ein nichteheliches Kind im Alter von 4 Jahren. Um sich besser um dieses Kind kümmern zu können, übt sie nur eine Teilzeitbeschäftigung aus. Bisher war dies finanziell dadurch tragbar, daß der Vater des Kindes seinen Unterhaltspflichten nachkam. Vor einigen Monaten hat sich der Kindesvater jedoch in die USA abgesetzt und zahlt seither keinen Unterhalt mehr für sein Kind. Kann Claudia Koch von einer staatlichen Stelle Leistungen erhalten?

Mütter nichtehelicher Kinder müssen leider oft die Erfahrung machen, daß die Väter ihren Unterhaltpflichten gegenüber dem Kind nur sehr schleppend oder gar nicht nachkommen. Eine gerichtliche Durchsetzung des Anspruchs scheitert oft schon daran, daß der Aufenthaltsort des Kindesvaters nicht mehr feststellbar ist.

Im Interesse der betroffenen Kinder will der Gesetzgeber verhindern, daß der erziehende Elternteil – theoretisch kann dieser Anspruch also auch einmal einem Mann zustehen – die Betreuung des Kindes durch zunehmende Erwerbsarbeit vernachlässigt.

Deshalb erhalten betroffene Elternteile, wenn ihr Kind noch jünger als 12 Jahre ist, für die Dauer von höchstens 6 Jahren von staatlicher Seite einen sogenannten Unterhaltsvorschuß. Er entspricht in seiner Höhe der untersten Stufe des Regelunterhalts für nichteheliche Kinder, wobei die Hälfte des Kindergeldes verrechnet wird. Der Anspruch gegen den Vater geht dann auf den Staat über. Die Abwicklung der entsprechenden Anträge und Zahlungen erfolgt durch die Jugendämter.

Soziale Sicherheit

5.3.9 Asylbewerberleistungs-gesetz

Bis 1993 wurde die Gruppe der leistungs-berechtigten Personen von dem Bundesso-zialhilfegesetz erfaßt. Dann entstand das *Asylbewerberleistungsgesetz,* welches den Asylbewerbern mit einer Aufenthaltsgestat-tung und deren Ehegatten und minderjäh-rigen Kindern soziale Hilfe zusichert. Diese Hilfe erstreckt sich in erster Linie auf Sach-leistungen zum Lebensunterhalt und zur Unterkunft und Heizung. Es werden auch Geldleistungen gewährt. Zur Deckung des notwendigen Bedarfs an Ernährung, Kör-perpflege, Kleidung und zum Erwerb der notwendigsten Gebrauchs- und Verbrauchs-güter werden geleistet:
* an den Haushaltsvorstand 440 DM
* an Haushaltsangehörige vor Vollendung des 7. Lebensjahres 260 DM
* an Haushaltsangehörige von Beginn des 8. Lebensjahres bis zur Vollendung des 14. Lebensjahres 350 DM
* an Haushaltsangehörige von Beginn des 15. Lebensjahres an 390 DM.

5.3.10 Bundesvertriebenengesetz

Die Eingliederung von mehr als 3 Mio. Flüchtlingen und Vertriebenen in das gesell-schaftliche und wirtschaftliche System der jungen Bundesrepublik war die grandioseste Tat der Nachkriegszeit. Die Leistungen des *Bundesvertriebenengesetzes* (Kriegsfolgen-bereinigungsgesetz) bestehen in der Kosten-übernahme der Reise nach Deutschland, wenn die Heimkehrer aus den Ländern der ehemaligen Sowjetunion kommen. In der Bundesrepublik Deutschland erhält der Un-terstützte eine Eingliederungshilfe, Leistun-gen bei Krankheit und nach dem Fremdren-tengesetz auch gesetzliche Renten wegen Alters oder verminderter Erwerbsfähigkeit.

Der geförderte Personenkreis besteht aus
* Vertriebenen
* Heimatvertriebenen
* ehemaligen Kriegsgefangenen
* Heimkehrern
* ehemaligen politischen Häftlingen.

Gefördert werden jedoch nur Personen mit deutscher Staatsangehörigkeit, also keine Ausländer oder staatenlos gewordene Per-sonen. Nach der Definition des Gesetzes sind Vertriebene Deutsche aus Gebieten, die östlich der Oder-Neiße-Grenze liegen, aus Danzig, Estland, Lettland, Litauen, der ehe-maligen Sowjetunion, Ungarn, Bulgarien und Rumänien, Albanien, China oder Rest-jugoslawien. Heimatvertriebene sind Perso-nen, die am 31.12.1937 oder vor diesem Zeitpunkt einen Wohnsitz innehatten, aus dem sie vertrieben wurden. Ehemalige poli-tische Häftlinge kommen aus dem Gebiet der ehemaligen DDR oder aus Berlin und sind aus rechtsstaatlicher Sicht aus Gründen, die ihnen nicht vorgeworfen werden können, dort in Haft gekommen. Für diese Personen wurden allein bis 1996 2,5 Mrd. DM Un-terstützung aufgeboten.

3 Literaturverzeichnis

Avenarius: Kleines Rechtswörterbuch, Bundeszentrale für politische Bildung, 6. Auflage 1991, Verlag Herder Freiburg im Breisgau

Bachmann/Dünisch: Der Heilpraktiker in Theorie und Praxis, 16. Ergänzungslieferung 1994, Verlag R.S. Schulz, Starnberg

Berg: Grundriß der Rechtsmedizin, 12. Auflage 1984, Verlag Müller & Steinicke, München

Börner: Der Heilpraktiker in Theorie und Praxis. „Die Frage der Kurpfuscherei". 1995. Verlag R.S. Schulz, Starnberg.

Boxberg: Legale Werbung für Ihre Praxis, 2. Auflage 1995, Gesundheits-Dialog Verlag GmbH, Oberhaching

Boxberg: Mein Recht als Patient, 1997, Gesundheits-Dialog Verlag GmbH Oberhaching

Boxberg: Steuerberater Branchenhandbuch, Teil 2, Physiotherapie, 25. Ergänzungslieferung 1998, Deutsches Steuerberaterinstitut, Stollfuß Verlag Bonn

Boxberg: Wege zur Existenzsicherung Ihrer Praxis, 1997, Gesundheits-Dialog Verlag GmbH Oberhaching

Brießmann: Strafrecht und Strafprozeß von A-Z, 7. Auflage 1996, Beck Rechtsberater im dtv (Bd. 5047), München

Brühl: Mein Recht auf Sozialhilfe, 12. Auflage 1995, Beck Rechtsberater im dtv (Bd. 5243) München

Deutsch: Arztrecht und Arzneimittelrecht, 2. Auflage 1991, Springer Verlag, Berlin

Doepner: Heilmittelwerbegesetz, Kommentar, 1980, Verlag Vahlen München

Dreher/Tröndle: Strafgesetzbuch und Nebengesetze, 46. Auflage 1993, Verlag C.H. Beck, München

Empen/Haase/Winter: Handbuch für Gesetzeskunde im Krankenhaus, 6. Auflage 1981, Baumann Verlag, Kulmbach

Emrich: Grundgesetzkommentar, Band 1, 3. Auflage 1985, Beck'sche Verlagsbuchhandlung München

Erdle: Das Recht der Heilhilfsberufe, Hebammen und Heilpraktiker, 28. Ergänzungslieferung 1997, Verlagsgruppe Jehle Rehm GmbH München

Friedrich: Rechtsbegriffe des täglichen Lebens, 9. Auflage 1992, Beck Rechtsberater im dtv (Bd. 5045), München

Gedon/Spiertz: Berufsbildungsrecht, Kommentar 1992, Luchterhand Verlag GmbH & Co. KG, Neuwied, Kriftel, Berlin

Gedon/Spiertz: Berufsbildungsrecht, Kommentar, 24. Ergänzungslieferung 1997, Luchterhand Verlag Neuwied, Kriftel, Berlin

Geiger/Mürbe/Wenz: Beck'sches Rechtslexikon, 2. Auflage 1996, Beck Rechtsberater im dtv (Bd. 5601), München

Halbach/Paland/Schwedes/Wlotzke: Übersicht über das Arbeitsrecht, 6. Auflage 1997, Bundesministerium für Arbeit und Sozialordnung, Referat Öffentlichkeitsarbeit, Bonn

Häußler/Liebold/Narr: Die kassenärztliche Tätigkeit, 3. Auflage 1984, Springer Verlag, Berlin

Jahn: Sozialgesetzbuch für die Praxis 1997, Haufe Verlag Freiburg i.Br. - Berlin

Jürgens/Friedrich-Marczyk/Niermann: Handbuch für Pflegeeinrichtungen,
      3. Ergänzungslieferung 1997, Verlag R.S. Schulz, Starnberg

Käfer: Der Heilpraktiker in Theorie und Praxis, Verlag R.S. Schulz

Kasseler: Sozialversicherungsrecht, Kommentar, Band 1, 23. Ergänzungslieferung 1997,
      Verlag C.H. Beck München

Knopp/Fichtner: Bundessozialhilfegesetz, 8. Auflage 1997, Vahlen Verlag, München

Krauskopf: Soziale Krankenversicherung, Kommentar, 3. Auflage 1997,
      Verlag C.H. Beck München

Kurtenbach/Neumann/Stofft: Kommentar zum Gesetz über die Berufe in der Physiotherapie
      (Masseur- und Physiotherapeutengesetz - MPhG),
      Kohlhammer Stuttgart, Berlin, Köln 1997

Laufs: Arztrecht, 5. Auflage 1993, Verlag C.H. Beck, München

Mangoldt/Klein: Das Bonner Grundgesetz, 3. Auflage 1985, Vahlen Verlag, München

v. Maydell: GK-SGB V, Gemeinschaftskommentar zum Sozialgesetzbuch - Gesetzliche Kran-
      kenversicherung, 58. Ergänzungslieferung 1998,
      Luchterhand Verlag GmbH, Neuwied, Kriftel, Berlin

Model/Creifelds/Lichterberger: Staatsbürger-Taschenbuch, 26. Auflage 1992,
      Verlag C.H. Beck München

Müller und weitere Mitarbeiter: Schlaglichter der Weltgeschichte, 1992,
      Bundeszentrale für politische Bildung Bonn

v. Münch: Ehe- und Familienrecht von A-Z, 13. Auflage 1996,
      Beck Rechtsberater im dtv (Bd. 5042), München

v. Münch: Grundgesetz-Kommentar, Band 1, 3. Auflage 1985, Verlag C.H. Beck, München

Mürbe/Stadler: Gesetzes- und Staatsbürgerkunde, Prüfungswissen für Pflegeberufe, 5. Auflage
      1997, Gustav Fischer Verlag, Lübeck

Narr/Rehborn: Arzt-Patient-Krankenhaus, 2. Auflage 1992,
      Beck Rechtsberater im dtv (Bd. 5091), München

Palandt: Bürgerliches Gesetzbuch, 56. Auflage 1997, Verlag C.H. Beck, München

Pinter: Rechtskunde 1, 7. Auflage 1992, Verlag Hueber-Holzmann, München

Rosenthal/Boxberg: Handbuch für die medizinischen Fachberufe 1997, MBO Verlag Münster

Sachverständigenrat für die konzentrierte Aktion im Gesundheitswesen, Band II, Fortschritt
      und Wachstumsmärkte, Sondergutachten 1997

Sahner/Herrmann/Rönnau/Trautwein: Zur Lage der freien Berufe 1989, Teil II, Forschungs-
      institut Freie Berufe, Universität Lüneburg

Schiedmair: Gesetzeskunde für Apotheker, 13. Auflage 1996, Govi Verlag, Frankfurt

Schneider: Rechts- und Berufskunde für medizinische Assistenzberufe, 3. Auflage 1990,
      Springer Verlag, Berlin

Schock: Gesetzliche Unfallversicherung, Kommentar, 4. Ergänzungslieferung 1997,
      Verlag R.S. Schulz, Starnberg

Seidler: Geschichte der Medizin und der Krankenpflege, 6. Auflage 1993,
      Kohlhammer Verlag, Stuttgart

Ströer: Meine soziale Rentenversicherung, 9. Auflage 1994, Beck Rechtsberater im dtv
      (Bd. 5085), München

Thürk: Recht im Gesundheitswesen, 81. Ergänzungslieferung 1997,
      Carl Heymanns Verlag KG, Köln, Berlin, Bonn, München

verschiedene Autoren: Übersicht über das Sozialrecht, 4. Auflage 1997, Bundesministerium
      für Arbeit und Sozialordnung, Referat Öffentlichkeitsarbeit, Bonn

Index